Kerstin Freund

Fallbuch Alter Mensch

Kerstin Freund

Fallbuch Alter Mensch

Vernetzt denken – Pflege verstehen

Mit Beiträgen von Diane-Jasmina Bauer, Géraldine Bläser, Ulrike Dahlke, Silvia Ernst-Tijero, Rebecca Hauck, Verena Hoßfeld, Yvette Oversberg

ELSEVIER
URBAN & FISCHER

URBAN & FISCHER München

Zuschriften und Kritik an:
Elsevier GmbH, Urban & Fischer Verlag, Hackerbrücke 6, 80335 München; pflege@elsevier.de

Wichtiger Hinweis für den Benutzer

Die Erkenntnisse in der Medizin unterliegen laufendem Wandel durch Forschung und klinische Erfahrungen. Herausgeber und Autoren dieses Werkes haben große Sorgfalt darauf verwendet, dass die in diesem Werk gemachten therapeutischen Angaben (insbesondere hinsichtlich Indikation, Dosierung und unerwünschten Wirkungen) dem derzeitigen Wissensstand entsprechen. Das entbindet den Nutzer dieses Werkes aber nicht von der Verpflichtung, anhand weiterer schriftlicher Informationsquellen zu überprüfen, ob die dort gemachten Angaben von denen in diesem Buch abweichen und seine Verordnung in eigener Verantwortung zu treffen.
Wie allgemein üblich wurden Warenzeichen bzw. Namen (z.B. bei Pharmapräparaten) nicht besonders gekennzeichnet.

Hinweis

Die in diesem Werk verwendeten NANDA-I-Pflegediagnosen sind nicht die aktuell gültigen und NANDA-International übernimmt keinerlei Haftung. Die derzeit gültigen sind in Berger, Mosebach, Wieteck (Hrsg.) NANDA-I-Pflegediagnosen, Definitionen und Klassifikation 2007/2008: RECOM 2008 (ISBN: 978-3-89752-111-7 zu finden. Eine Neuauflage mit dem Titel: NANDA International, NANDA-I-Pflegediagnosen, Definitionen und Klassifikation 2009-2011: RECOM 2010 (ISBN: 978-3-89752-115-5) erscheint voraussichtlich im Herbst 2010. Die Pflegediagnosen, die darin enthalten sein werden, sind von diesem Zeitpunkt an verbindlich. Weitere Informationen finden Sie unter: http://www.nanda.org/.

Bibliografische Information der Deutschen Nationalbibliothek

Die Deutsche Nationalbibliothek verzeichnet diese Publikation in der Deutschen Nationalbibliografie; detaillierte bibliografische Daten sind im Internet über http://dnb.d-nb.de abrufbar.

1. Auflage 2010

Der Urban & Fischer Verlag ist ein Imprint der Elsevier GmbH.

10 11 12 13 14 5 4 3 2 1

In den Literaturangaben zu den Kapiteln befinden sich Verweise auf externe Internetadressen. Trotz sorgfältiger inhaltlicher Kontrolle wird die Haftung für die Inhalte der externen Seiten ausgeschlossen. Für den Inhalt dieser externen Seiten sind ausschließlich die Betreiber verantwortlich. Sollten Sie auf kostenpflichtige, illegale oder anstößige Inhalte treffen, so bedauern wir dies ausdrücklich und bitten Sie, uns umgehend per E-Mail unter www.elsevier.de davon in Kenntnis zu setzen, damit beim Nachdruck der Verweis gelöscht wird.

Planung: Martina Lauster, München
Lektorat: Cornelia Fichtl, München
Herstellung: Gabriele Reuter, Nicole Kopp, München
Satz: abavo GmbH, Buchloe; TnQ, Chennai/Indien
Druck und Bindung: L.E.G.O. S.p.A., Lavis/Italien
Umschlaggestaltung: SpieszDesign, Büro für Gestaltung, Neu-Ulm
Titelfotografie: © GettyImages/Photodisc + © Fotolia.com

ISBN 978-3-437-26075-9
Aktuelle Informationen finden Sie im Internet unter **www.elsevier.de** und **www.elsevier.com**

Geleitwort

Das vorliegende Buch versteht sich als Ergänzung und Vertiefung zu dem Grundlagenwerk „PFLEGE HEUTE“ (2007).

Es fokussiert die Situation alter Menschen, und füllt daher eine Lücke in der Einführungsliteratur für Pflegende. Das Buch integriert aus meiner Sicht wichtige Ansätze für die pflegerische Versorgung und Betreuung im Alter, nämlich a) strukturierte Beachtung der Ausgangssituation (mit Hilfe von konkreten Hinweisen und Fragen zur Pflegeanamnese und dem Einsatz von Assessments), b) Systematik des Denkens und der Reflexion (durch „Merksätze“, die die Grenzen der eigenen Professionalität beleuchten und zum Nach- und Weiterdenken provozieren und c) die Beachtung neuerer wissenschaftlicher Erkenntnisse.

Das Buch lehnt sich an die nordamerikanische Pflegediagnosenvereinigung (NANDA) an, integriert gleichzeitig die Weiterentwicklungen, die es zu NIC (Nursing Intervention Classification) und NOC (Nursing Outcome Classification) gibt. Diese Begriffe klingen zunächst fremd, meinen aber im Grunde etwas sehr Grundlegendes und Einfaches. Im Pflegeprozess, und dessen Logik folgt auch dieses Buch, geht es letztlich um die Verbindung einer bestimmten Ist-Situation (Pflegediagnose, z.B. NANDA) mit bestimmten pflegerischen Interventionen (NIC) und der Überprüfung /Evaluation der ergriffenen Maßnahmen auf dem Hintergrund der erwünschten oder nicht erwünschten Ergebnisse (NOC). Die genannten Klassifikationssysteme sind Bestandteil einer international anerkannten Pflegefachsprache, welche das Denken und die Praxis auf den Begriff bringt, pflegerische Maßnahmen transparent darstellt und Pflegeergebnisse überprüfbar macht. In den Fallbeschreibungen geht es nicht nur um die Dimension „Pflege“, sondern auch um weitere Perspektiven (Recht, Sozialwissenschaft, Ethik). Die Interprofessionalität dient als Klammer, weil Pflege und damit das therapeutische Team letztlich nur erfolgreich sein kann, wenn die einzelnen Berufsgruppen (Medizin, Psychologie, Sozialarbeit, Ergotherapie etc.) miteinander kooperieren – was sie häufig nicht tun. Interprofessionalität erlaubt eine Mehrperspektivität, ohne die der einzelne Fall in den Klammergriff einer Disziplin (und dies kann auch die Pflege sein!) zu geraten droht. Umso wichtiger sind das Selbstbewusstsein und die Selbstverantwortung der Pflegenden. Eine Disziplin, die nicht um sich selbst weiß und ihrer Grenzen eingedenk ist, hat schlechte Karten für Zusammenarbeit und Kooperation im Team. Und dies beeindruckt an dem vorliegende Buch: Es macht die Rolle der Pflege als Profession deutlicher. Typisch für eine Falldarstellung aus der Pflege ist die Aussage, dass die Pflegeanamnese kein „Verhör oder Verurteilungsgespräch ist, sondern die Beobachtungen aus professioneller Distanz wahrgenommen und dokumentiert werden. Die Formulierung ist kurz, prägnant und sachlich. Die Pflegeanamnese ist im Idealfall ein Wechselspiel aus Beobachtung, Befragung, Zuhören und Dokumentation“. Die hier angesprochene professionelle Distanz ist Merkmal guter Arbeit überhaupt. In einer Zeit, in der Patienten und Betroffene von der Fürsorglichkeit verschiedener Disziplinen „umstellt“ sind, ist die Bereitschaft zur Reflexion der eigenen Arbeit und damit die Distanz zur Praxis ein Kennzeichen guter Pflege. Das vorliegende Buch trägt zu dieser Haltung bei, eine große Verbreitung möge ihm gewiss sein.

Freiburg, im April 2009

Prof. Dr. Brandenburg

Lehrstuhl für Gerontologische Pflege, Pflegewissenschaftliche Fakultät, Philosophisch-Theologische Hochschule Vallendar; Professor für Gerontologie und Pflegewissenschaft an der Katholischen Fachhochschule Freiburg.

Vorwort

Die Anforderungen an die pflegerische Versorgung in der Altenpflege steigen durch Zunahme von Multimorbidität, die durch Hochaltrigkeit bedingt ist. Die Komplexität der Pflegesituationen mit denen Altenpflegefachkräfte konfrontiert sind, macht eine am allgemein anerkannten wissenschaftlichen Kenntnisstand ausgerichtete Ausbildung unumgänglich. Ein Umdenken in der Altenpflegeausbildung, weg von der fächerorientierten Vermittlung von Fachwissen, hin zur Entwicklung von Handlungskompetenz in komplexen Pflegesituationen hat stattgefunden. Das vorliegende Lehrbuch unterstützt diese Lehr- und Lernprozesse nach dem aktuellen Stand der Forschung.

Die Auswahl der behandelten Themen ist an § 3 AltPflG orientiert. Die Ausbildung in der Altenpflege soll Kenntnisse, Fähigkeiten und Fertigkeiten vermitteln, die eine selbstständige und eigenverantwortliche Pflege ermöglichen. Um dem Anspruch einer umfassenden, geplanten Pflege, die am allgemein anerkannten pflegewissenschaftlichen, insbesondere dem medizinisch - pflegerischen Erkenntnisstand ausgerichtet ist, gerecht zu werden, folgt der Aufbau der Kapitel dem Pflegeprozess nach den Elementen des modifizierten 4-Phasen Modells der WHO, *Pflegediagnostik*, *Pflegetherapie*, *Evaluation* und *Anpassung*.

Jedem Kapitel ist ein Fallbeispiel vorangestellt, welches eine komplexe, praktische Pflegesituation schildert und anhand dessen die nachfolgenden Inhalte aus der Pflegewissenschaft und anderen Bezugswissenschaften erarbeitet und aufgezeigt werden. Für die Pflegediagnostik eines jeden Falles wird exemplarisch eine Pflegediagnose der NANDA Taxonomie II herangezogen und anhand eines Pflegeergebnisses der NOC-Tabelle evaluiert. Eine Ausnahme davon bilden die ersten drei Kapitel.

Das erste Kapitel beinhaltet die theoretischen Grundlagen auf denen das Lehrbuch aufbaut:

Den *Pflegeprozess*, *Pflegediagnosen*, *Pflegeinterventionsklassifikationen* und *Pflegeergebnisklassifikationen*. Das zweite Kapitel zeigt die wirtschaftlichen und sozialen Rahmenbedingungen auf, unter denen Pflege stattfindet. Es beschreibt die Aufgaben und Verpflichtungen der einzelnen Akteure im Gesundheitssystem, des Staates, der Leistungserbringer, der Kostenträger, der Bürger und Patienten und stellt die Begutachtung des Medizinischen Dienstes der Krankenkassen zur Pflegebedürftigkeit sowie die Qualitätsprüfungen in der Pflege vor. Den Schwerpunkt des dritten Kapitels bildet die Pflegewissenschaft als angewandte Wissenschaft. Ein pflegewissenschaftlich fundiertes Konzept, die *psychobiografische Demenzpflege nach Böhm*, wird im Pflegeprozess praktisch umgesetzt. Wie in Prüfungen gefordert wird, zeigt es die Versorgung einer Patientin anhand einer Pflegetheorie.

Insgesamt decken die in den Fallbeispielen angesprochenen Themen den Kern des in der Ausbildung geforderten Wissens ab. Mit einer Reflexionsfrage am Ende des Kapitels werden die Auszubildenden aufgefordert, ihr eigenes Wissen und Handeln darzustellen und zu überdenken. Ich wünsche allen Lesern viel Freude beim Arbeiten und Lernen mit dem Fallbuch Alter Mensch

Marburg, im April 2009
Kerstin Freund

Autorinnen

Kerstin Freund (Herausgeberin): Krankenschwester, Schulleiterin an der Altenpflegeschule des IFBE med. GmbH, Marburg; zuständig für den Wiederaufbau und Implementierung des Qualitätsmanagement, ehrenamtliche Tätigkeit im Landespflegerat Hessen (LPR He). Akademische Abschlüsse: M.Sc. Public Health, Diplom-Pflegewirtin (FH).

Diane-Jasmina Bauer: Studium der Soziologie, Psychologie und Theologie an der Universität Gesamthochschule Siegen, Abschluss Magister Artium, 2006. Lehrerin in Ausbildung am Berufskolleg Wittgenstein in Bad Berleburg.

Dr. Géraldine Bläser: Juristin, Fachjournalistin, Dozentin.

Silvia Ernst-Tijero: Kinderkrankenschwester, Lehrerin für Pflegeberufe. Tätigkeit in der Demenzbetreuung. Tätigkeit als Lehrerin in der Altenpflege.

Ulrike Dahlke: Diplom-Psychologin, Dozentin in der Altenpflege.

Verena Hoßfeld: Apothekerin, Dozentin für Arzneimittelkunde an der Altenpflegeschule, Fachprüferin („PTA-Lehranstalt Frankfurt/Main").

Yvette Oversberg: Krankenschwester, Diplompflegewirtin, Qualitätsbeauftragte und Interne Auditorin (DGQ), REFA-Organisatorin.

Rebecca Hauck: Diplom Pflegewirtin, selbstständig tätig im Bereich der Gesundheitsförderung, Dozentin an der Altenpflegeschule.

Abbildungsnachweis

Der Verweis auf die jeweilige Abbildungsquelle befindet sich bei allen Abbildungen im Buch am Ende des Legendentextes in eckigen Klammern. Alle nicht besonders gekennzeichneten Grafiken und Abbildungen © Elsevier GmbH, München.

J666	Getty Images
K115	A. Walle, Hamburg
K157	W. Krüper, Bielefeld
K183	E. Weimer, Würselen
L143	H. Hübner, Berlin
U222	Fresenius Kabi Deutschland GmbH, Bad Homburg

Inhaltsverzeichnis

KAPITEL 1 Grundlagen

1.1 Modifiziertes 4 – Phasen – Modell der WHO

Der Pflegeprozess in der Altenpflege orientiert sich am modifizierten 4-Phasen-Modell der WHO. Dieses Modell umfasst die Phasen:

- Pflegediagnostik
- Pflegetherapie
- Pflegeevaluation
- Pflegeanpassung.

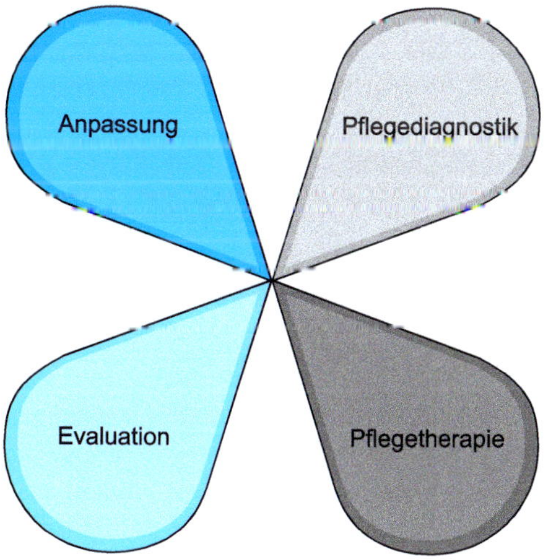

Abb. 1.1 Der Pflegeprozess. [L143]

1.1.1 Pflegediagnostik (Pflegediagnostischer Prozess)

Um wirksam diagnostizieren zu können, ist es notwendig, dass sich Altenpflegefachkräfte an folgenden Kriterien orientieren (Müller-Staub 2004):

- Ganzheitliche und einzigartige, d. h. individuelle Betrachtung der Person auf physiologischer, soziokultureller, spiritueller, psychologischer, entwicklungsbezogener und umweltbezogener Ebene
- Einschätzen der Stärken, des Wohlergehens, von (Verhaltens)Mustern, Veränderungen und Risikofaktoren
- Unterscheiden von objektiven Informationen zu eigenen Interpretationen und Einstellungen zu Informationen und Sichtweisen
- Die Informationssammlung orientiert sich in der Umsetzung mit den Assessmentinstrumenten (Erhebungsinstrumenten) an der betroffenen Person und wird entsprechend angepasst
- Die Umgebung, in der die Pflegediagnostik erfolgt, soll angenehm gestaltet werden, indem beispielsweise Lärm und Störungen während des diagnostischen Gesprächs vermieden werden

1

- Es sollten mehrere Erhebungsmöglichkeiten zur Anwendung kommen, wie das pflegerische Interview, Pflegeanamnese (bisherige Pflegegeschichte), Beobachtungen, körperliche Untersuchung.

Der Pflegediagnostik liegt eine umfassende **Informationssammlung** zugrunde, die auch die Ressourcen beinhaltet. Die Informationssammlung kann über Gespräche, Beobachtungen, Untersuchungen, Messungen etc. erfolgen. Pflegeassessment und Pflegeanamnese stellen die Grundlage des Pflegeprozesses dar, da hier die individuellen Bedürfnisse, Reaktionen und pflegerischen Probleme identifiziert werden.

TIPPS FÜR DIE PRAXIS

Das Pflegeassessment stellt die ausführliche Informationssammlung pflegerelevanter Daten dar. Dies erfolgt meist über spezifische Erhebungsinstrumentarien.

Assessment und Anamnese orientieren sich an pflegerischen Schwerpunkten und nicht am Organsystem, d. h. medizinischen Modellen. Die medizinischen Diagnosen bilden nicht den Schwerpunkt oder Orientierungspunkt pflegerischen Handelns. Dies ermöglicht es Pflegekräften, den alten Menschen direkt aus pflegerischer Sicht zu betrachten.

TIPPS FÜR DIE PRAXIS

Die Pflegeanamnese ist ein Teil des Pflegeassessments. Sie setzt sich intensiv mit der bisherigen Pflegegeschichte auseinander und beinhaltet auch biografische Daten.

Das Assessment folgt in seiner Datensammlung und -zusammenfassung der thematischen Gliederung der NANDA – Taxonomie II und kann damit als Leitlinie verwendet werden. Die thematische Gliederung beinhaltet:

- Gesundheitsförderung
- Ernährung
- Ausscheidung
- Aktivität / Ruhe
- Perzeption / Kognition
- Selbstwahrnehmung
- Rolle / Beziehungen
- Sexualität
- Coping / Stresstoleranz
- Lebensprinzipien
- Sicherheit / Schutz
- Wohlbehagen (Comfort)
- Wachstum / Entwicklung.

Im Rahmen des Assessments werden subjektive und objektive Informationen zur jeweiligen Kategorie erhoben. Sowohl die subjektiven als auch die objektiven Informationen spiegeln die Merkmale der Pflegediagnose wider.

Der Informationssammlung schließt sich die **Analyse und Interpretation der Informationen** an. Die Informationen werden über Bündelung, d. h. Zusammenfassen der Informationen, daraufhin überprüft, ob eine entsprechende Pflegediagnose vorliegt. Kann die Diagnose nicht von Anfang an sichergestellt werden, kann eine vorläufige Diagnose (**Verdachtsdiagnose**) herangezogen werden. Eine Verdachtsdiagnose wird mit dem Zusatz „*Verdacht auf...*" dokumentiert. Verdachtsdiagnosen stellen einen Zwischenschritt dar, der nicht unbedingt erforderlich ist und bei dem nicht stehen geblieben werden darf. Sobald neue Informationen vorliegen, werden sie zur Verdachtsdiagnose hinzugefügt, um zur endgültigen Pflegediagnose zu kommen. Die so erhaltenen, gebündelten Informationen werden mit weiteren Informationen aus der Fachliteratur abgeglichen. D. h., es wird überprüft, inwiefern die Informationen und Daten der betroffenen Person mit den Definitionen, Ätiologien (Ursachen) und Kennzeichen der beschriebenen Pflegediagnosen übereinstimmen. Dies erfolgt im zweiten Schritt des Pflegeprozesses.

Wichtig ist die Unterscheidung zwischen subjektiven und objektiven Daten, da sich diese Unterscheidung auf die Interpretation der Daten und damit das Stellen der Pflegediagnose auswirkt. Eine Pflegediagnose setzt sich aus drei Komponenten zusammen:

- **P**flegediagnosetitel
- **Ä**tiologie (mögliche Ursachen); engl.: **E**tiology
- **S**ymptome (Merkmale, Kennzeichen)

Dieser Aufbau wird als PE(Ä)S – Systematik bezeichnet.

Bei einer Hochrisiko – Diagnose wird die Ursache durch den **R**isiko**f**aktor ersetzt. Symptome werde nicht aufgeführt, da eine Gefahr auf ein zukünftiges Problem hinweist, wenn keine pflegerische Intervention erfolgen würde. Das Auftreten der Symptomatik und damit des Problems soll vermieden werden.

Beispiel einer Pflegediagnose im Rahmen einer Pflegeplanung (➤ Abb. 6.1):

PD (Pflegediagnose): beeinträchtigte soziale Interaktion

i/V/m (in Verbindung mit); entspricht der Ursache:

Kommunikationsbarrieren und soziokultureller Dissonanz

g/d (gekennzeichnet durch); entspricht dem Merkmal:

gestörte Interaktion mit Kollegen und Nachbarschaft

Tab. 1.1 Aufbau einer Pflegediagnose: „Beeinträchtigte körperliche Mobilität".

Aufbau einer Pflegediagnose	
Problem oder Titel Bestimmungswort	**Körperliche Mobilität, beeinträchtigt** *in Verbindung mit (i/V/m)*
Ätiologie mit Lokalisation	**Neuromuskulären Schaden – Schwäche linke obere und untere Extremität** *Gekennzeichnet durch (g/d)*
Symptom	**Verminderte Muskelkraft**

1.1.2 Pflegetherapie

Der Begriff „Pflegetherapie" wird der Praxis gerecht. Pflegefachkräfte setzen immer häufiger selbstständig Pflegeinterventionen mit therapeutischem Effekt um, z .B Interventionen zur Wiederherstellung/Wiedererlangen der Selbstpflegefähigkeit. In der ambulanten Pflege stellen Pflegefachkräfte Pflegediagnosen und besprechen Pflegetherapievorschläge mit den Betroffenen oder deren Angehörigen. Hier müssen die Vorschläge mit dem Arzt besprochen, von diesem befürwortet und angeordnet werden. In der stationären Altenpflege bereiten Pflegefachkräfte anhand von Pflegediagnosen Arztvisiten vor und beschreiben Krankheits- und Pflegeverläufe. Eine sorgfältige Ausarbeitung und Vorbereitung ist von besonderer Bedeutung, da den Pflegefachkräften für Rückfragen vor Ort kein Arzt zur Verfügung steht. Sie entscheiden anhand der Dokumentation und den darin festgehaltenen Pflegeverläufen, ob sofort ein Arzt hinzugezogen werden muss oder ob die Veränderungen erst im Rahmen der nächsten Routinevisite angesprochen werden müssen. Der Begriff „Pflegetherapie" beschreibt die **verantwortliche Mitwirkung** sowie die zunehmende **Eigenverantwortung** der Pflegefachkräfte im Gesundheits- bzw. Pflegesystem, der pflegerischen Versorgung und damit dem Pflegeprozess.

In der Phase der Pflegetherapie werden die Schritte **Zielfestlegung, Auswahl, Planung** und **Durchführung** von **geeigneten / angemessenen Pflegeinterventionen** umgesetzt. Die Pflegefachkräfte legen im Rahmen der Pflegetherapie zusätzlich die Richtung der Pflege fest, d. h. sind die Pflegeinterventionen aktivierend, gleich bleibend, palliativ oder koordinierend ausgerichtet. Die Ausrichtung erfolgt mit dem Betroffenen. Einen besonderen Stellenwert nimmt die präventive Pflege ein. Diese ist im Rahmen der Prophylaxen bereits mit berücksichtigt, muss jedoch aufgrund der Novellierung des Altenpflegegesetzes (§ 3 AltPflG) verstärkt integriert werden. Die Zielformulierung und –findung orientiert sich an den Pflegeergebnissen (NOC) nach Johnson et. al. (2005). Die Pflegeinterventionen (NIC) folgen den wissenschaftlichen (Pflege) Ergebnissen und lehnen sich an Johnson et. al. (2005) und McCloskey Dochterman & Bulechek (2004) an.

1.1.3 Pflegeevaluation

Die Pflegeevaluation ist die Grundlage für die Anpassung der Pflege. Es wird eine Bewertung der Pflegeinterventionen nach Maßgabe der Wirksamkeit und Wirtschaftlichkeit (Angemessenheit) der Pflegeinterventionen vorgenommen. Die Evaluation wird nicht nach einem festgelegten Turnus, sondern entsprechend des zuvor definierten Zielzeitpunktes durchgeführt. Abhängig von den Pflegediagnosen und den bewohnerorientierten Zielen ist der angestrebte Zeitpunkt der Zielerreichung unterschiedlich. Dies impliziert, dass die Pflegeziele entsprechend den individuell festgelegten bzw. vereinbarten Zielzeitpunkten evaluiert werden müssen.

1.1.4 Pflegeanpassung

In dieser Phase wird die Pflegetherapie den Ergebnissen der Evaluation angepasst, z. B. wenn die geplanten Interventionen nicht den angestrebten Erfolg hatten oder sich die Situation des Pflegebedürftigen verändert hat. Pflegeanpassung ist auch dann erforderlich, wenn sich das Pflegewissen verändert hat. D. h. wurden durch die pflegewissenschaftliche Forschung sowie der Bezugswissenschaften neue Erkenntnisse hinsichtlich Pflegetechniken, Hilfsmitteln, Krankheitsbildern etc. gewonnen, muss die Pflegeplanung entsprechend angepasst werden. Die Pflegeanpassung ist in der Praxis besonders wichtig, denn sie entscheidet über den Erfolg der Pflegemaßnahmen und damit über das Wohlbefinden, die Lebensqualität und den pflegerischen sowie gesundheitlichen Zustand des Betroffenen.

1.2 Pflegeklassifikationssysteme NANDA, NOC und NIC

Eine Klassifikation ist „ein Ordnungssystem, welches auf den Prinzipien der Klassenbildung beruht. Eine Klassifikationsstruktur ist eine Auflistung von Begriffen (Konzepten), die in einer hierarchischen Struktur dargestellt ist" (Wieteck, 2008: 406) (➤ 1.1.2), z. B. Gesundheitsförderung oder Lebensprinzipien. Eine Klassifikation zielt darauf ab, die gemeinsame Fachsprache, hier Pflegefachsprache, zu unterstützen und zu fördern. Insbesondere für eine interdisziplinäre Kommunikation zwischen den Sektoren und Disziplinen ist eine gemeinsame Sprache notwendig. Darüber hinaus fördert eine gemeinsame Fachsprache das pflegerische Wissen, in dem anhand der Pflegeklassifikationen nicht nur pflegerisches Wissen evaluiert, sondern auch vermittelt und aktualisiert werden kann, d. h. anhand von Pflegeklassifikationen kann eine systematische Aus-, Fort- und Weiterbildung geplant und umgesetzt werden. Dies unterstützt die Qualitätssicherung in der praktischen Pflege sowie der Pflegeausbildung.

Im Folgenden werden die in diesem Buch zugrunde gelegten Pflegeklassifikationen vorgestellt.

1.2.1 NANDA – North American Nursing Diagnosis Association (Pflegediagnosen)

NANDA stellt eine Pflegediagnoseklassifikation mit derzeit 172 Pflegediagnosen dar.

TIPPS FÜR DIE PRAXIS

„Eine Pflegediagnose ist eine klinische Beurteilung über die Reaktionen eines Individuums, einer Familie oder einer Gemeinschaft auf aktuelle oder potenzielle Gesundheitsprobleme / Lebensprozesse. Pflegediagnosen bilden die Grundlage zur Auswahl von Pflegeinterventionen zur Erreichung von Ergebnissen, für die Pflegepersonen verantwortlich sind" (Doenges et. al. 2002: 21).

Jede Pflegediagnose unterliegt einer Definition, zudem sind ihr mögliche, ursächliche oder beeinflussende Faktoren und bestimmende Merkmale bzw. Zeichen, den Risikodiagnosen Risikofaktoren zugeordnet. Die Beschreibung von individuellen Reaktionen erfolgt im Rahmen der NANDA Taxonomie standardisiert und unter Berücksichtigung der Individualität eines jeden Pflegebedürftigen. Anbei ein Beispiel:

Pflegediagnose gesundheitsförderliches Verhalten nach NANDA Taxonomie II

Definition:

Aktive Suche einer Person von stabiler Gesundheit nach Möglichkeiten zur Veränderung des persönlichen Gesundheitsverhaltens und / oder der Umgebung, um ein höheres Gesundheitsniveau zu erreichen. Ein stabiler Gesundheitszustand ist definiert als dem Alter entsprechend. Präventive Maßnahmen gegen Krankheit werden ergriffen, der Patient berichtet über eine gute oder ausgezeichnete Gesundheit, bei bestehender Krankheit sind ihre Zeichen und Symptome unter Kontrolle.

Ursachen:

Situations-/entwicklungsbedingte Gegebenheiten, die Sorgen um/über den momentanen Gesundheitszustand auslösen

Merkmale:

Subjektiv:

- Geäußerter Wunsch, ein höheres Niveau von Gesundheit/Wohlbefinden zu erlangen
- Geäußerter Wunsch, einen größeren Einfluss auf das Gesundheitsverhalten zu haben

- Geäußerte Besorgnis bezüglich des Einflusses gegenwärtiger Umweltbedingungen auf den Gesundheitszustand
- Aussage, keine gesundheitsbezogenen Ressourcen in der Gemeinde zu kennen
- Geäußerter Wunsch, ein co – abhängiges Verhalten zu verändern.

Objektiv:

- Beobachteter Wunsch, ein höheres Niveau von Gesundheit/Wohlbefinden zu erlangen
- Beobachteter Wunsch, einen größeren Einfluss auf das Gesundheitsverhalten auszuüben
- Dargestelltes oder beobachtetes Wissensdefizit in Bezug auf gesundheitsfördernde Verhaltensweisen, fehlende Vertrautheit mit gesundheitsbezogenen Ressourcen in der Gemeinde.

Durch die Verwendung der Pflegediagnosen mit ihren festgeschriebenen Definitionen, ist für jede Pflegefachkraft verständlich, welche Reaktion ein Pflegebedürftiger zeigt oder welches pflegerische Problem besteht. Über die Ursachen und Merkmale wird die Pflegediagnose individuell angepasst. Dabei stellen die aufgeführten Ursachen sowie die Merkmale eine Liste möglicher Begründungen bzw. Beschreibungen dar, die keinen Anspruch auf Vollständigkeit erheben. Die jeweiligen „Listen" können um die individuelle Ursache oder ein individuelles Merkmal des Pflegebedürftigen ergänzt werden (Doenges et. al. 2002). Damit ermöglichen Pflegediagnosen alltägliche Phänomene der Praxis zu benennen, zu definieren, Kennzeichen, Ursachen und beeinflussende Faktoren zu identifizieren und diese innerhalb und zwischen den Berufsgruppen zu kommunizieren (Weninger, 2002). Pflegediagnosen werden in **aktuelle, Hoch – Risiko-, Gesundheits- und Syndromdiagnosen** unterteilt:

- **Aktuelle Diagnose**: Beschreibt die aktuelle Reaktion des Betroffenen auf ein spezifisches Problem oder einen spezifischen Lebensprozess, z. B. chronische Verwirrtheit (➤ Kap. 14), Machtlosigkeit (➤ Kap. 15) oder Copingdefizit (➤ Kap. 16).
- **Hoch – Risiko – Diagnose**: Beschreibt ungesunde Reaktionen, die sich bei einer gefährdeten Person entwickeln können, z. B. Gefahr eines Immobilitätssyndroms (➤ Kap. 8) oder Infektionsgefahr (➤ Kap 13).
- **Gesundheitsdiagnose**: Beschreibt die Fähigkeiten und Ressourcen, die die betroffene Person einsetzen kann, um sein Wohlbefinden zu verbessern, z. B. gesundheitsförderliches Verhalten (➤ Kap. 7).
- **Syndromdiagnose:** Besteht aus einem Bündel von aktuellen und Hoch – Risiko – Diagnosen, z. B. Gefahr eines Immobilitätssyndroms (➤ Kap. 8).

Pflegediagnosen bilden nicht nur die Pflege ab und strukturieren pflegerisches Fachwissen, sie nehmen auch eine bedeutsame Funktion in der Leistungserfassung ein. Durch die Verwendung von Pflegediagnosen steht nicht mehr eine medizinische Diagnose, wie Linksherzinsuffizienz im Vordergrund, wenn Pflegeinterventionen geplant werden, sondern die pflegerische Sicht. Ausgangspunkt der pflegerischen Intervention ist die „verminderte Herzleistung" als Reaktion des Pflegebedürftigen auf ein medizinisches Problem. Die medizinische Diagnose „Linksherzinsuffizienz" gibt keine Antwort auf die Auswirkungen des medizinischen Problems auf das individuelle Leben des Pflegebedürftigen, seinem subjektiven Empfinden der Erkrankung und seine Reaktionen, d. h. der Umgang mit evtl. Einschränkungen bzw. Auswirkungen auf das eigene Leben und damit, den Bedarf pflegerischer Intervention. Die Pflegediagnose „verminderte Herzleistung" hingegen beschreibt [und zeigt] diesen individuellen Bedarf [auf] (Weninger 2002). Um Transparenz von Kosten und Qualität in der Pflege zu schaffen und Pflegediagnosen gesundheitsstatistisch und –ökonomisch einsetzen zu können, ist ein allgemein anerkanntes Begriffsystem notwendig.

Pflegediagnosen können in diesem Kontext als Instrument zur Darstellung des Prozessverlaufs in einer standardisierten Pflegeterminologie herangezogen werden (Eveslage 2006; Fischer 2006). Pflegediagnosen begründen nicht nur, warum eine bestimmte Pflege eingeleitet wird, sondern vereinfachen die Dokumentation und Formulierung von Pflegeproblemen und verringern den Verlust patienten- bzw. bewohnerbezogener Informationen im Rahmen von Pflegevisiten, Verlegungen ins Krankenhaus, Entlassungen und Arztvisiten oder Hausbesuchen in der ambulanten Versorgung (Weninger 2002).

1.2.2 NOC – Nursing Outcomes Classification (Pflegeergebnisklassifikation)

Aus ökonomischer Sicht wird die Betonung vermehrt auf patienten- bzw. bewohnerbezogene Ergebnisse gelegt als Maßstäbe für die Effektivität des Systems (Johnson et. al. 2005). Bewohnerergebnisse beschreiben

TIPPS FÜR DIE PRAXIS

Zustände oder Verhaltensweisen individueller Patienten [...] einschließlich ihrer Wahrnehmung oder subjektiven Zustände [...] zu einem bestimmten Zeitpunkt und können eine Verbesserung oder Verschlechterung des Zustandes im Vergleich zu einer früheren Einschätzung anzeigen" (Johnson et. al. 2005: 60).

Dazu ist es notwendig, dass standardisierte bewohnerbezogene Outcome – Parameter und Messinstrumentarien entwickelt werden (Maas et. al. in: Oud 2002). Diese Ergebnisse und Indikatoren müssen gleichzeitig in so variablen Begriffen beschrieben werden, dass deren Ausprägung auf jedem Punkt eines Kontinuums zu verschiedenen Zeitpunkten dargestellt werden kann. Diesen Anspruch erfüllt die Nursing Outcomes Classification (NOC), d. h. Pflegeergebnisklassifikation, indem sie insgesamt dreizehn Bewertungsskalen (a – t) zur Darstellung von Patientenergebnissen verwendet. Dabei werden für einzelne Outcomes zwei Skalen verwendet (vgl. Johnson et. al. 2005). Die Bewertungsskalen stellen eine 5 – Punkt – Likert – Skala dar und bieten damit ausreichenden Spielraum zur Beschreibung von Bewohnerzuständen, grenzen jedoch gleichzeitig die Präzision ein, die bei einer 10 – Punkte – Skala erforderlich wäre. Skala (c) bewertet bspw. den Grad der Abhängigkeit für funktionelle Zustände und Selbstversorgungsergebnisse und reicht von der Ausprägung *„Abhängig, beteiligt sich nicht"* bis zu *„vollständig unabhängig"*.

TIPPS FÜR DIE PRAXIS

Das Pflegeergebnis (0300) „Selbstversorgung: Aktivitäten des täglichen Lebens (ADL)" definiert die „Fähigkeit, die wesentlichen, grundlegenden physischen Aufgaben und Handlungen der persönlichen Versorgung zu verrichten" (Johnson et. al., 2005:202).

Indikatoren sind:

- Essen,
- Sich kleiden
- Die Toilette benutzen
- Sich waschen,
- Äußeres Erscheinungsbild
- Hygiene
- Mund-/Zahnpflege
- Fortbewegung: Gehen
- Fortbewegung: Rollstuhl
- Transferausführung und
- Andere (spezifizieren).

Diese Indikatoren werden auf der folgenden Skala bewertet: (1) abhängig, beteiligt sich nicht, (2) benötigt unterstützende Person und Hilfsmittel, (3) benötigt unterstützende Person, (4) unabhängig mit einem unterstützendem Hilfsmittel und (5) vollständig unabhängig.

Die Pflegeergebnisse umfassen folgende Bereiche:

- Funktionale Gesundheit
- Physiologische Gesundheit
- Psychosoziale Gesundheit
- Wissen über Gesundheit und Verhalten
- Wahrgenommene Gesundheit
- Familiengesundheit
- Situation der Gesundheitsversorgung in einer Gemeinde.

Auf Basis des ermittelten Pflegeergebnisses werden eine oder mehrere Pflegeinterventionen geplant, die nach einer angemessenen Zeit in ihrer Wirksamkeit überprüft werden. Dieser „angemessene Zeitpunkt" ist schwierig zu bestimmen und variiert. Zum einen muss die Überprüfung nahe genug an der Pflegeintervention liegen, um davon ausgehen zu können, dass das Ergebnis tatsächlich aus der Intervention resultiert. Auf der anderen Seite muss der Zeitpunkt weit genug vom ersten Messzeitpunkt entfernt sein, um überhaupt Ergebnisse hervorbringen zu können (Johnson et. al. 2005). Je nach Pflegeergebnis können bzw. müssen die Erhebungen zu unterschiedlichen Zeitpunkten erfolgen. Eine Standardisierung der Erhebung aller Ergebnisse zu einem Zeitpunkt in Form von regelmäßigen Intervallen ist daher nicht möglich, jedoch können Einrichtungen und Pflegefachkräfte einheitliche Zeitpunkte verabreden. Johnson et. al. (2005) und Moorhead et. al. (2004) verweisen auf Verabredungen, denen zufolge täglich, pro Schicht oder (in der ambulanten Versorgung) bei jedem Hausbesuch eine Erhebung der Ergebnisse vorgenommen wurde. Denkbar ist grundsätzlich eine regelmäßige Erhebung im Rahmen der kontinuierlichen Pflegeevaluation innerhalb eines Zeitraumes von drei Monaten und im Kontext der Pflegevisite.

Im Rahmen der Bewertung von Pflegeergebnissen sind die Grenzen der Messbarkeit pflegerischer Leistungen zu berücksichtigen, da z. B. mehrere Berufsgruppen im Pflegeprozess involviert sind. Damit werden die potentiellen Pflegeergebnisse von allen beteiligten Berufsgruppen beeinflusst. Dies führt zu Schwierigkeiten der eindeutigen Zuordnung von Pflegeleistungen zu den Ergebnissen. Aufgrund dessen enthält die NOC Indikatoren zu den Ergebnissen, von denen erwartet werden kann, dass sie im Wesentlichen auf Pflegeinterventionen zurückzuführen sind (Johnson et. al. 2005). Darüber hinaus sind nicht nur die Eigenschaften der Person in Beziehung zu den Pflegeleistungen und den Pflegeergebnissen zu setzen, sondern gleichfalls die Kontextvariablen zu berücksichtigen. Zu den Eigenschaften der Person zählen der Schweregrad der Erkrankung, Alter, Geschlecht, sozioökonomischer Status, medizinische Hauptdiagnose sowie Co – Morbiditäten. Kontextvariablen stellen die Anzahl des Personals, die Zusammensetzung des Personals (Fachkräfte / Pflegehelfer), die Ausstiegsrate aus dem Beruf sowie die Strukturen und Prozesse der Organisation dar (Johnson et. al. 2005).

1.2.3 NIC – Nursing Interventions Classification (Pflegeinterventionsklassifikation)

Die NIC stellt eine umfassende, standardisierte Klassifikation von pflegerischen Interventionen dar. Eine Pflegeintervention ist definiert als „any treatment, based upon clincal judgment and knowlegde, that a nurse performs to enhance patient/clients outcomes" (McCloskey Dochterman/Bulechek 2004: xxiii). McCloskey Dochterman/Bulechek (2004) unterscheiden zwischen Pflegeinterventionen und Pflegeaktivitäten. Eine Pflegeaktivität stellt dabei ein spezifisches Verhalten oder eine spezifische Handlung dar, die von der Pflegekraft ausgeführt wird, um die Intervention umzusetzen. Z.B. wird im Rahmen der Pflegeintervention „Sturzprävention" die Aktivität „Identifikation kognitiver und / oder physischer Einschränkungen" durchgeführt; dies entspricht der Ermittlung des Sturzrisikos (McCloskey Dochterman/Bulechek 2004: 363). Anbei ein Beispiel:

Sturzprävention

Definition:

Spezielle Vorsichtsmaßnahmen für Personen mit dem Risiko auf Verletzung oder Beeinträchtigung aufgrund eines Sturzes

Aktivitäten

- Identifikation von kognitiven und physischen Risikofaktoren, die die Gefahr eines Sturzes in der jeweiligen oder einer bestimmten Umgebung erhöhen
- Identifikation von Verhaltensweisen und Faktoren, die das Sturzrisiko beeinflussen
- Sturzanamnese (-geschichte) mit dem Betroffenen und seiner Bezugsperson ermitteln
- Identifikation von Eigenschaften der Umgebung, die die Möglichkeit eines Sturzes erhöhen (nasse Flure, offene Treppenauf-/-abgänge etc.)
- Beobachtung des Ganges, der Balance und Belastungsgrenzen beim Gehen (Original: Umherwandeln, Wanderung)
- Den Betroffenen nach seinem Balanceempfinden befragen
- Gemeinsam mit dem Betroffenen Gang und Bewegungen beobachten
- Den Betroffenen auf Veränderungen im Gang hinweisen/Änderungsvorschläge unterbreiten
- Den Betroffenen schulen/trainieren (original: coach), die Änderungsvorschläge anzuwenden/zu bearbeiten (umzusetzen)
- Den Betroffenen bei unsicherem Gehen unterstützen
- Dem Betroffenen bei unsicherem Gang ein Hilfsmittel zur Verfügung stellen (z. B. Gehstock, -hilfe).

Die NIC differenziert zwischen **direkten, indirekten** (z. B. Management, interdisziplinäre Zusammenarbeit), **pflegeinitiierten** und **medizinisch initiierten**

1

(Behandlungspflege) Interventionen. Sie beinhaltet Interventionen auf physiologischer und psychosozialer Ebene, ebenso wie Maßnahmen zur Behandlung von Erkrankungen (z. B. Diabetes mellitus), präventive und auf Gesundheitsförderung ausgerichtete Interventionen. Die Pflegeinterventionen weisen eine Rangordnung entsprechend ihrer wissenschaftlich nachgewiesenen Wirksamkeit zur Behandlung bzw. Behebung des pflegerischen Problems auf.

Hauptinterventionen sind vorrangig bei einer festgestellten Pflegediagnose mit zugeordnetem Pflegeergebnis zu wählen, **unterstützende/ergänzende Interventionen** unterstützen den Pflegeverlauf positiv; es hat jedoch keine negative Auswirkung, wenn sie zur Pflegetherapie nicht hinzugezogen werden, **optionale Interventionen** können wahlweise durch den Pflegebedürftigen als „Sonderleistungen" hinzugezogen werden, wirken sich jedoch ausschließlich positiv auf das subjektive Empfinden des Betroffenen aus. Eine direkte Auswirkung der Interventionen auf das Pflegeergebnis kann nicht nachgewiesen werden (Johnson et. al. 2006).

Angewendet werden kann die NIC nach Aussagen von McCloskey Dochterman/Bulechek (2004) in der Dokumentation, Kommunikation (interdisziplinär und einrichtungsübergreifend), der Effektivitätsforschung, dem Ressourcenmanagement, zur Ermittlung von Fort- und Weiterbildungsbedarfen, Entschädigungen [Gestaltung von Mindestvergütungen] und Curricula. Wie bei den zuvor vorgestellten Klassifikationssystemen liegt auch hier jeder Intervention eine Definition mit einem Maßnahmenbündel, aus denen Aktivitäten ausgewählt werden können entsprechend dem individuellen Zustand des Bewohners zugrunde.

McCloskey Dochterman/Bulechek (2004) verweisen darauf, dass bei den Aktivitäten bewusst auf eine Standardisierung verzichtet wurde, da dies eine Individualisierung der Interventionen ausschließen würde. Den Interventionen sind Literaturangaben angeschlossen, die die wichtigsten und hilfreichsten Publikationen zur Entwicklung der Intervention aufgreifen. Diese Angaben sind nicht vollständig, sondern sollen einen Anreiz bieten, sich fachlich intensiver mit den aktuellen Ergebnissen der Pflegeforschung zu befassen. Die Klassifikation wird kontinuierlich in Zusammenarbeit mit der Praxis und Pflegeforschung überarbeitet und aktualisiert.

LITERATUR

Blättner, B. (2005): schriftliche Anfrage vom 09.09. 2005.

Doenges, M.; Moorhouse, M. F.; Geissler – Murr, A. (2002): Pflegediagnosen und Maßnahmen. Hans Huber Verlag: Bern.

Eveslage, K. (2006): Pflegediagnosen: praktisch und effizient. Springer Verlag: Heidelberg.

Hausmann, C. (2005): Psychologie und Kommunikation für Pflegeberufe; Facultas Verlag: Wien.

Hessel, F. et. al. (2004): Gesundheitsökonomische und epidemiologische Aspekte von Hirnleistungsstörungen im Alter; Diskussionsbeiträge aus dem FB Wirtschaftswissenschaften Universität Duisburg: Essen.

Johnson, M.; Bulechek, G.; Butcher, H.; McCloskey Dochterman, J.; Maas, M.; Moorhead, S.; Swanson, E. (2006): NANDA, NOC, and NIC Linkages, 2. Edition. Mosby Elsevier: Philadelphia.

Johnson, M.; Bulechek, G.; Butcher, H.; McCloskey Dochterman, J.; Maas, M.; Moorhead, S. (2001): Nursing Diagnoses, Outcomes, & Interventions. Mosby Elsevier: Philadelphia.

Johnson, M.; Maas, M.; Moorhead, S. (2005): Pflegeergebnisklassifikation (NOC). Übersetzung der 2. Edition Nursing Outcomes Classification. Hans Huber Verlag: Bern.

Maas in: Oud, N. (2002): ACENDIO 2002. Sonderkonferenz der Organisation für gemeinsame europäische Pflegediagnosen, -interventionen und –ergebnisse in Wien. Hans Huber Verlag: Bern.

McCloskey Dochterman, J./Bulechek, G. M. (2004): Nursing Interventions Classification (NIC), 4. Edition, Mosby Elsevier: Philadelphia

Moorhead, S.; Johnson, M.; Maas, M. (2004): Nursing Outcomes Classifcation (NOC). 3. Edition. Mosby Elsevier. Philadelphia.

Müller – Staub, M. (2004): Pflegeklassifikationen im Vergleich – Teil 1 – PrInterNet 06/04, 296 – 312.

Schewior – Popp, S. (2005): Lernsituationen planen und gestalten; Thieme Verlag: Stuttgart.

Schulz von Thun, F. (2005): Miteinander reden 1; Rohwolt Verlag: Hamburg.

Solso, R. (2005): Kognitive Psychologie; Springer Verlag: Heidelberg.

Spolin, V. (2002): Improvisationstechniken für Pädagogik, Therapie & Theater; Junfermann Verlag: Paderborn.

Stefan, H.; Allmer, F.; Elberl, J. (2003): Praxis der Pflegediagnosen. 3. vollst. überarb. und erw. Auflage. Springer Verlag: Wien.

Warmbrunn (2004): Medizin 2004; Messe Stuttgart.

Weninger, M. (2002): Pflegediagnostik und Klassifikationssysteme. Österreichische Pflegezeitschrift 11: 26 – 30

Wieteck, P. (2008): Kontrolliertes Vokabular zur Abbildung des Behandlungs- und Versorgungspfades in der Pflege. PrInterNet 2008 (7): 401 – 408. Verlag hpsmedia: Mönchaltorf.

KAPITEL

2

Kerstin Freund

Finanzierung des Pflegesystems

Mit ihr gab es immer etwas zu lachen.

Frau Irmgard Scherbreit ist eine 90-jährige Dame, die bis vor zehn Wochen noch für „Stimmung" in ihrem Wohnbereich gesorgt hat. Mit ihr gab es immer etwas zu lachen. Ob eine Pflegefachkraft schlecht gelaunt zur Arbeit kam oder Mitbewohner des Wohnbereichs traurig verstimmt waren: Irmgard Scherbreit zauberte ihnen allen ein Lächeln aufs Gesicht. Sie hatte Pflegestufe I, da sie leicht in der selbstständigen Durchführung der Körperpflege beeinträchtigt war und eine abhängig kompensierte Urininkontinenz hatte.

Vor zehn Wochen erreichte Irmgard Scherbreit die Nachricht, dass ihre Tochter mit ihren zwei Kindern tödlich verunglückt ist. Ein betrunkener Autofahrer hatte ihr auf dem Weg zur Theateraufführung der neunjährigen Enkelin die Vorfahrt genommen. Evelyn und Thomas, die Enkelkinder, waren sofort tot. Karin verstarb drei Tage nach dem schweren Unfall auf der Intensivstation. Irmgard Scherbreit hatte keine Möglichkeit mehr, ihre Enkelkinder oder ihre Tochter noch einmal zu sehen. Ihre Kinder und Enkel waren für Irmgard Scherbreit das ganze Glück.

Seit der Nachricht vom Tod ihrer Tochter und den Enkelkindern ist Irmgard Scherbreit wie verwandelt. Sie hat sich in ihr Zimmer zurückgezogen, sie lacht nicht mehr, meist weint sie, wenn die Pflegekräfte in ihr Zimmer kommen, auf Fragen antwortet sie „giftig". Gesundheitlich geht es Irmgard Scherbreit zusehends schlechter. Seit acht Wochen ist sie nun bettlägerig und wird nur mobilisiert, wenn es ihr Allgemeinzustand zulässt. Irmgard Scherbreit wiegt bei einer Körpergröße von 163 cm nur noch 45 kg und lehnt immer wieder Speisen und Getränke ab. Ihr Puls an der A.

Radialis ist kaum noch tastbar und ihr Hautturgor stark vermindert. Der 24 - Stunden - Flüssigkeitsbilanz zufolge scheidet sie 250 ml dunkelgelben, scharf riechenden Urin aus. Die Pflegefachkräfte entscheiden sich, für Irmgard Scherbreit eine Höherstufung beim MDK zu beantragen und informieren sich über die Voraussetzungen für eine Genehmigung (➤ 2.1.5).

2.1 Das Pflege- bzw. Gesundheitssystem

Im Pflege-, bzw. Gesundheitssystem gibt es drei Akteure: Die **Payer** (Zahler), den **Collector** (Empfänger der Versichertenbeiträge) und die **Versicherten/** Nachfrager. In der Pflegeversicherung, die bei der Krankenkasse angesiedelt ist, ist der Payer die Krankenversicherung und der Collector die Institution, die die Beiträge aus der Pflegeversicherung einnimmt. Der **Leistungserbringer,** die Pflegeeinrichtungen, und die in der Pflege tätigen Personen sind hier der dritte Akteur (Breyer et. al. 2005).

2.1.1 Aufgaben und Verpflichtungen der Pflegeversicherung

Entsprechend dem Grundsatz „Pflegeversicherung folgt Krankenversicherung" wird eine Person, die Mitglied in der gesetzlichen Krankenversicherung ist, ebenfalls zur dort eingerichteten Pflegeversicherung angemeldet. Die Krankenkasse übermittelt der Pflegekasse alle relevanten personenbezogenen Daten, die die Pflegekasse benötigt, um ihre Aufgaben zu erfüllen *(§§ 46 Abs. 1 und 50 SGB XI).* Die Landes-, Bundes- und Spitzenverbände der Krankenkasse nehmen die Aufgaben der Pflegekasse auf den genannten Ebenen wahr *(§§ 52, 53, 53a SGB XI).* Diese Aufgaben beinhalten eine Einigung bei den von ihnen zu treffenden Entscheidungen. Es gibt einen Beschluss zu einheitlichen Richtlinien hinsichtlich:

1. Der Zusammenarbeit mit dem Medizinischen Dienst der Krankenkassen (MDK)
2. Der Gewährleistung einer einheitlichen Begutachtung von Pflegebedürftigkeit,
3. Dem Umgang mit Berichten und Statistiken, die durch den MDK weitergeleitet werden
4. Den Verfahren der Durchführung von Qualitätsprüfungen sowie einer
5. Qualitätssicherung von Begutachtungen und Beratungen
6. Den Grundsätze zur Fort- und Weiterbildung *(§ 53a SGB XI).*

Den Richtlinien muss durch das Bundesministerium für Gesundheit zugestimmt werden und sie sind für die Medizinischen Dienste verbindlich *(§ 53a Satz 2 SGB XI).* Die Krankenkasse erhebt bundeseinheitliche Beiträge in Höhe von 1,95 von Hundert (v. H.) auf beitragspflichtige Einnahmen bis zur Beitragsbemessungsgrenze von 3.675,- €/p. m. für das Jahr 2009. Personen, die das 23. Lebensjahr vollendet haben und keine Eltern im Sinne des SGB I sind, zahlen einen Beitragszuschlag von 0,25 v. H. *(§ 55 SGB XI).* Dieser Beitragssatz wird dem Einkommen zu Grunde gelegt, um den Beitrag zu berechnen. Prozentual steigt der Beitrag bis zur Beitragsbemessungsgrenze. Wird diese erreicht, (3.675,-€/p.m.) wird der Höchstsatz des Beitrages erhoben, unabhängig von der tatsächlichen Höhe des Einkommens.

MERKE

Die Pflegekasse stellt eine rechtsfähige Körperschaft des öffentlichen Rechts in Selbstverwaltung dar. Sie ist ein Organ der Krankenkassen. Für die bei der Pflegekasse Beschäftigten nimmt die Krankenkasse Arbeitgeberfunktion ein. Die entstehenden Verwaltungs- und Personalkosten, die mit der Organisationsform und der Funktion der Pflegeversicherung verbunden sind, werden von den Pflegekassen prozentual mitgetragen. Die Kosten für den MDK werden in der Höhe von 50% jeweils von Pflege- und Krankenkasse übernommen *(§ 46 SGB XI).*

Neben den in § 53a formulierten Aufgaben, ist die Pflegekasse für die Sicherstellung der pflegerischen Versorgung ihrer Versicherten zuständig. Dazu arbeitet die Pflegekasse eng mit allen zusammen, die an der pflegerischen, gesundheitlichen und sozialen Versorgung beteiligt sind. Sie wirkt „insbesondere durch *Pflegestützpunkte* […] auf eine Vernetzung der regionalen und kommunalen Versorgungsstrukturen hin, um eine Verbesserung der wohnortnahen Versorgung pflege- und betreuungsbedürftiger Menschen zu ermöglichen“ *(§12 Abs. 1 Satz 2 SGB XI)*. Pflegestützpunkte unterliegen dem Landesrecht. Aufgabe der *Pflegestützpunkte* ist eine umfassende und unabhängige Auskunft und Beratung zu den Rechten und Pflichten gemäß des SGB XI (Sozialgesetzbuch der Pflegeversicherung) sowie zu möglichen Sozial- und Hilfeleistungen, die entsprechend des SGB XI in Anspruch genommen werden können. Die Vernetzung aufeinander abgestimmter pflegerischer und sozialer Versorgungs- und Betreuungsleistungsangeboten hat eine wesentliche Bedeutung *(§92c SGB XI)*. Die Pflegekasse gewährleistet Beratung in folgenden Bereichen, um die Verzahnung der Behandlung und pflegerischen Versorgung sicher zu stellen:

- Ärztliche Behandlung
- Behandlungspflege
- Leistungen der medizinischen Rehabilitation
- Spezialisierte Palliativversorgung
- Grundpflege
- Teilhabe am gesellschaftlichen Leben
- Leistungen zur Prävention
- Hauswirtschaftliche Versorgung.

Die Pflegekasse arbeitet partnerschaftlich mit den Trägern der ambulanten und stationären Versorgung zusammen. Dies dient der Koordination der Hilfe, die den Versicherten der Pflegekasse zur Verfügung steht. Die Umsetzung erfolgt über die Bildung örtlicher und regionaler Arbeitsgruppen *(§12 SGB XI)*.

MERKE

Ziel der Pflegekasse ist es, durch die Wahrnehmung ihrer Aufgaben, die Versicherten und deren Angehörige darin zu unterstützen, Eigenverantwortung zur Vermeidung von Pflegebedürftigkeit zu übernehmen. Dies übernimmt sie, indem sie ihre Versicherten über eine gesunde Lebensführung und die Teilnahme an gesundheitsfördernden Maßnahmen aufklärt und berät *(§§ 6, 7 und 7a SGB XI)*. Die Leistungen der Pflegeversicherung sollen dabei „den Pflegebedürftigen helfen, trotz ihres Hilfebedarfs ein möglichst selbständiges und selbst bestimmtes Leben zu führen, das der Würde des Menschen entspricht. Die Hilfen sind darauf auszurichten, die körperlichen, geistigen und seelischen Kräfte der Pflegebedürftigen wiederzugewinnen oder zu erhalten“ *(§ 2 SGB XI Abs. 1)*.

2.1.2 Aufgaben und Verpflichtungen der Leistungserbringer

Stationäre Einrichtungen sind nach *§ 11 SGB XI* dazu verpflichtet, pflegebedürftige Personen entsprechend dem allgemein anerkannten Stand medizinisch-pflegerischer Erkenntnisse zu pflegen, zu versorgen und zu betreuen. Die Organisation der Pflegeeinrichtung und der Inhalt der Pflegeleistungen sind so zu gestalten, dass eine humane und aktivierende Pflege gewährleistet ist und die Würde des Menschen gewahrt wird. Die unterschiedliche Trägerschaft von Pflegeeinrichtungen ist mit spezifischen Aufträgen verbunden; so formulieren kirchliche und sonstige Träger der freien Wohlfahrtspflege ihren Auftrag darin, kranke, gebrechliche und pflegebedürftige Menschen zu pflegen, zu betreuen, zu trösten und im Sterben zu begleiten. Diesen Aufträgen soll seitens der Pflegeeinrichtungen in der Organisation und dem Inhalt der Pflegeleistungen Rechnung getragen werden *(§ 11 Abs. 2 Satz 1 und 2 SGB XI)*.

Auch das Heimgesetz (HeimG) verweist auf die Pflicht der Pflegeeinrichtung, eine angemessene Qualität nach dem aktuellen Stand medizinisch-pflegerischer Erkenntnisse sowie eine ärztliche und gesundheitliche Betreuung sicherzustellen *(§ 11 HeimG; vgl. auch § 112 und 113 SGB XI)*. Dies beinhaltet die Gewährleistung sowohl einer angemessenen Lebensgestaltung entsprechend der Art und des Umfangs der Betreuungsbedürftigkeit einer Person als auch die Gewährleistung einer entsprechenden Hilfe. Dabei müssen Würde, Interesse und Bedürfnisse des Bewohners gewahrt und dieser vor Beeinträchtigungen beschützt werden. Es wird ausdrücklich darauf hingewiesen, dass die Selbstständigkeit, Selbstbestimmung und Selbstverantwortung der pflegebedürftigen Person zu fördern, sowie humane und aktivierende Pflege zu gewährleisten ist *(§ 11 Abs. 1 HeimG)*. Verändert sich der Betreuungsbedarf eines Bewohners, sichert die Pflegeeinrichtung die Anpassung der Leistungen entsprechend des verringerten oder erhöhten Bedarfs des Pflegebedürftigen. Die Pflegeeinrichtung kann dann eine Höherstufung des Pflegebedürftigen beantragen *(§ 6 HeimG)* (➤ 2.1.5).

Neben der Verpflichtung der Pflegeeinrichtung zur Unterstützung und Förderung der Pflegebedürftigen obliegt der Einrichtung u. a. die Pflicht:

- Pflegeplanungen und deren Umsetzung sicherzustellen,
- Hauswirtschaftliche Versorgung sicherzustellen
- Eine angemessene Qualität des Wohnens zu gewährleisten
- Die in der Pflege tätigen Mitarbeiter im sachgerechten Umgang mit Arzneimitteln regelmäßig zu schulen
- Die wirtschaftliche Leistungsfähigkeit des Heims nachzuweisen, indem beispielsweise angemessene Entgelte erhoben werden
- Die Zahl der Beschäftigten und deren Qualifikation für die von ihnen zu leistende Tätigkeit zu sichern *(§ 11 Abs. 2 HeimG)*.

Die Einrichtung unterliegt der Aufzeichnungs- und Aufbewahrungspflicht nach *§ 13 HeimG*; diese sollen den Nachweis der erbrachten Leistungen sowie der geforderten Qualität gewährleisten. Priorität haben dabei die Bereiche Wirtschaftlichkeit und Qualität. Pflegeplanungen und die Darstellung der Pflegeverläufe von Pflegebedürftigen sind zu dokumentieren und fünf Jahre aufzubewahren.

Die Aufgaben **examinierter Altenpflegekräfte** sind im Altenpflegegesetz verankert *(§ 3, AltPflG)*. Demnach führen sie selbstständig und eigenverantwortlich eine fach- und sachgerechte, geplante Pflege nach den allgemein anerkannten pflegewissenschaftlichen und medizinisch-pflegerischen Erkenntnissen durch. Dies beinhaltet zum einen das Erhalten und Aktivieren von individuellen Fähigkeiten unter Zuhilfenahme geriatrischer und gerontopsychiatrischer Konzepte. Dem Pflegebedürftigen soll die Unterstützung zukommen, die ihm eine eigenständige Lebensführung ermöglicht.

Zur Umsetzung dieser Aufgaben beraten und betreuen die Pflegefachkräfte die alten Menschen in ihren persönlichen und sozialen Angelegenheiten. Darüber hinaus fördern sie soziale Kontakte und leiten beratend und unterstützend Pflegepersonen an, die keine Pflegefachkräfte sind. Weitere Aufgaben sind die Beratung pflegender Angehöriger, die Anregung und Begleitung von Familien- und Nachbarschaftshilfe sowie die Gesundheitsvorsorge und Ernährung von Pflegebedürftigen. In der Wahrnehmung ihrer Aufgaben wirken examinierte Pflegefachkräfte an qualitätssichernden Maßnahmen in der pflegerischen Betreuung und Behandlung mit. Explizit ist die umfassende Begleitung Sterbender aufgeführt, die dem alten pflegebedürftigen Menschen ein würdevolles Sterben gewähren soll.

Auch die Aufgaben examinierter Altenpflegehelfer beinhalten in erster Linie die Wahrnehmung des Menschen in seiner Individualität. Die aus verschiedenen Lebensstilen, Religionen und Kulturen erwachsenen Bedürfnisse sollen durch eine entsprechende Pflege und Unterstützung umgesetzt und gesichert werden. Dies erfolgt über die Unterstützung in der Lebensgestaltung. Dazu assistiert die einjährige Pflegefachkraft nicht nur der examinierten Altenpflegekraft in ihren Ausgaben, sondern führt die Grundpflege aktivierend mit dem Verständnis des Pflegeprozesses, der Pflegeplanung und -dokumentation sowie der Standards als Instrument der Qualitätssicherung durch (vgl. HSM 2004).

2.1.3 Versicherte/Nutzer

Die Versorgung der Bevölkerung bei Pflegebedürftigkeit wird als eine gesamtgesellschaftliche Aufgabe betrachtet. Dabei haben die Versicherten zur Vermeidung von Pflegebedürftigkeit mit beizutragen, indem sie frühzeitig Vorsorgemaßnahmen in Anspruch nehmen, sich an einer gesunden Lebensführung ausrichten und aktiv an Krankenbehandlungen oder medizinischer Rehabilitation mitwirken *(§§ 6 Abs. 1 und 8 Abs. 1 SGB XI)*. Gemäß *§ 20 SGB XI* besteht Versicherungspflicht in der sozialen Pflegeversicherung. Eine Befreiung aus der sozialen Versicherungspflicht ist nur möglich, wenn die Antrag stellende Person eine private Absicherung des Risikos für sich und Familienangehörige und/oder den Lebenspartner nachweisen kann. Dabei haben die Leistungen der privaten Pflegeversicherungen den Leistungen der sozialen Pflegeversicherung zu entsprechen *(§ 22 SGB XI)*.

Eine *Pflege-Pflichtversicherung* besteht im Bereich der häuslichen Pflege für Pflegepersonen nach *§ 19 SGB XI*, wenn die Anspruchsberechtigung durch den MDK festgestellt wurde. Ziel der Pflegepflichtversicherung ist u. a. eine Verbesserung der sozialen Sicherung von Pflegepersonen und die Stärkung familiärer pflegerische Versorgung. Zu diesem Zweck werden die Beiträge durch Dritte, beispielsweise die Pflegekasse, an den zuständigen Träger der gesetzlichen Rentenversicherung entrichtet *(§ 44 Abs. 1 Satz*

1 SGB XI; § 170 Abs. 1 Nr. 6 SGB VI). Empfänger von Unterstützungsleistungen müssen den Kriterien der Pflegebedürftigkeit entsprechen. Leistungen der sozialen Pflegeversicherung können von Menschen in Anspruch genommen werden, die bei Verrichtungen des alltäglichen Lebens erhebliche oder in höherem Maße über einen Zeitraum von mindestens sechs Monaten Unterstützung benötigen.

MERKE

Die Verrichtungen beziehen sich dabei auf die Bereiche der Körperpflege, Ernährung, Mobilität oder hauswirtschaftliche Versorgung

Für den Bereich der Körperpflege beinhaltet dies Unterstützung bei folgenden Aktivitäten:
- Duschen
- Baden
- Waschen
- Zahnpflege
- Kämmen
- Rasieren
- Darm- und Blasenentleerung.

Der Bereich Ernährung umfasst:
- Eine mundgerechte Zubereitung der Nahrung
- Unterstützung bei der Aufnahme von Nahrung.

Der Bereich Mobilität beschreibt Unterstützung in folgenden Bereichen:
- Aufstehen und Zu-Bett-Gehen
- An- und Auskleiden
- Gehen
- Stehen
- Treppensteigen
- Verlassen und Wiederaufsuchen der Wohnung.

Die hauswirtschaftliche Versorgung umfasst:
- Einkaufen
- Kochen
- Reinigen der Wohnung
- Spülen
- Wechseln und Waschen der Wäsche und Kleidung
- Beheizen der Wohnung.

MERKE

Die geleistete Unterstützung zielt dabei immer auf die Eigenständigkeit des Pflegebedürftigen. Sie kann sowohl in Form einer teilweisen oder vollständigen Übernahme der Tätigkeiten als auch über Anleitung oder Beaufsichtigung durch die Pflegeperson oder Pflegefachkraft erfolgen.

Die *Ursache der Pflegebedürftigkeit* muss in körperlichen, geistigen, seelischen Krankheiten oder Behinderungen begründet sein. Sie sind mit Funktionsstörungen des Stütz- und Bewegungsapparates, der inneren Organe und Sinnesorgane verbunden oder auf Störungen des Zentralnervensystems verbunden *(§ 14 SGB XI)*. Die Pflegebedürftigkeit wird in drei Schweregrade eingeteilt:

1. **Pflegestufe I** formuliert dabei eine erhebliche Pflegebedürftigkeit, die mit einem Gesamtunterstützungsaufwand von 90 Min. täglich verbunden ist, davon 45 Min. für den Bereich der Grundpflege (90/45).
2. Für die **Pflegestufe II**, die eine schwere Pflegebedürftigkeit beschreibt, gelten Richtwerte von 180/120 Min. täglich;
3. Der **Pflegestufe III**, als sozialrechtliche Definition von Schwerstpflegebedürftigkeit, wird ein Unterstützungsaufwand von 300/240 (5 Stunden/4 Stunden) zugrunde gelegt *(§15 SGB XI)*.

Die Leistungen der stationären Pflege können in Anspruch genommen werden, wenn eine Vorsorgung im häuslichen oder teilstationären Bereich aufgrund der Ausprägung der Pflegebedürftigkeit oder anderen im Einzelfall zu betrachtenden Gründen nicht mehr möglich ist *(§ 43 Abs. 1 SGB XI; vgl. §§ 3, 5 und 31 SGB XI)*. Eine stationäre Versorgung wird seitens des MDKs befürwortet, wenn die Pflege im häuslichen Bereich nicht sichergestellt ist.

Dies kann auf das Fehlen einer Pflegeperson im häuslichen Bereich zurückzuführen sein, z B. aufgrund von Erwerbstätigkeit potenzieller Pflegepersonen, Kinderlosigkeit des Pflegebedürftigen, große Distanzen zwischen dem Wohnort des Pflegebedürftigen und seinen Kindern oder auch auf Überforderung der Angehörigen (MDS, 2005; BRi [Begutachtungs-Richtlinie] in Klie 2005, MDK 2005). Grundsätzlich gelten die Leistungsvoraussetzungen nach *§ 33 SGB XI*. Ist bei einer versicherten Person die Pflegebedürftigkeit eingetreten oder diese abzusehen, wird die zuständige Pflegekasse vom behandelnden Arzt, dem Krankenhaus, der Rehabilitations- und Versorgungseinrichtung oder dem Sozialleistungsträger darüber informiert *(§ 7 Abs. 2 Satz 2 SGB XI)*. Der Pflegebedürftige ist verpflichtet, an der Überwindung, Verminderung oder Verhinderung einer Verschlimmerung der Pflegebedürftigkeit mitzuwirken *(§ 6 Abs. 2 SGB XI)*.

2.1.4 Verhältnis der Akteure im Pflegesystem

Leistungsträger-Pflegeeinrichtung/ Träger der Einrichtung

Die Pflegekassen haben einen Sicherstellungsauftrag, der sie verpflichtet, eine bedarfsgerechte und gleichmäßige pflegerische Versorgung für ihre Versicherten zu gewährleisten. Diesem Sicherstellungsauftrag kommen die Pflegekassen nach, indem sie Versorgungsverträge mit den Trägern der Einrichtungen abschließen. Dabei sind die Besonderheiten der Trägerschaft einer Einrichtung zu berücksichtigen *(§ 69 SGB XI)*. In den Verträgen werden Art, Umfang und Vergütung der zu erbringenden Leistungen geregelt. Alle getroffenen Vereinbarungen unterliegen dabei dem Grundsatz der Beitragsstabilität. Vereinbarungen, die nicht diesem Grundsatz entsprechen, gelten als unwirksam *(§ 70 SGB XI)*.

Die Pflegesatzverhandlungen werden u. a. mit Vertretern der überörtlichen Träger der Sozialhilfe, Bundesverbände der Pflegeberufe, Vereinigungen der Träger der Pflegeeinrichtungen sowie unter Beteiligung des Medizinischen Dienstes geführt. Berücksichtigt werden insbesondere die Qualität und Maßnahmen der Qualitätssicherung. Den Vereinbarungen sind Anforderungen an eine praxistaugliche, den Pflegeprozess unterstützende und die Pflegequalität fördernde Pflegedokumentation zu Grunde gelegt *(§115 Satz 2 SGB XI)*.

Im Rahmen des Versorgungsvertrages verpflichtet sich die Pflegeeinrichtung dazu, die pflegerische Versorgung der Pflegebedürftigen zu gewährleisten *(§ 72 Abs. 4 SGB XI)*. Die **Rahmenverträge** regeln dabei nach *§ 75 Abs. 2 SGB XI*:

1. Die allgemeinen Pflegeleistungen, Leistungen für Unterkunft und Verpflegung
2. Zusatzleistungen,
3. Die allgemeinen Bedingungen der Pflege einschließlich Kostenübernahme
4. Die Abrechnung der Entgelte,
5. Die Maßstäbe für eine an wirtschaftliche und leistungsbezogene, am
6. Versorgungsauftrag orientierte, personelle Ausstattung,
7. Die Überprüfung der Notwendigkeit und (voraussichtliche) Dauer der Pflege sowie
8. Die Wirtschaftlichkeitsprüfungen.

Zur Ermittlung und Definition von (3) werden zu den Verträgen landesweite Verfahren zur Ermittlung des Personalbedarfs oder der Bemessung von Pflegezeiten oder landesweite Personalrichtwerte vereinbart. Dabei ist der besondere Pflege- und Betreuungsbedarf von Personen mit demenzbedingten Fähigkeitsstörungen zu berücksichtigen *(§ 75 Abs. 3 SGB XI)*.

Die Überwachung der Pflegeeinrichtung erfolgt über die zuständige Behörde durch wiederkehrende und anlassbezogene Prüfungen. Wurden Mängel in einer Einrichtung festgestellt, soll die zuständige Behörde den Träger über Möglichkeiten zur Korrektur und Beseitigung der Mängel beraten; der Sozialhilfeträger ist in dieser Beratung zu berücksichtigen. Werden die Mängel nicht behoben, kann die zuständige Behörde ein Beschäftigungsverbot aussprechen oder der Betrieb des Heimes untersagt werden *(§§ 15, 16, 18 und 19 HeimG; §§ 114 und 114a SGB XI)*. Die Ergebnisse der Qualitätsprüfungen sind zu veröffentlichen (§ 115 SGB XI). Grundsätzlich sind die Pflegeeinrichtungen verpflichtet, den MDK durch ihre Pflegekräfte oder ggf. Ärzte zu unterstützen *(§ 18 Abs. 7 SGB XI)*.

Leistungsträger-Versicherte / Nutzer

Die Versicherten der sozialen Pflegeversicherung entrichten einen bundeseinheitlichen Beitrag in Höhe von 1,95 %. (+ Kinderlosenbeitrag von 0,25 Prozentpunkten) auf die beitragspflichtigen Einnahmen *(§ 55 SGB XI)*, d. h. dem Gehalt einer Person. Beitragsfrei im Sinne des *§ 25 SGB XI* sind Familienangehörige und der Lebenspartner sowie Versicherte, die sich bereits in stationärer pflegerischer Versorgung befinden und die Dauer des Aufenthalts nicht abzusehen ist. Bezieher von Leistungen nach dem Bundesversorgungsgesetz entsprechend des *§ 35 Abs. 6*, Leistungsempfänger nach *§ 44 SGB VII* oder *§ 34* des Beamtenversorgungsgesetzes sind ebenfalls beitragsfrei versichert *(§ 56 Abs. 1* und *4 SGB XI)*.

Personen, die über keine beitragspflichtigen Einnahmen nach *§ 55 SGB XI* verfügen, unterliegen gesonderten Regelungen. Zu diesem Personenkreis zählen u. a. Bezieher von Krankengeld oder landwirtschaftliche Unternehmen. Für Bezieher von

Tab. 2.1 Die Leistungen der Pflegeversicherung nach § 43 Abs.5.

Pflegestufe	Leistungen
Pflegestufe I.	1.023 € / p. m.
Pflegestufe II	1.279 € / p. m.
Pflegestufe III ab 01.01. 2010 ab 01.01.2012	1.470 € / p. m. 1.510 € / p. m. 1.550 € / p. m.
Pflegestufe IIIa (Härtefall) ab 01.01.2010 ab 01.01.2012	1.750 € / p. m. 1.825 € / p. m. 1.918 € / p. m

Tab. 2.2 Pflegestufen

Stufen der Pflegebedürftigkeit	
Pflegestufe I:	Geringe Beeinträchtigung der Selbstständigkeit
Pflegestufe II:	Erhebliche Beeinträchtigung der Selbstständigkeit
Pflegestufe III:	Schwere Beeinträchtigung der Selbstständigkeit
Pflegestufe IV:	Schwerste Beeinträchtigung der Selbstständigkeit
Pflegestufe V:	Schwerste Beeinträchtigung der Selbstständigkeit, die mit besonderen Anforderungen an die pflegerische Versorgung einhergeht.

Krankengeld wird dieses mit 80 % des Arbeitsentgeltes als beitragspflichtige Einnahme herangezogen; die Beiträge werden von der Krankenkasse getragen. Die Versicherten in der Krankenversicherung der Landwirte, zahlen einen Zuschlag auf den Krankenversicherungsbeitrag sowie ggf. einen Kinderlosenzuschlag von 14,71 v. H. *(§ 57 Abs. 2 und 3 SGB XI; § 60 Abs. 2 SGB XI)*. Beiträge aus den Renten sind allein durch die Mitglieder zu tragen *(§ 59 SGB XI)*.

Die Finanzierung der Beiträge erfolgt paritätisch, wobei der Kinderlosenzuschlag ausschließlich durch die Beschäftigten getragen wird. Zum Ausgleich für die mit den Arbeitgeberbeiträgen verbundenen Belastungen erfolgt die Aufhebung eines gesetzlichen und landesweiten Feiertages, der stets auf einen Werktag fällt. Hebt ein Bundesland einen entsprechenden Feiertag nicht auf, tragen die Beschäftigten 1 v. H. der Beiträge alleine *(§ 58 Abs. 1 bis 3 SGB XI)*. Von dieser Regelung hat ausschließlich das Bundesland Sachsen gebrauch gemacht. Freiwillig Versicherte in der gesetzlichen Krankenversicherung können Beitragszuschüsse durch den Arbeitgeber erhalten; dabei ist die Höhe des Zuschusses auf den Betrag des Arbeitgeberanteils nach § 58 begrenzt *(§ 61 Abs. 1 SGB XI)*.

Nimmt ein Versicherter Leistungen der sozialen Pflegeversicherung in Anspruch, ist die Pflegevergütung von der Pflegekasse oder dem Pflegebedürftigen zu tragen. Die Entgelte für Unterkunft und Verpflegung sowie die Investitionskosten, sofern sie nicht oder nicht vollständig durch das Land gefördert werden, sind von der pflegebedürftigen Person zu tragen *(§ 82 SGB XI)*.

Derzeit plant die Bundesregierung, Pflegebedürftigkeit differenzierter darzustellen, in dem statt wie bisher drei, fünf Pflegestufen der Ermittlung von Pflegebedürftigkeit zugrunde gelegt werden (> Tab. 2.2.).

Die Pflegekassen können zusätzliche Kosten übernehmen, um besondere Härten durch pflegebedingten Aufwendungen zu vermeiden. Dabei muss sie berücksichtigen, dass der Höchstsatz der gewilligten Ausnahmeregelungen von 5% aller in Pflegestufe III befindlichen Personen, nicht übersteigen darf. Die Pflegekasse hat Maßnahmen zu ergreifen, um die Einhaltung des Höchstsatzes zu gewährleisten *(§ 43 Abs. 3 SGB XI)*.

Grundsätzlich gilt, dass der von der Pflegekasse übernommene Betrag nicht mehr als 75 v. H. des Gesamtbetrages aus Pflegesatz, Entgelt für Unterkunft und Verpflegung sowie gesondert gerechneten Investitionskosten ausmachen darf *(§ 43 Abs. 5 SGB XI)*. Die Verhandlungsparteien im Pflegesatzverfahren nach § 85 SGB XI vereinbaren die Entgelte für Unterkunft und Verpflegung, die von dem Pflegebedürftigen zu tragen sind. Dabei müssen die Entgelte in einem angemessenen Verhältnis zu den Leistungen stehen *(§ 87 SGB XI)*.

Sollte keine vertragliche Regelung nach *§ 85 SGB XI* zustande kommen und die Preise für die Vergütung direkt mit dem Pflegebedürftigen vereinbart werden, können die Kosten maximal in Höhe vom 80 v. H. der Leistungen nach 43 Abs. 5 durch die Pflegekasse übernommen werden. Weitere Kostenerstattungen durch andere Sozialleistungsträger sind dabei nicht möglich (*§ 91 SGB XI*). Ist es einem Pflegebedürftigen nicht möglich, die Entgelte für Unterkunft und Verpflegung zu zahlen, kann ein Antrag auf Hilfe zur Pflege nach SGB XII gestellt

2

werden. Die allgemeine Leistungsberechtigung entspricht dabei den Regelungen der Pflegeversicherung nach *§ 14 SGB XI (vgl. § 61 SGB XII)*. Hilfe zur Pflege ist dann zu gewähren, wenn dem Leistungsberechtigten und dem Ehe- oder Lebenspartner sowie den unterhaltsberechtigten Angehörigen die Aufbringung der Mittel aus Einkommen und Vermögen nicht zugemutet werden kann *(§ 19 Abs. 3 SGB XII)*. Als nicht zumutbar gilt, wenn das Einkommen der nachfragenden Person oder unterhaltsberechtigten Angehörigen die Einkommensgrenze während der Dauer des Bedarfs übersteigt. Dabei setzt sich die Einkommensgrenze aus dem Grundbetrag in Höhe des zweifachen Eckregelsatzes, den Kosten für die Unterkunft und dem Familienzuschlag für unterhaltsberechtigte Angehörige zusammen *(§ 85 Abs. 1 SGB XII)*.

Zur Überprüfung der Ansprüche haben die nachfragende Person und unterhaltsberechtigte Angehörige ihre Einkommens- und Vermögensverhältnisse offen zu legen *(vgl. §§ 82 – 95 SGB XII)*. Der Eckregelsatz stellt einen pauschalierten monatlichen Betrag dar, der den gesamten Bedarf des notwendigen Lebensunterhalts außerhalb einer Einrichtung berücksichtigt. Nicht enthalten sind Leistungen für Unterkunft und Heizung oder Sonderbedarfe *(§ 28 Abs. 1 SGB XII)*. Leistungen für Unterkunft und Heizung werden in der tatsächlichen Höhe erbracht, sofern sie angemessen sind. Sie können anhand einer monatlichen Pauschale durch den Träger der Sozialhilfe gewährt werden. Sind die Kosten für die Unterkunft unangemessen hoch, ist der Kostenträger lediglich verpflichtet, eine angemessene Aufwendung zu finanzieren, „es sei denn, er hat den darüber hinausgehenden Aufwendungen vorher zugestimmt" *(§ 29 Abs. 1 Satz 5 SGB XII)*. Bei Leistungen zum notwendigen Lebensunterhalt in Einrichtungen wird neben dem Regelsatz, die durchschnittlich angemessene Aufwendung für Warmmiete bei einem Einpersonenhaushalt gewährt *(§§ 29 und 42 SGB XII)*.

Pflegeeinrichtung – Nutzer

Die Bewohner einer Pflegeeinrichtung oder ihre unterhaltsberechtigten Angehörigen sind verpflichtet, die Entgelte des Heims für Unterkunft und Verpflegung zu entrichten *(§ 82 SGB XI)*. Sofern die betrieblichen Investitionskosten nicht durch das Land gefördert sind, werden diese ebenfalls dem Pflegebedürftigen in Rechnung gestellt. Werden die Investitionskosten jedoch teilweise durch öffentliche Gelder gedeckt, bedarf es der Zustimmung der Landesbehörde über Art, Höhe, Laufzeit und Verteilung der Kosten entsprechend des Landesrechts *(§ 82 Abs. 3 und 4 SGB XI)*. Kommt es zu einer Heimaufnahme, werden Pflegesätze, Entgelte für Unterkunft und Verpflegung sowie die gesondert berechenbaren Investitionskosten für den Tag der Aufnahme ermittelt (Gesamtheimentgelt) und für jeden weiteren Aufenthaltstag (Berechnungstag). Zieht ein Pflegebedürftiger von einem Pflegeheim in ein anderes um, kann nur das aufnehmende Heim das Gesamtentgelt berechnen. Die Entgeltpflicht des Pflegebedürftigen oder des Kostenträger erlischt mit dem Tag des Todes oder des Heimauszugs *(§ 87a Abs. 1)*

Die Rechte und Pflichten des Trägers und des Bewohners, insbesondere die Leistungen des Trägers und das zu entrichtende Entgelt des Bewohners sind in einem Heimvertrag zu regeln. Der Heimvertrag wird zwischen dem Träger der Einrichtung und dem zukünftigen Bewohner der Einrichtung abgeschlossen und schriftlich bestätigt. Der Heimvertrag beinhaltet dabei nicht nur eine allgemeine Leistungsbeschreibung der Pflegeeinrichtung, insbesondere der Ausstattung, sondern gleichfalls eine genaue, detaillierte Aufführung der Leistung des Trägers nach Art, Umfang und Inhalt der Unterkunft, Verpflegung und Betreuung. Aus dem Vertrag müssen ersichtlich sein, welche Entgelte mit welchen Leistungen in Verbindung stehen. Die detaillierte Beschreibung der Leistungen umfasst auch die Pflegeleistungen nach *§§ 41, 42* und *43 SGB XI (§ 5 Abs. 1-5 HeimG)*.

Zusätzliche Leistungen können gesondert im Rahmen des Heimvertrags vereinbart werden. Diese beinhalten besondere Komfortleistungen bei Unterkunft und Verpflegung oder zusätzliche pflegerisch – betreuende Leistungen *(§ 88 SGB XI)*. Die Entgelte der Einrichtung sind nach einheitlichen Grundsätzen für alle Bewohner zu bemessen. Regelungen für den Zeitraum einer möglichen Abwesenheit des Bewohners aus der Pflegeeinrichtung, sind im Heimvertrag zu berücksichtigen *(§ 5 Abs. 7 und 8 HeimG)*.

Werden die vertraglichen Leistungen durch die Einrichtung nicht bzw. nur teilweise erbracht oder weisen die Leistungen mehr als „nicht unerhebliche Mängel auf", kann eine rückwirkende Kürzung der Entgelte bis zu einem Zeitraum von sechs Monaten durch den Bewohner verlangt werden *(§ 5 Abs. 11 HeimG)*.

Verändert sich der Betreuungsbedarf des Bewohners, sind die Leistungen seitens der Einrichtung anzupassen. Die Entgelte können entsprechend erhöht oder erniedrigt werden *(§ 6 HeimG)*. Eine Erhöhung ist jedoch nur möglich, wenn sich die Berechnungsgrundlage der Pflegeeinrichtung verändert hat. Dazu bedarf es der Zustimmung des Bewohners. Um die Zustimmung zu erlangen, muss der Träger der Einrichtung den Heimbewohner mindestens vier Wochen vor Inkrafttreten der Erhöhung von der Veränderung in Kenntnis setzen. Dem Bewohner ist eine Begründung und Beschreibung der Leistungs- und Entgeltveränderung verständlich vorzulegen *(§ 7 Abs. 1-3 HeimG)*.

Bei Empfängern von Leistungen der Pflegeversicherung wird die Erhöhung nur wirksam, wenn das erhöhte Entgelt den Regelungen der Pflegeversicherung entspricht. Der Heimbeirat ist rechtzeitig vor Pflegesatzverhandlungen nach *§ 85 SGB XI* über Leistungs- und Qualitätsvereinbarungen anzuhören. Der Träger muss dem Heimbeirat zuvor nachvollziehbare Unterlagen über die wirtschaftliche Notwendigkeit und Angemessenheit einer angestrebten Entgelterhöhung zur Verfügung stellen. Dieser verfasst anschlie ßend eine schriftliche Stellungnahme, die vom Träger der Pflegeeinrichtung in die Pflegesatzverhandlungen einbezogen werden muss *(§ 7 Abs. 4 HeimG)*.

Die Bewohner sind verpflichtet in Form des Heimbeirates in Angelegenheiten wie Unterkunft, Betreuung, Aufenthaltsbedingungen, Heimordnung, Verpflegung und Freizeitgestaltung mitzuwirken. Dies dient der Sicherung einer angemessenen Qualität der Betreuung im Heim und bezieht sich auch auf Leistungs-, Vergütungs-, Qualitäts- und Prüfvereinbarungen. Der Heimbeirat muss mindestens einmal jährlich einberufen werden *(§ 10 HeimG)*. Dem Träger ist es grundsätzlich untersagt, zu Gunsten von Bewohnern oder zukünftigen Bewohnern Geld- oder Sachleistungen anzunehmen *(§ 14 HeimG)*. Die zu erbringenden Leistungen der Pflegeeinrichtung und der dort Beschäftigten gegenüber dem Bewohner, entsprechen den obigen Ausführungen.

2.1.5 Einstufung durch den MDK

Die Ermittlung der Pflegebedürftigkeit im Sinne des SGB XI erfolgt über die Feststellung benötigter Zeitwerte für die im *§ 14 SGB XI* aufgeführten Verrichtungen. Die Gutachter des MDKs schauen bei der der Überprüfung der Höherstufung von Irmgard Scherbreit, wie lange die Pflegekräfte für die im § 14 SGB XI aufgeführten Verrichtungen bei der Bewohnerin benötigen. Der MDK ist beauftragt stellvertretend für die Pflegekasse die Feststellung der Pflegebedürftigkeit eines Antragstellers zu prüfen.

Bei der Ermittlung der Pflegebedürftigkeit erhebt der Gutachter des MDKs zwar die Fähigkeit von Irmgard Scherbreit in Bezug auf die Aktivitäten des täglichen Lebens (ATLs nach Juchli), es wird jedoch mehrfach explizit darauf verwiesen, dass die Gutachter die Angaben aus dieser Erhebung nicht in die Bewertung des Hilfebedarfs nach SGB XI eingehen sollen (vgl. BRi in Klie, 2005: 941 und 957). Mit berücksichtigt wird jedoch das Vorliegen einer erheblich eingeschränkten Alltagskompetenz *(§ 18 Abs. 1 Satz 2 SGB XI)* sowie Maßnahmen zur Beseitigung, Minderung oder Verhütung von einer Verschlimmerung der Pflegebedürftigkeit geprüft, einschließlich der Leistungen zur medizinischen Rehabilitation sofern diese geeignet, notwendig und zumutbar sind *(§ 18 Abs. 1 Satz 3 SGB XI)*. Damit haben die Versicherten, wie Irmgard Scherbreit einen entsprechenden Anspruch auf Leistungen beim zuständigen Träger. Träger der medizinischen Rehabilitation ist die Krankenversicherung *(§ 11 Abs. 2 SGB V)*.

Den einzelnen Verrichtungen nach SGB XI sind Zeitorientierungswerte zugeordnet, die die durchschnittliche Dauer beschreiben, die eine Person benötigt, um diese Tätigkeit durchzuführen, z. B. Ganzkorperwasche 20 – 25 Min. oder Kämmen 1 – 3 Min.

Liegt die ermittelte Zeit an benötigter Unterstützung in den Verrichtungen innerhalb der definierten Mindestzeit (Pflegestufe I: >45 Min.), wird Irmgard Scherbreit als pflegebedürftig eingestuft. Der MDK spricht eine Empfehlung über Art und Umfang der Pflegeleistungen aus und ermittelt einen individuellen Pflegeplan (BRi in Klie 2005; Anhang 1 BRi; *§ 18 SGB XI*).

Die Ergebnisse werden der Pflegekasse mit Empfehlungen über Art und Umfang der Pflegeleistungen und einem individuellen Pflegeplan übermittelt; es können auch Empfehlungen zu Leistungen der medizinischen Rehabilitation aufgeführt sein *(§ 18 SGB XI)*. Die Entscheidung über den Schweregrad der Pflegebedürftigkeit wird von der Pflegekasse getroffen. Dabei berücksichtigt sie jedoch die Gutachten des MDKs maßgeblich; weicht sie von der Empfehlung ab, begründet sie dies gegenüber dem MDK (BRi in: Klie 2005).

Irmgard Scherbreit soll spätestens fünf Wochen nach Eingang der Antrags bei der zuständigen Pflegekasse eine schriftliche Mitteilung zur Entscheidung des Kostenträgers erhalten (§ 18 Abs. 3 Satz 2 SGB XI). Wurde im Rahmen der Antragstellung gleichzeitig mitgeteilt, dass Pflegezeit nach dem Pflegezeitgesetz in Anspruch genommen werden soll und dies dem entsprechenden Arbeitgeber angekündigt wurde, muss die Begutachtung spätestens innerhalb von zwei Wochen nach Eingang des Antrags erfolgen. Diese Frist kann nach regionalen Vereinbarungen verkürzt werden. Eine verkürzte Frist von einer Woche gilt für Personen, die sich zum Zeitpunkt ihrer Antragsstellung in einem Hospiz oder ambulant palliativ versorgt werden *(§ 18 Abs. 3 Satz 3, 4 SGB XI)*.

Zur Begutachtung zieht der MDK behandelnde Ärzte, insbesondere Hausärzte sowie pflegende Angehörige mit ein, sofern der Versicherte dem zustimmt. Pflege- und Krankenkasse sowie die Leistungserbringer müssen den Gutachtern des MDKs alle erforderlichen Unterlagen und Dokumente zur Feststellung der Pflegebedürftigkeit zur Verfügung stellen *(§18 Abs. 4, 5 SGB XI; § 276 Abs. 1 Satz 2, 3 SGB V)*.

Das neue Begutachtungsinstrumentarium/ -verfahren (NBA)

Aufgrund der anhaltenden Kritik der Pflegewissenschaft, dass der derzeitige Begriff der Pflegebedürftigkeit, wie ihn das SGB XI beschreibt, Irmgard Scherbreit nicht gerecht wird, sowie der Kritik an der „Minutenpflege" der Pflegeversicherung, liegt dem MDK heute ein neues Begutachtungsinstrumentarium vor. Dieses Begutachtungsinstrumentarium legt seinen Fokus nicht mehr nur noch auf die körperlichen Beeinträchtigungen von Irmgard Scherbreit, sondern berücksichtigt darüber hinaus die kognitiven/psychischen Einschränkungen sowie Verhaltensauffälligkeiten, die Unterstützungsbedarf nach sich ziehen. Der Einschätzung der Pflegebedürftigkeit wird nicht mehr der zeitliche Pflegeaufwand zugrunde gelegt, sondern „der Grad der Selbstständigkeit bei der Durchführung von Aktivitäten oder der Gestaltung von Lebensbereichen" (BMG, 2009: 34). Das Begutachtungsinstrumentarium umfasst **acht Module:**

1. Mobilität
2. Kognitive und kommunikative Fähigkeiten
3. Verhaltensweisen und psychischen Probleme
4. Selbstversorgung
5. Umgang mit krankheits-/therapiebedingten Anforderungen und Belastungen
6. Gestaltung des Alltagslebens und soziale Kontakte
7. Außerhäusliche Aktivitäten
8. Haushaltsführung.

Der Grad der Pflegebedürftigkeit wird in Bedarfsgraden dargestellt, die auf einer Punkteskala von 0 – 100 definiert sind:

0 – 9 Punkte	Keine Pflegebedürftigkeit
10 – 29 Punkte	Bedarfsgrad B1
30 – 49 Punkte	Bedarfsgrad B2
50 – 69 Punkte	Bedarfsgrad B3
70 und mehr Punkte	Bedarfsgrad B4
	Bedarfsgrad 4 + besondere Bedarfskonstellation: Bedarfsgrad B5 (BMG, 2009: 38).

Wie eine Finanzierung von Pflegeleistungen entsprechenden der Bedarfsgrade aussieht, kann derzeit noch nicht gesagt werden, da durch die veränderte Definition des Begriffs „Pflegebedürftigkeit" ein breiterer Kreis an Leistungsberechtigten besteht. Eine entsprechende Finanzierungsmöglichkeit oder –lösung wird derzeit seitens der Verbände, der Pflegekassen und den Ministerien diskutiert.

2.2 Integrierte Versorgung

Als Integrierte Versorgung (Abkürzung: IV) wird die Vernetzung zwischen den einzelnen medizinischen Versorgungssektoren bezeichnet. Dies bedeutet, dass niedergelassene Haus- und Fachärzte mit stationären Einrichtungen eine medizinische Versorgung aus „einer Hand" anbieten. Dazu kooperieren die beteiligten Vertragspartner bei der Behandlung der Versicherten bzw. Patienten und teilen sich ein gemeinsames Budget (AOK Hessen, 2008; KVB, 2008; KVB, 2006).

MERKE
Ziel der Integrierten Versorgung ist es, eine bevölkerungsbezogene, flächendeckende Versorgung zu ermöglichen.

Gesetzliche Grundlage

Grundlage der Integrierten Versorgung sind die *§§ 140a-d SGB V*. Diesen Paragraphen zufolge sind Krankenkassen berechtigt, Verträge mit unterschiedlichen Vertragspartnern über die Versorgungssektoren hinweg abzuschließen, d. h. es werden interdisziplinäre, fachübergreifende Verträge abgeschlossen. Die teilnehmenden Ärzte erhalten für jeden Versicherten, jede Versicherte einen pauschalen Betrag, die so genannte *Capitation*. Diese ist für die Steuerung des Patienten in der Gesundheitsversorgung vorgesehen. Vor der Einschreibung haben Versicherte das Recht, sich durch die Krankenkasse umfassend über das Modell der Integrierten Versorgung sowie deren Leistungserbringer zu informieren. Die Teilnahme an dem Modell ist für Versicherte grundsätzlich freiwillig. Auch gemeinsame Behandlungsdaten und Befunde der Leistungserbringer dürfen nur dann abgerufen werden, wenn der Versicherte dem zuvor zugestimmt hat.

Vertragspartner und Leistungen

Vertragspartner nach *§ 140b SGB V* sind jeweils für den ambulanten und stationären Bereich sowie deren Gemeinschaften:

- Niedergelassene Haus- und Fachärzte sowie Psychotherapeuten
- Träger zugelassener Krankenhäuser, stationäre Vorsorge- und Rehabilitationseinrichtungen
- Medizinische Versorgungszentren
- Pflege- und Rettungsdienste
- Managementgesellschaften
- Apotheken
- Sanitätshäuser
- Physiotherapeuten
- Ergotherapeuten
- Logopäden
- Pflegekassen und
- Pflegeeinrichtungen.

Inhalt der Verträge ist die Verpflichtung zu einer qualitätssichernden, wirksamen, ausreichenden, zweckmäßigen und wirtschaftlichen Versorgung der Versicherten in Zusammenarbeit mit den Vertragspartnern. Die Leistungen der Integrierten Versorgung beinhalten u. a. die:

- Verhütung von Krankheiten und deren Verschlimmerung
- Früherkennung von Krankheiten
- Behandlung einer Erkrankung *(vgl. § 11 SGB V)*.

Finanzierung und Budgetverantwortung

Die Finanzierung der Integrierten Versorgung ist in *§ 140c SGB V* geregelt. Demzufolge wird die Vergütung im jeweiligen Vertrag geregelt. Es gilt, dass aus der Vergütung für die Integrierten Versorgungsformen sämtliche Leistungen finanziert werden. Wie bereits oben aufgeführt, erhält jeder Arzt für einen eingeschriebenen Versicherten eine Capitation. Das daraus entstehende Budget steht für die Finanzierung der Leistungen zur Verfügung. Der eingeschriebene bzw. teilnehmende Arzt kann dabei die Leistungen selbst erbringen oder das Erbringen der Leistungen durch Dritte organisieren. Das zur Verfügung stehende Budget muss für den übernommenen Versorgungsauftrag ausreichen (AOK Hessen, 2008). Die erbrachten Leistungen müssen dem Prinzip der Wirtschaftlichkeit *(§ 12 SGB V)* folgen und somit ausreichend, zweckmäßig und wirtschaftlich sein. Dabei darf die ärztliche Behandlung von Dritten nur erbracht werden, wenn diese vom Arzt angeordnet und verantwortet werden *(§ 15 SGB V)*.

Steuerungsmöglichkeiten

Als Steuerungsinstrument wird, neben dem Wettbewerbsfaktor, das *Gatekeeper-Prinzip* angewendet. Dabei nimmt der Hausarzt bzw. der teilnehmende Arzt die Funktion eines „Türstehers" ein, d. h. der Arzt lotet den Versicherten durch das Gesundheitssystem, initiiert und organisiert weitere Leistungen. An Gatekeeper sind spezifische Anforderungen gestellt (KBV 2008): fachliche sowie soziale Kompetenzen.

Zu den fachlichen Kompetenzen zählen:

- Breites und generelles medizinisches Wissen
- Vertiefte Kenntnisse in:
  - Pharmakotherapie
  - Homöopathie
- Leistungsspektrum und -fähigkeit fachärztlicher und stationärer Leistungsanbieter
- Ökonomisches Basiswissen.

Die sozialen Kompetenzen umfassen gemäß der Kassenärztlichen Bundesvereinigung (KBV, 2008):

- Empathiefähigkeit
- Offenheit und Transparenz im Handeln
- Konsistenz und Systematik
- Kommunikative Fähigkeiten.

Die Selbstverwaltung der Vertragsärzte, der Krankenhäuser und Krankenkassen haben eine gemeinsame Registrierungsstellung eingerichtet (BQS – Bundesgeschäftsstelle Qualitätssicherung). Diese erfasst die Meldungen der Krankenkassen über abgeschlossene Verträge zur Integrierten Versorgung (www.bqs-register140d.de).

2.3 Betriebswirtschaftslehre

Der Begriff der „Wirtschaftlichkeit" gewinnt im Rahmen des SGB V *(§ 12)* und SGB XI *(§ 29)* zunehmend an Bedeutung. Die Betriebswirtschaftslehre betrachtet Betriebe sowie deren internen Prozesse und prozessadäquaten Strukturen.

TIPPS FÜR DIE PRAXIS

In der Betriebswirtschaftlehre besteht ein Grundkonflikt: Während die menschlichen Bedürfnisse unbegrenzt sind, sind die Mittel der Bedürfnisbefriedigung eingeschränkt, d. h. menschliche und natürliche Ressourcen sind begrenzt.

Ziel der allgemeinen Betriebswirtschafslehre ist ein optimales Funktionieren von Betrieben. Den Schwerpunkt der Gestaltung bildet der Wertschöpfungsprozess, d. h. Beschaffung, Produktion, Absatz und Controlling.

Definition

Als Betrieb wird eine „selbstständige wirtschaftliche Einheit in einem Wirtschaftssystem" betrachtet (Ben-Khalifa 2007: 12). In der Betriebswirtschaftlehre kann nach drei Prinzipien gearbeitet werden. Diese Prinzipien bestimmen außer dem Ziel auch die Verwendung bzw. den Einsatz und Steuerung von ökonomischen Mitteln wie monetäre Einheiten. Es wird zwischen folgenden Prinzipien unterschieden:

- Maximumprinzip
- Minimumprinzip
- Extremumprinzip.

Beim **Maximumprinzip** liegt der Schwerpunkt darauf, mit dem gegebenen Aufwand an Wirtschaftsgütern, wie Geld, einen möglichst hohen Ertrag zu erzielen. Das **Minimumprinzip** richtet seinen Fokus darauf, den nötigen Aufwand um einen bestimmten Ertrag zu erzielen, möglichst gering zu halten. Ziel des **Extremumprinzip** ist es, ein möglichst günstiges Verhältnis zwischen Aufwand und Ertrag zu erreichen.

2.3.1 Finanzierung und Investition

Finanzierungsarten

Es wird zwischen unterschiedlichen Finanzierungsarten unterscheiden. Da im Altenpflegebereich die Eigen- und Fremdfinanzierung am häufigsten Anwendung findet, wird sich im Folgenden auf diese beiden Finanzierungsarten beschränkt. Bei der **Eigenfinanzierung** wird bspw. von innen, d. h. durch den Betrieb selbst, die Finanzierung gewährleistet. Dies kann über Selbstfinanzierung erfolgen oder durch Einlagen- bzw. Beteiligungsfinanzierung. Eine

Fremdfinanzierung erfolgt überwiegend über Kreditfinanzierungen. Diese können kurz-, mittel- oder langfristig angelegt sein. Im Rahmen der Fremdfinanzierung wird häufig ein Kontokorrentkredit mit dem Kreditgeber vereinbart. Dies ermöglicht es dem Betrieb, dass Auseinanderfallen von Ein- und Auszahlungen unter Berücksichtigung bzw. Einbeziehung eine Kreditlinie auszugleichen. Allerdings führt ein zunehmender Verschuldungsgrad des Unternehmens dazu, dass der unternehmerische Freiraum eingeschränkt wird. So wird für Investitionen eine Unterschrift des Kreditgebers benötigt, da diese sonst nicht getätigt werden können und dürfen.

Investitionsarten

Bei **Sachinvestitionen** handelt es sich um den Erwerb von Grundstücken und Anlagen, es wird also in Sachgüter investiert. Eine **Finanzinvestition** strebt die Einflussnahme auf andere Wirtschaftsgüter an, z. B. anderer Pflegeeinrichtungen. Dies kann durch Beteiligungen oder durch den Erwerb von Wertpapieren erreicht werden. Die **immaterielle Investition** beschreibt die gezielte Investition in den Bereichen Marketing, Forschung und Entwicklung. Bis zu 10% der Kosten einer Einrichtung fließen in diese Bereiche. In den Bereich des Marketings fällt neben der Öffentlichkeitsarbeit und Werbung auch die Akquise von Kunden, der Bereich Entwicklung umfasst bspw. neue Leistungsangebote einer Einrichtung wie zusätzliche Betreuungsangebote. Ein weiterer Schwerpunkt in der Betriebswirtschaftslehre ist das Personalmanagement.

2.3.2 Personalmanagement

Das Personalmanagement wird in die Bereiche Personalplanung, -beschaffung, -entwicklung, Arbeitszeit- und Entgeltgestaltung, Personalführung und -controlling unterteilt.

Personalplanung

Die Personalplanung wird von unterschiedlichen unternehmensinternen Faktoren beeinflusst:

- Geplante Absatzmenge, z. B. geplante Auslastung einer Einrichtung
- Geplante Produktionsmittel und Methoden, d. h. wie und mit welchen Mitteln soll das Ziel erreicht werden
- Arbeits- und Unternehmensorganisation, d.h. sind die Prozessabläufe der Einrichtung effizient gestaltet
- Personalstruktur, d. h. Stellenumfang und Qualifikationen
- Durchschnittliche Leistungen der einzusetzenden Arbeitskräfte, d. h. kann eine Pflegefachkraft auch als Pflegefachkraft eingesetzt werden oder übernimmt sie „lediglich“ Tätigkeiten einer ungelernten Kraft
- Arbeitszeit- und Urlaubsregelungen
- Fluktuation und Fehlzeiten
- Interessen und Bedürfnisse der Arbeitnehmer.

Personalentwicklung

Als Personalentwicklung werden planmäßige, zielgerichtete Veränderungen von Qualifikationen verstanden, die vor allem auf zukünftige Anforderungen an die Tätigkeiten im Unternehmen vorbereiten.

Arbeitsentgelt

Das Arbeitsentgelt, d. h. der Lohn, der Preis für die erbrachte Leistung kann unterschiedlich bemessen oder vergütet werden.

Als Formen der Entlohnung stehen neben dem Zeitlohn, dem Akkordlohn, der Prämienlohn sowie die Gewinn- und Erfolgsbeteiligung zur Verfügung. In der Altenpflege wird fast ausschließlich ein Zeitlohn gezahlt, z. B. ein Zeit- oder Monatslohn. Dabei wird für einen fest definierten Zeitraum (hier ein Monat) ein vertraglich vereinbartes Entgelt gezahlt. Dabei variiert das Entgelt, je nachdem, ob die Einrichtung eine Entlohnung nach der Tarifverordnung des öffentlichen Dienstes vornimmt oder nicht. Der Prämienlohn stellt eine Art der Gewinn- und Erfolgsbeteiligung dar. In der Praxis wird er teilweise als zusätzliches Arbeitsentgelt, jedoch auch als Teilhabe am betriebswirtschaftlichen Ergebnis gesehen.

2

Tab. 2.3 Messung des Erfolgs einer Einrichtung.

Strukturebene	Prozessebene	Ergebnisebene
• Ökonomische Daten (Gewinn, Verlust, Pflegesatz, Rentabilität, Liquidität) • Überstundenquote • Qualifikationsstruktur • Bettenzahl • Pflegekennzahlen • Bewohnerstruktur • Anzahl der Mitarbeiter	• Informations- und Kommunikationsmanagement • Pflegeleistungserstellungsprozess • Pflegeprozesskosten • Pflegeleistungen	• Evidence-based nursing • Pflegequalität • Bewohner-, Angehörigen- und Mitarbeiterzufriedenheit • Kosten-Nutzen-Relation • Versorgungsqualität • Epidemiologie • Prävalenz und Inzidenz

Da die jeweiligen Erfolge den einzelnen Mitarbeitern sehr schwer zugeordnet werden können, werden der Prämienlohn und die Mitarbeiterbeteiligung überwiegend als Mitarbeitermotivationsförderung betrachtet.

Materialwirtschaft

Die Materialwirtschaft unterteilt sich in die Bereiche *Disposition, Einkauf* und *Lagerung.*

- In den Bereich der Disposition subsumieren sich alle Tätigkeiten, die durchgeführt werden, um die optimale Bestellmenge zu einem festgelegten Termin zu benennen.
- Der Einkauf beinhaltet die ökonomische Beschaffung aller im Unternehmen benötigter Materialien und Dienstleistungen
- Die Lagerung beschreibt die Vorratsplanung und Überwachung von Material Ein- und -Ausgang. Ziel ist es, innerhalb eines „Bestellzyklus" die entsprechend benötigen Materialien wie Inkontinenzmaterialien, Lebensmittel etc. innerhalb des Zeitraums sicherzustellen.

Kennzahlen

Der Erfolg einer Einrichtung oder eines Unternehmens wird an den so genannten Kennzahlen gemessen. Diese können auf Struktur-, Prozess und Ergebnisebene beschrieben werden (vgl. Freund 2006).

2.4 Psychologie

Eine weitere, wesentliche Komponente in der Beurteilung von Pflegeeinrichtungen, insbesondere aus Sicht der Bewohner, stellt die Bewertung der Lebensqualität und der wahrgenommenen Autonomie eines Pflegebedürftigen dar. Unter Autonomie wird die Selbstständigkeit, Selbstbestimmtheit und die Individualität einer Person zu einem bestimmten Zeitpunkt bezeichnet.

2.4.1 Selbstbestimmtheit

Die Möglichkeit der Wahrnehmung von Entscheidungs- oder Handlungsspielräumen wird durch den spezifischen Kontext der Pflegeeinrichtung eingeschränkt (Seidl/Walter 2002; Hallwirth-Spörk in Seidl/Walter 2002; Roth 2002; Schäfer-Walkmann 2002). Zum Zusammenhang von Selbstständigkeit und Macht (➤ 15.2). Diese Einschränkungen sind zum einen in der Heimordnung verankert, zum anderen müssen die Bewohner ihre bisher privaten Lebensbereiche mit anderen, dem Pflegepersonal, teilen (Seidl/Walter 2002). Verschärft wird das Gefühl des Verlustes von Selbstständigkeit, wenn ein Pflegebedürftiger in einem Zweibettzimmer wohnt.

Durch das Wohnen in einem Einzelzimmer kann die Intimsphäre und das Gefühl der Selbstständigkeit aufrechterhalten werden (Roth 2002). Der Tagesablauf nimmt als Qualitätskriterium für die Selbstbestimmtheit der Bewohner einen hohen Stellenwert ein. So wird die Dominanz ablaufbezogener Arbeitsorganisationen anstelle eines flexiblen Eingehens auf die Wünsche und Bedürfnisse der Pflegebedürftigen negativ durch die Bewohner beurteilt (Roth 2002). Zwar ist es in Pflegeeinrichtungen durchaus möglich bis um 10:00 h zu Frühstücken, jedoch bleibt der Tagesablauf vorhersehbar und kann nicht genauso flexibel gestaltet werden wie zu Hause (Hallwirth-Spörk in: Seidl/Walter 2002).

Johnson et. al. (2005) verwenden im Rahmen der Pflegeergebnisklassifikation anstelle des Begriffs „*Selbstbestimmtheit*" die „*selbstbestimmte Versorgung*". Diese wird definiert als die „Anleitung anderer Personen bei der Mithilfe oder Durchführung körperlicher Aufgaben, persönlicher Versorgung und Aktivitäten, die benötigt werden, um zu Hause oder in der Gemeinde zurechtzukommen" (Johnson et. al. 2005: 391). Dargestellt wird die Selbstbestimmtheit durch folgende Indikatoren:

- Ziele der Gesundheitsversorgung
- Angemessene Versorgung
- Zugang zu benötigten Ressourcen
- Angemessene Verhaltenweisen in der Versorgung
- Korrektive Handlungen, wenn die Versorgung nicht angemessen ist
- Gesundheitserhaltende Aktivitäten.

Eine Überprüfung dieser Ausprägung ist im Kontext von Pflege und Pflegezeit zu betrachten. Über die Einstufung eines Pflegebedürftigen in eine Pflegestufe durch den MDK wird jedem Bewohner einer Altenpflegeeinrichtung ein festgestelltes Zeitkontingent zugeteilt, das den Pflegekräften für die Pflege und Versorgung des Betroffenen zur Verfügung steht. Des Weiteren steht eine vorhandene Menge an Arbeitszeit zur Verfügung, die für die Pflege und Versorgung der Bewohner verwendet werden kann. Das Zeitkontingent und die Arbeitszeit werden auf alle Bewohner, unabhängig von individuellen Zeitkontingenten, verteilt, d. h. der Bewohner muss die Zeit und die Pflegekraft mit anderen Bewohnern teilen (vgl. auch Schäfer-Walkmann 2002). Den Pflegekräften ist durch die Richtlinien der Spitzenverbände ein „SOLL" an Versorgung und Pflege vorgegeben, das innerhalb der zur Verfügung stehenden Zeit erbracht werden muss, ebenfalls unabhängig von individuell festgestellten Zeitkontingenten oder Pflegebedarf. Die Pflegekräfte müssen in diesem Rahmen darüber entscheiden, wie die zur Verfügung stehenden Ressourcen, z. B. Arbeitszeit und Personal, optimal eingesetzt werden. Sie bestimmen, wem welche Leistungen zu kommen (vgl. auch Breyer et. al. 2005). Ziel dieser Ressourcenverteilung ist die größtmögliche Annäherung an den vorgegebenen SOLL - Wert. Das Interesse der Pflegeeinrichtung liegt in einem optimalen Verhältnis zwischen Ressourceninput und -output (Schäfer-Walkmann 2002), d. h. zwischen den insgesamt zur Verfügung stehenden Zeitkontingenten (ermittelt durch die Einstufungen des MDK) und der Gesamtpflegequalität der Einrichtung. Die Gesamtqualität wird durch den MDK erhoben und u. a. im Internet veröffentlicht. Geprüfte Komponenten sind die Ergebnis- und Lebensqualität der Pflegebedürftigen *(§ 115 SGB XI)*.

Diese unterschiedlichen Faktoren der Pflege und Pflegezeit generieren die Versorgungsstrukturen und -prozesse einer Altenpflegeeinrichtung und stellen somit die Rahmenbedingungen dar, innerhalb derer die „Selbstbestimmtheit" des Pflegebedürftigen zu verorten ist. Eine Überprüfung des Grades an Selbstbestimmtheit muss daher immer im Kontext der Organisationsstrukturen und -prozesse einer Pflegeeinrichtung unter Berücksichtigung der Struktur- und Prozessqualität erfolgen.

2.4.2 Die pflegewissenschaftliche Perspektive

Im Kontext des pflegewissenschaftlichen Verständnisses von Pflegebedürftigkeit, dem zufolge die Einschränkungen einer Person um die Potenziale und Ressourcen des sozialen Umfelds ergänzt werden (Halek 2003), wird die Selbstbestimmtheit als Ressource eines Pflegebedürftigen betrachtet. Ein Bewohner kann Wünsche und Bedürfnisse hinsichtlich der pflegerischen Versorgung äußern und entsprechend die Verteilung der Zeitkontingente und der Pflegeleistungen (eingeschränkt) mitgestalten und beeinflussen.

Das Vorhandensein der Fähigkeit von Selbstbestimmtheit kann als Ressource in die Betrachtung und Beurteilung von Pflegebedürftigkeit eingehen, darf jedoch nicht als Endpunkt der Wirksamkeit von Pflegeleistungen dienen. Dies wird durch die Feststellung Hallwirth-Spörks (2002) untermauert, dass Bewohner ihre Ansprüche herunterschrauben, wenn wenig Personal vorhanden ist und durch die Aussage Roths (2002) bestärkt, dass es Bewohnern schwer fällt, ihre Wünsche zu äußern, da sie negative Konsequenzen befürchten. Er geht so weit zu sagen, dass die fehlende Bewohnerorientierung, die sich durch Nachlässigkeit und Gleichgültigkeit äußert, eine schleichende Form struktureller Gewalt ist.

LITERATUR

AOK Bundesverband (2008): Integrierte Versorgung; http://www.aok-Gesundheitspartner.de/bundesverband/iv/.

Ben-Khalifen, Ch. (2007): Betriebswirtschaft und Rechnungswesen für die Altenpflege. Schlütersche Verlagsgesellschaft: Hannover.

Breyer, F.; Zweifel, P.; Kifmann, M. (2005): Gesundheitsökonomie; 5. Auflage, Springer Verlag: Berlin Heidelberg.

Bundesministerium für Familie, Senioren, Frauen und Jugend (2003): Gesetz über die Berufe in der Altenpflege (Altenpflegegesetz – AltPflG). Bundesgesetzesblatt Jahrgang 2003 Teil I Nr. 44, ausgegeben in Bonn am 4. September 2003.

Bundesministerium für Gesundheit (2009): Bericht des Beirats zur Überprüfung des Pflegebedürftigkeitsbegriffs. (www.bmg.bund.de)

Bürgerliches Gesetzbuch (2007); 60. Auflage. Dtv: München.

Freund, K. (2006): Anreizstrukturen des Pflegesystems und ihre Auswirkungen auf die Pflegequalität. Master Thesis an der Hochschule Fulda, Fachbereich „Pflege & Gesundheit".

Halek, M. (2003): Wie misst man die Pflegebedürftigkeit. Eine Analyse der deutschsprachigen Assessmentverfahren zur Erhebung der Pflegebedürftigkeit. Schlütersche Verlagsanstalt: Hannover.

Hallwirth-Spörk, Ch.(2002): Lebensqualität von PflegeheimbewohnerInnen, in: Seidel, E.; Walter, I. (2002): Pflegeforschung aktuell. Pflegewissenschaft heute Bd. 7. Verlag Wilhelm Maudrich: Wien.

Heimgesetz [4]: http://66.249.93.104/search?q=cache:5amQsMa7mBQJ:217.27.2.43:91/0x0ac80f2b_0x 01b13ae0+Personalbemessung+RAI&hl=de&ct=clnk&cd=1&lr=lang_de&client=opera

Igl, G.; Schiemann, D.; Gerste, B.; Klose, J. (2002): Qualität in der Pflege. Schattauer Stuttgart.

Johnson, M.; Maas, M.; Moorhead, S. (2005): Pflegeergebnisklassifikation (NOC). Übersetzung der 2. Edition Nursing Outcomes Classification. Hans Huber Verlag: Bern.

Klie, Th.; Stascheit, U. (2005): Gesetze für Pflegeberufe, 7. Auflage; Nomos Verlagsgesellschaft.

Kassenärztliche Bundesvereinigung (2008): Integrierte Versorgung; http://www.kbv.de/koop/8777html.

MDK-Anleitung zur Prüfung der Qualität nach den §§ 112, 114 SGB XI in der stationären Pflege-10. November 2005–.

Medizinischer Dienst der Spitzenverbände der Krankenkassen (2005): Grundlagen der MDK – Qualitätsprüfungen in der stationären Pflege.

Medizinischer Dienst der Spitzenverbände der Krankenkassen (2006): Pflegebericht des Medizinischen Dienstes 2004.

Medizinischer Dienst der Spitzenverbände der Krankenkassen (2005): Pflegebericht des Medizinischen Dienstes 2003.

Roth, G. (2002): Qualität in Pflegeheimen - Expertise im Auftrag des Bundesministeriums für Familie, Senioren, Frauen und Jugend -; FFG Dortmund.

Rothgang, H.; Wasem, J.; Greß, S. (2005): Vergütungsfindung im stationären Pflegebereich – Gutachten für die Enquêtekommission „Situation und Zukunft der Pflege in NRW"; Bremen/ Essen.

Schäfer-Walkmann, S. (2002): Zeitverwendung und Zeitressourcen für pflegerische Tätigkeiten in stationären Pflegeeinrichtungen der Altenhilfe. Herbert Utz Verlag Wissenschaft: München.

Sozialgesetzbuch (2008): Bücher I – XII, 36. Auflage, dtv: München.

KAPITEL

3

Rebecca Hauck

Pflege Demenzkranker

Frau Merten sucht ihre Mutter.

Elisabeth Merten ist seit Dezember 2006 Bewohnerin der Pflegestation der Seniorenresidenz „Sonnenwald" in Freiburg. Frau Merten wurde am 18.01.1928 in Berlin geboren und blieb das einzige Kind der Familie, das „Engelchen", wie sie vom Vater genannt wurde.

Im Sommer 1933 zog die Familie nach Freiburg, da der Vater dort im Bekleidungsgeschäft seiner Eltern arbeiten wollte. Frau Mertens Mutter arbeitete nach einem Jahr in Freiburg schließlich auch im Familiengeschäft als Sekretärin. Die 6-jährige Elisabeth geht in Freiburg zur Schule und vermisst ihre Mutter seit diese arbeitet, schmerzlich. Die vorher so liebevolle Mutter kümmert sich nun überhaupt nicht mehr um Elisabeth Merten. Im Sommer 1936 wird Frau Merten schließlich auf ein *Mädcheninternat* geschickt, das sie bis zu ihrem Abitur 1946 besucht. In der Internatszeit besucht Frau Merten ihre Eltern alle vier Wochen übers Wochenende. Diesen Besuchen fiebert sie stets entgegen und freut sich auf Unternehmungen mit ihrem Vater, ihre Mutter zeigt weiterhin wenig Interesse an ihr. Nach den Wochenenden bei ihrer Familie kehrt Frau Merten immer sehr gern ins Internat zurück. Frau Merten erinnert sich gern an diese Zeit, weil „die Mädchen alle so nett waren" aber auch, weil „wir immer viel Unsinn gemacht haben, fast soviel wie die Jungs vom Internat im Nachbarort". Elisabeth Merten zieht nach ihrem Abitur 1946 zurück nach Freiburg und arbeitet zunächst im *Familiengeschäft*, das der Vater inzwischen übernommen hat. Die Arbeit als Sekretärin reizt sie nicht besonders, denn sie hätte gerne Medizin studiert. Jedoch findet sie bald Spaß an ihren Aufgaben als Sekretärin und findet im Betrieb rasch gute Freunde. Im Winter 1946 wird Frau Merten *unehelich schwanger* („Das war eine Schande damals") und muss den Vater des ungeborenen Kindes heiraten. Die Ehe ist unglücklich, da Frau Mertens Ehemann „nur gesoffen und dauernd mit anderen Weibern rumbusselt hat". Nach der Geburt der gemeinsamen Tochter Petra im Juli 1947, verbietet Frau Mertens Mann ihr nicht nur das geplante Medizinstudium, sondern auch ihre Arbeit als Sekretärin. Dieses *Verbot* trifft die kontaktfreudige Frau Merten sehr. Um der kleinen Familie finanziell unter die Arme zu greifen, stellt Frau Mertens Vater ihren Ehemann im *Familienbetrieb* ein.

Im Jahre 1949 zieht Frau Mertens *beste Freundin* aus der Internatszeit, Emma Frey ebenfalls

3

nach Freiburg. Es gelingt den beiden Frauen, ihre Freundschaft wieder aufleben zu lassen. Gemeinsam unternehmen Frau Merten und Frau Frey viele Spaziergänge und Ausflüge, die für Frau Merten immer wichtiger werden, da sie ihr eine Möglichkeit bieten, wenigstens für kurze Zeit ihrem Ehemann zu entkommen. Elisabeth Mertens Mann stirbt im Jahre 1962 und hinterlässt ihr das Familiengeschäft, das er einige Jahre zuvor von Frau Mertens Vater übernommen hat. Frau Merten äußert des Öfteren, dass der Tod ihres Mannes „kein großer Verlust“ war und das sie eigentlich ganz froh war, „als der Alte endlich unter der Erde war“. Sie übernimmt die *Leitung des Geschäfts* und behält diese bis 1999 ihre Tochter Petra das Geschäft übernimmt. Es gelingt Frau Merten, das Bekleidungsgeschäft bis auf 7 Filialen in ganz Deutschland zu vergrößern, worauf sie sehr stolz ist.

Als Elisabeth Merten sich 1999 aus dem Geschäftsleben zurückzieht, unternimmt sie mit ihrer Freundin Emma Frey viele Reisen ins In- und Ausland. Von ihren Reisen erzählt Frau Merten sehr gern und zeigt dazu meist ihre umfangreiche Fotosammlung. Manchmal hat sie jedoch Schwierigkeiten, sich an genaue Reiseziele zu erinnern, was sie jedoch mit einem Lachen und der Bemerkung ein wenig „schusselig“ zu sein, abtut. Elisabeth Merten und Emma Frey beschließen 2005 gemeinsam in eine Seniorenresidenz zu ziehen, in der sie jede ein Appartement mit Küche, Bad und Wohn-/Schlafzimmer mieten. Frau Merten schenkt ihr Haus ihrer Tochter Petra, die mit ihren 4 Kindern dort einzieht. Auch während der Zeit in der Seniorenresidenz unternehmen Frau Merten und Frau Frey mehrere Reisen und Tagesausflüge, obwohl sich bei der kontaktfreudigen Elisabeth Merten bereits erste Anzeichen der beginnenden Demenz zeigen. Als Frau Frey im Herbst 2006 einen Schlaganfall erleidet und eine Woche später *stirbt*, zieht sich Frau Merten plötzlich stark zurück und ihre *Vergesslichkeit* scheint sich erheblich zu verschlimmern. Im Dezember 2006 vergisst Frau Merten, den Herd in ihrer Küche auszuschalten und zieht auf eigenen Wunsch in ein Einzelzimmer auf der Pflegestation der Seniorenresidenz auf der sie auch heute noch lebt.

Frau Merten ist zeitweise zeitlich, örtlich und situativ *desorientiert*. Körperlich ist sie aber *mobil* und mit kleinen Einschränkungen unabhängig von Hilfsmitteln oder Hilfestellung durch Pflegende. Lediglich beim Anziehen der Schuhe braucht sie Hilfe. In den Phasen, in denen sie nicht orientiert ist, steht Frau Merten zur Frühstückszeit vor der Stationsküche herum, wie im Internat üblich, um den Küchendienst zu verrichten. Frau Merten ruft in diesen Phasen oft nach ehemaligen Mitschülerinnen ihres Internats und fragt mehrmals täglich, wo sich „die Emma denn schon wieder rumtreibt“. Auch erkundigt sie sich häufig, ob Post von ihrem Vater eingetroffen sei. Einer Pflegekraft der Station läuft Frau Merten in den Phasen der Dekompensation ständig hinterher und spricht diese mit „Mutter“ an. Während der Phasen der Orientierung ist Frau Merten kontaktfreudig und fröhlich, sie lacht gern und scherzt mit den anderen Bewohnern und den Pflegenden der Station. In diesen Phasen zeigt Frau Merten auch gern ihre alten Fotoalben und berichtet von ihren Reisen.

3.1 Pflege

Frau Elisabeth Merten lebt auf der Pflegestation einer Seniorenresidenz. Sie ist zeitweise zeitlich, örtlich und situativ desorientiert. Als 6-jähriges Kind vermisste sie ihre Mutter sehr, als diese arbeiten ging. Später kommt sie in ein Mädcheninternat. Sie freut sich immer auf die Besuche ihrer Eltern, jedoch zeigt ihre Mutter kein Interesse an ihr. Frau Merten kehrt nach den Wochenenden gern ins Internat zurück und genießt die Freundschaften dort. Während ihres weiteren Lebenswegs erfährt sie wenig Zuneigung. Sie wird unehelich schwanger, ihre Ehe ist eine „Mußehe“ und unglücklich. Sie kann ihre eigenen Interessen nicht verfolgen. Mit einer Freundin zieht sie später in die Seniorenresidenz ein. Als die Freundin stirbt, verschlimmert sich ihre Vergesslichkeit.

3.1.1 Pflegediagnostik

Die Pflegediagnosen für Frau Merten werden auf der Grundlage des Pflegemodells nach Böhm (2004) gestellt. Das psychobiografische Pflegemodell, wird in der Betreuung Demenzkranker mit Erfolg angewendet. Es verfolgt einen **ganzheitlichen Ansatz.** Der zentrale Bestandteil des Modells ist die Erhebung der **Biografie** des zu Pflegenden. Durch die Beschäftigung mit der Biografie des pflegebedürftigen Menschen erreichen Pflegende ein vertieftes Pflegeverständnis und die Möglichkeit, zielgerichteter mit verwirrten alten Menschen umzugehen. Pflegeziele auf der Grundlage dieses Modells sind:

- Erhaltung der sozialen Kompetenz
- Wiederbelebung der Altersseele.

Zum Verständnis des Modells von Böhm sind vier Begriffe zu klären: **Noopsyche, Thymopsyche, Aktivierung** und **Reaktivierung**

MERKE

Zur **Noopsyche** gehören die Gedächtnisleistung des Menschen, sein Urteilsvermögen, die Intelligenz und das Denken.

Zur **Thymopsyche** gehören die Gefühle, Stimmungen, Befindlichkeiten und Triebe.

Unter **Aktivierung** versteht Böhm alle Pflegeimpulse einer Pflegeperson, die die (noch) vorhandenen Ressourcen des zu Pflegenden erkennen und nutzen.

Mit dem Begriff **Reaktivierung** meint Böhm den Einsatz aller (noch) vorhandenen Triebe, Motivationen und Copings des alten Menschen. Die Reaktivierung dient der Förderung von Ressourcen, mit dem Ziel diese zu erhalten.

In ungewohnten, schwierigen Situationen ist es möglich, dass der alte Mensch dekompensiert, d.h., sich nicht an die neue Situation anpassen kann und in die Ebene der Thymopsyche gleitet. Um sein Leben in der neuen Situation (z. B. Einzug in ein Pflegeheim) weiter bewältigen zu können, werden Bewältigungsstrategien **(Copings)** angewendet, die der alte Mensch im Laufe seines Lebens erlernt und gefestigt hat, um verschiedene Situationen zu bewältigen und Probleme zu lösen.

Die Erhebung der Biografie von Frau Merten nach Böhm

Der wichtigste Bestandteil des psychobiographischen Pflegemodells nach Böhm ist die Erhebung der Biographie des zu pflegenden Menschen. Seiner Ansicht nach ist es weniger wichtig, einen chronologischen Lebenslauf zu erfragen, als vielmehr eine Psychobiografie zu erstellen, die Rückschlüsse auf nötige Impulse und *Copings* zulässt. Die Psychobiografie eines Menschen besteht in der Hauptsache aus Geschichten (sog. Stories), die das bisherige Leben des Menschen darstellen und Rückschlüsse auf verschiedene Impulse zulassen, die den Menschen in verschiedenen *Interaktionsstufen* ansprechen. Aus den Geschichten, die der betreffende Mensch erzählt, lassen sich Copings und wichtige Lebenssituationen erkennen. Besonderes Augenmerk legt Böhm in seinem Modell auf die ersten 25 Lebensjahre eines Menschen. Diese ersten 25 Lebensjahre haben den Menschen entscheidend geprägt und beeinflussen daher sein *Verhalten* und seine *Gefühlswelt* im Alter.

Als Hauptwerkzeug zur Erhebung der Psychobiografie dient das Gespräch mit dem zu Pflegenden selbst. Die Kommunikation zwischen Pflegekraft und zu Pflegendem richtet sich dabei nach der aktuellen Interaktionsstufe in der sich der alte Mensch befindet. In der unten stehenden Tabelle (➤ Tab. 3.1) finden sich Informationen, die wichtig für eine aussagekräftige Psychobiographie sind. Als Hilfsmittel beim Gespräch können Schlüsselreize, wie z. B. alte Fotos, persönliche Gegenstände oder Lieder unterstützend eingesetzt werden.

Weitere Informationen zur Durchführung der Pflegediagnostik

Die Ermittlung und die Anwendung förderlicher Impulse ist ein wichtiger Bestandteil um reaktivierend pflegen zu können. Zur weiteren Analyse der Fallsituation kann es hilfreich sein, die folgenden Punkte zu bedenken, sie geben Anhaltspunkte zur (Re-)Aktivierung des alten Menschen.

Identifikationsmuster

Aus der Biografie eines Menschen lässt sich ableiten, mit wem er sich überwiegend identifiziert hat und wer

Tab. 3.1 Biografische Daten von Frau Merten nach Böhm.

Wichtige biografische Informationen nach Böhm	Biografie von Frau Merten
Wo und wann wurde der alte Mensch geboren?	Sie wurde am 18.01.1928 in Berlin geboren
Wo hat er seine Jugendzeit verbracht?	Sie verbrachte ihre Jugendzeit in Freiburg
Informationen zur Herkunftsfamilie	Die Eltern hatten ein Familiengeschäft
Gab oder gibt es Geschwister	Sie hat keine Geschwister
Welcher Beruf wurde ausgeübt?	Sie arbeitete im Bekleidungsgeschäft der Familie
Aus welcher Schicht stammt der Mensch?	Aus der Mittelschicht
Wie war die Schulzeit?	Sie war in einem Internat, wo sie sich wohl fühlte
Welche Hobbies hatte/Hat er?	Reisen
Emotionale Ereignisse in der Prägungszeit	Die Mutter mochte sie nicht, sie bekam ein uneheliches Kind und musste heiraten
Ehe und Familie des Menschen	Die Ehe war unglücklich
Hat der alte Mensch Kinder?	Sie hat eine Tochter
Lebensschicksale	Ihre beste Freundin starb vor ihr

ihn geprägt hat. Elisabeth Mertens wurde stark durch ihren Vater und die Menschen im Internat, dort besonders von ihrer Freundin Emma Frey geprägt.

Grund- und Nachholbedürfnisse

Die Ermittlung von wichtigen Grundbedürfnissen und von unbefriedigten Bedürfnissen der Prägungszeit kann bei der Impulsfindung wichtig sein. Elisabeth Merten sagt, dass ihre vormals liebevolle und fürsorgliche Mutter im Verlauf ihrer Kindheit immer weniger Interesse an ihr zeigte. Daraus hat sich ein *Nachholbedürfnis* entwickelt. Mit ihrem Vater hat Elisabeth Merten an den Wochenenden, an denen sie aus dem Internat heimkam immer viel unternommen, was ihr sehr wichtig war. Es ist anzunehmen, dass ihr Vater ihr häufig auch Briefe oder Pakete ins Internat schickte, da Frau Merten derzeit verstärkt nach Post von ihrem Vater fragt.

Coping

Die Ermittlung der Copings macht deutlich, mit welchen Strategien der Pflegebedürftige früher Probleme löste. In der Biographie wird deutlich, dass Frau Merten sich gern von ihren Problemen, beispielsweise mit ihrem Mann, mit Spaziergängen oder Ausflügen ablenkte.

Werte und Regeln der Prägungszeit

In der Erhebung ihrer Biographie berichtet Frau Merten davon, das sie den Vater ihres Kindes heiraten musste, da eine uneheliche Schwangerschaft zur damaligen Zeit als eine Schande angesehen wurde. In ihrem momentanen Verhalten in Zeiten starker Desorientierung zeigt sich eine alte Regel aus ihrer Internatszeit, in der sie vor dem Unterricht Küchendienst verrichten musste.

Anregung

Aus der Biographie wird abgeleitet, was der alte Mensch früher gerne mochte und was nicht und was ihn zu Reaktionen anregte. In ihrer Biografie zeigt sich Frau Merten als eine allzeit aktive, kontakt- und reisefreudige Frau. Bis ins hohe Alter reist sie gern mit ihrer besten Freundin und auch aktuell ist sie kontaktfreudig und meist zu Scherzen aufgelegt.

Normalität

Dieses Interpretationskriterium hilft bei der Ermittlung der für den alten Menschen normalen Lebensumstände seiner Prägungszeit. In ihrer Prägungszeit lebte Frau Merten zunächst als Einzelkind bei ihren Eltern und zog später in ein Mädcheninternat. Sie kennt daher sowohl das Kleinfamilienleben als auch das Leben in einer großen Gemeinschaft als für sie normale Lebensumstände.

Daheim-Gefühl

Aus der Biografie alter Menschen sind Pflegende in der Lage zu ermitteln, was der zu Pflegende braucht, um sich heimisch zu fühlen bzw. was in seiner Prägungszeit sein persönliches Daheim-Gefühl ausmachte. In Frau Mertens Leben in der Prägungszeit spielten zwei Formen des Daheimseins eine Rolle. Zum einen lebte sie alle vier Wochen in der Kleinfamilie ihrer frühen Kindheit und zum anderen lebte sie in einer großen Gemeinschaft im Internat. Die beste Freundin Emma prägte Frau Mertens Daheim nicht nur im Internat (sie teilten sich ein Zimmer) sondern auch noch im späteren Leben und schließlich sogar in der Seniorenresidenz.

Triebe und Ersatzhandlungen

Hier ist zwischen den lebenserhaltenden und den lebenszerstörenden Trieben eines Menschen zu unterscheiden. Als lebenserhaltende Triebe gelten beispielsweise Sexualität, Aggression und Nahrung, während der Todestrieb als lebenszerstörender Trieb gewertet werden muss. Die Feststellung der Triebe und Ersatzhandlungen eines Menschen ist von Bedeutung für den pflegerischen Alltag, da sich der Mensch eine Ersatzhandlung suchen wird, wenn es ihm nicht mehr möglich ist, seine Triebe auszuleben.

Weitere Fragen

Eine Klärung weiterer Fragen bietet die Möglichkeit, sich tiefer in den Menschen einzufühlen, ihn besser zu verstehen. Mögliche Fragen sind hierbei etwa die Frage nach dem, was in der aktuellen Situation fehlt. Auch die Frage, was den Menschen daran hindert, sein Leben so normal wie möglich zu gestalten, kann hilfreich sein. Oben genannte *Anhaltspunkte* ermöglichen es den Pflegenden, Probleme und deren Ursachen zu erkennen und entsprechende Lösungen und Impulse aus der Biographie eines zu Pflegenden abzuleiten. Lösungen und Impulse, die aus der Biographie des alten Menschen gewonnen werden, ermöglichen es, den Menschen auf seiner aktuellen Interaktionsstufe zu stabilisieren, oder ihn sogar auf die nächst höhere Stufe zu reaktivieren.

Ermittlung der aktuellen Interaktionsstufe

Das psychobiografische Pflegemodell nach Böhm sieht vor, den Pflegeprozess mit der Ermittlung der Interaktionsstufe zu beginnen, in der sich der zu Pflegende aktuell befindet. Als ein zentraler Baustein des psychobiografischen Pflegemodells nach Böhm sind die sieben Interaktionsstufen (auch Erreichbarkeitsstufen genannt) anzusehen, in denen sich ein pflegebedürftiger Mensch befinden kann. Jede der Interaktionsstufen erfordert einen anderen Zugangsweg, um den Menschen zu erreichen. Allen Erreichbarkeitsstufen ist ein *Lebensalter* bzw. ein *Lebensabschnitt* zugeordnet, der der jeweiligen Stufe entspricht. Es ist von zentraler Bedeutung, den pflegebedürftigen Menschen einer Stufe klar zuzuordnen, um ihn besser verstehen und erreichen zu können. Die klare Zuteilung zu einer Stufe ermöglicht es auch, eine Regression zu vermeiden und dem Menschen mit geeigneten Fördermaßnahmen zu begegnen.

Stufe 1: Resozialisation

Unter dem Begriff der *Sozialisation* versteht Böhm das lebenslange Lernen zur Anpassung an die Gesellschaft. Diese Stufe entspricht dem Erwachsenenalter. Der alte Mensch ist kognitiv erreichbar und lässt sinn- und zielgerichtete Gespräche zu. Für Böhm gehört diese Stufe zum physiologisch normalen Abbau- bzw. Alterungsprozess. Zum noch tieferen Verständnis des Menschen kann der Begriff Sozialisation in drei Unterkategorien unterteilt werden:

- Primäre Sozialisation: Erfolgt durch das Milieu, in dem der Mensch aufwächst, dazu gehören die Familie und die nähere Umgebung
- Sekundäre Sozialisation: Erfolgt durch das weitere Umfeld, wie Kindergarten, Schule, Freunde und Kollegen. In diesem Prägungsfeld entsteht auch das wichtige Daheim-Gefühl.
- Tertiäre Sozialisation: Erfolgt im späteren Leben des Menschen durch Berufskollegen, Vorgesetzte und das damit verbundene Umfeld.

Die Kommunikation mit Menschen, die sich in dieser Erreichbarkeitsstufe befinden, erfolgt vorwiegend auf der Bezugs- und Inhaltsebene. Eine aktivierende Pflege in dieser Stufe ist sinnvoll und gut möglich.

Stufe 2: Mutterwitz

Die zweite Interaktionsstufe entspricht dem Jugendalter oder dem jungen Erwachsenenalter, in dem „man spricht, wie einem der Schnabel gewachsen ist". Böhm rechnet auch diese Stufe dem physiologischen Alterungsprozess zu. In dieser Stufe ist bereits ein leichter Rückgang der kognitiven Fähigkeiten zu beobachten, jedoch ist der Mensch immer noch kognitiv über ein Gespräch erreichbar. Humor spielt in dieser Stufe eine große Rolle, da die meisten Menschen, die sich in dieser Stufe befinden, über den Humor zu erreichen sind. In dieser Stufe ist eine aktivierende Pflege ebenfalls sinnvoll und gut möglich. In stabilen Phasen, die noch überwiegen, befindet sich Frau Merten in dieser Interaktionsstufe.

Stufe 3: Seelische und soziale Grundbedürfnisse

Stufe drei entspricht in etwa dem 12.-16. Lebensjahr, der Pubertät, des Menschen. In dieser Stufe schreitet der Verlust der kognitiven Erreichbarkeit weiter fort und erste Verhaltensauffälligkeiten werden erkennbar. Ein dementer Mensch dieser Stufe ist auf der Ebene der Noopsyche nicht mehr erreichbar. Vernachlässigte Bedürfnisse aus der Kinderzeit werden in dieser Erreichbarkeitsstufe eingefordert. In dieser Stufe muss die *Impulssetzung* behutsam erfolgen, da Überforderungen ein Abrutschen in niedrigere Stufen begünstigen. Laut Böhm beginnt ab dieser Stufe auch der pathologische Abbauprozess.

Stufe 4: Prägungen

In dieser Stufe, die dem Schulkindalter von 6-12 Jahren entspricht, herrschen *Verhaltensnormen* und *Rituale* vor, die in der Kindheit erlernt wurden. Die Durchführung dieser Rituale und die Anwendung der Verhaltensnormen geben dem alten Menschen Sicherheit und sind nicht selten geprägt von regionalen oder religiösen Besonderheiten.

Stufe 5: Triebe und Motive

Auch diese Stufe entspricht dem Schulkindalter. Im Vordergrund dieser Stufe stehen Triebe, Triebwünsche und Phantasien, als Kräfte, die den Menschen am stärksten bewegen. Ein Mensch in dieser Stufe kann nur durch Reize aktiviert und erreicht werden, die ihn bewegen und betreffen. Die Mitwirkung bei Pflegehandlungen kann ein solcher Reiz sein.

Stufe 6: Intuition

Die Interaktionsstufe der *Intuition* entspricht dem Säuglings- bis Kleinkindalter. Von zentraler Bedeutung für den Menschen, der sich in dieser Stufe befindet, sind religiöse Bilder, Märchen, Aberglauben und „die gute alte Zeit" insgesamt. Der Mensch in dieser Stufe kann die Welt um ihn herum kognitiv nicht mehr verstehen und reagiert demnach aus seiner Intuition heraus.

Stufe 7: Urkommunikation

Die letzte der von Böhm ermittelten Interaktionsstufen entspricht sowohl körperlich als auch seelisch dem Säuglingsalter. Ebenfalls zeigen Menschen in dieser Stufe Verhaltensweisen aus der Säuglingszeit, wie etwa die *embryonale Haltung* im Bett. Eine emotionale Erreichbarkeit des Menschen ist gegeben, ebenso die Erreichbarkeit über Berührungen des Körpers.

Ermittlung aktueller Probleme

Frau Merten ist aktuell von der Stufe 2 in die Stufe 3 dekompensiert, in der die Bedürfnisse aus der Zeit ihrer Pubertät, den Lebensjahren 12-16 im Vordergrund stehen. Dies äußert sich durch Auffälligkeiten in Frau Mertens Verhalten in den nicht orientierten Phasen. Elisabeth Merten zeigt in diesen Phasen Verhaltensweisen, die in ihrer Internatszeit gewünscht waren, wie das frühe Aufstehen und die Verrichtung des Küchendienstes vor dem Unterricht. Auch das Warten auf Post vom Vater, das Fragen nach der Freundin Emma und das Verwechseln einer Pflegenden mit ihrer Mutter, drücken aus, das Frau Merten derzeit wieder in ihrer Jugendzeit lebt.

Name: Elisabeth Merten		Pflegeplan nach dem psychobiografischen Modell von Böhm	
Erstellt von:	E.L.	**Ressourcen:**	
Datum/HZ:	NN.NN.200X	Elisabeth Merten vertraut den Pflegekräften.	
Evaluierung:	NN.NN.200X		
Problem	**Impuls**	**Ziel**	**Evaluierung**
Dekompensation mit: Küchendienst wie im Internat verrichten wollen. Fragen nach ehemaligen Mitschülern. Warten auf Post vom Vater. Verwechseln einer Pflegekraft mit der Mutter. Einer Pflegekraft hinterherlaufen und sie mit „Mutter" ansprechen.	Frau Merten in der Küche helfen lassen. Teilnahme an Gruppenaktivitäten ermöglichen. Biografiebezogene Gespräche mit Frau Merten führen. Frau Merten Beachtung schenken, auf ihre Fragen eingehen. Frau Merten ermutigen von ihren Reisen zu erzählen.	**Reaktivierung auf die Interaktionsstufe 2** - Gefühl von Daheim vermitteln - Nicht gestillte Bedürfnisse abfragen und deren Ersatzbefriedigung ermöglichen - Interaktionsstufe 2 wird stabil erhalten - Gefühl von Normalität schaffen	

Abb. 3.1 Pflegeplan für Elisabeth Merten nach dem psychobiografischen Pflegemodell von Böhm.

3.1.2 Pflegetherapie

Die Ermittlung und die Anwendung förderlicher Impulse ist ein wichtiger Bestandteil um reaktivierend pflegen zu können. Den biografischen Daten von Frau Elisabeth Merten ist zu entnehmen, dass sie durch gemeinsame Aktivitäten mit ihrer besten Freundin Emma stets positiv angeregt war und den Kontakt mit Menschen sehr schätzt. Der Pflegeplan stützt sich auf diese Daten (➤ Abb. 3.1).

3.1.3 Evaluation und Anpassung der Pflegemaßnahmen bzw. Impulse

Eine Evaluation aller ergriffen Maßnahmen ist erforderlich, um die (Re-)aktivierung von Frau Merten auf dem neuesten Stand und dem aktuell erforderlichen Maß zu halten. Die *Evaluation* erfolgt nicht zu festgelegten Zeitpunkten, sondern individuell nach Bedarf, immer dann, wenn sich ihre aktuelle Situation von Frau Merten ändert. Auch im Böhm'schen Pflegemodell ist es notwendig, die geplanten und durchgeführten Maßnahmen nach erfolgter Evaluation anzupassen. Nicht mehr erforderliche Maßnahmen werden abgesetzt, neue erforderliche Maßnahmen kommen hinzu.

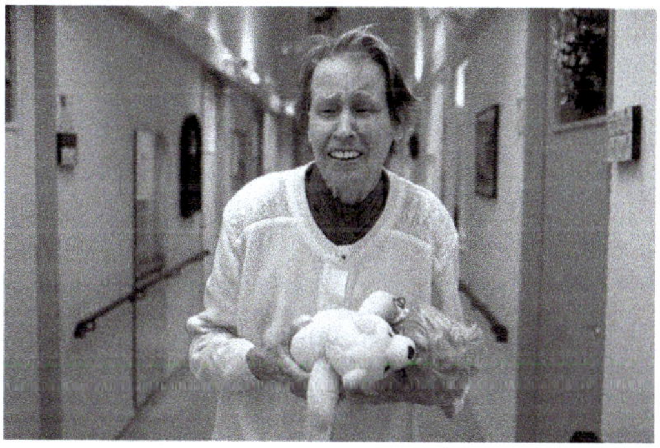

Abb. 3.2 Verwirrtheit. [K157]

3.2 Weitere Ansätze in der Pflege Demenzkranker

Um der Herausforderung der Pflege Demenzkranker begegnen zu können, wurden unterschiedliche theoretische Modelle entwickelt.

3.2.1 Das Dementia Care Mapping

Der Sozialpsychologe Tom Kitwood beschreibt einen weiteren personenzentrierten Ansatz im Umgang mit dementen Menschen (Kitwood 2008). Laut Kitwood spielen fünf verschiedene zentrale psychische Bedürfnisse im Leben des Dementen eine große Rolle:

- Trost
- Bindung an eine Person
- Einbeziehung in Gruppen
- Beschäftigung
- Identität.

Aus diesen fünf zentralen psychischen Bedürfnissen entwickelte Tom Kitwood in Zusammenarbeit mit Kathleen Bradin in den 80er Jahren das **Dementia Care Mapping** (DCM). Das DCM ist ein Verfahren, das die Betreuungssituation von Menschen und deren Wohlbefinden in der Betreuungssituation erfasst. Als ein primär für den stationären Bereich entwickeltes Instrument umfasst diese Methode ein komplexes Regelwerk, mit dem die Datenerhebung im DCM erfolgt. Ziel des DCM ist es, einen Entwicklungsprozess anzustoßen, der zu einer kontinuierlichen Verbesserung im Sinn der personenzentrierten Pflege führt. In der Arbeit mit dem DCM versteht sich das Pflegeteam als aktiver Teil des Prozesses und nicht (nur) als Befehlsempfänger. Als Grundlage des DCM dient die sozialpsychologische Ansicht, dass sich das Befinden des dementen Menschen in seinem Verhalten ausdrückt.

Die Datenerhebung im DCM erfolgt durch *kontinuierliche Beobachtung* des dementen Menschen über mindestens 6-8 Stunden. Aus den Ergebnissen der Beobachtung geht hervor, wie es dem einzelnen dementen Menschen an dem Tag ergangen ist und wie die Pflege und Betreuung auf die Gruppe verteilt war. Als Beobachter (sog. Mapper) fungiert eine im DCM geschulte und an der Universität Bradford registrierte Pflegeperson. Der Mapper zeichnet seine Beobachtungen alle fünf Minuten auf. Die Aufzeichnung erfolgt nach einem codierten System. Die erhobenen Daten werden anhand eines *Regelwerkes* (➤ Tab. 3.2) analysiert und dienen als Grundlage zur Erstellung eines Handlungsplans.

Dieses Regelwerk besteht aus 24 Verhalteskategorien (Behaviour Category Code), denen (sehr großes Wohlbefinden) und (extremes Unwohlsein) 5 zugeordnet wird.

Der Handlungsplan wird von Mapper (Beobachter) und Pflegeteam gleichberechtigt entworfen. Veränderungen, die sich aus dem Handlungsplan ergeben, beziehen sich auf vier mögliche Ebenen (direkte Kontaktgestaltung, Milieugestaltung, Organisation und Struktur der Pflege sowie Mitarbeiterfortbildung).

Tab. 3.2 Verhaltenskategorien im DCM.

Code	Stichwort	Beschreibung der Kategorie
A	Artikulation	Mit anderen interagieren (verbal oder nonverbal)
B	Borderline	Sozial mit einbezogen sein (passiv)
C	Cold/Kalt	Sozial nicht einbezogen sein, in sich gekehrt
D	Distress	Stress ohne Begleitung
E	Expression/ Selbstausdruck	Mit kreativer Tätigkeit beschäftigt sein
F	Food/essen	Essen und Trinken
G	Games/Spiele	An einem Spiel teilnehmen
H	Handicraft/Werken	Mit handwerklicher Tätigkeit beschäftigt sein
I	Intellectual	Aktivität, die sich auf intellektuelle Fähigkeiten bezieht
J	Joints/Gelenk	An einer sportlichen/gymn. Übung teilnehmen
K	Come/go/Kommen und Gehen	Unabhängiges Gehen, Stehen oder Fortbewegen
L	Labour/Arbeit	Arbeit oder Pseudoarbeit
M	Media/Medien	Sich mit Medien beschäftigen
N	Nod/Land of/ Schläfchen	Schlafen oder Dösen
O	Own Care/ Selbstpflege	Sich unabhängig selber pflegen
P	Physical care/	Körperpflege
R	Religion	An religiösen Aktivitäten teilnehmen
S	Sex	Tätigkeiten mit explizit sexuellem Selbstausdruck
T	Timalation/Basale Stimulation	Beschäftigung mit sinnlicher Wahrnehmung
U	Unresponded to/ohne Antwort	Kommunikation ohne Worte
W	Withstanding/ Aushalten	Repetitive Selbststimulation
X	X-cretion/Ausscheidung	Ausscheiden
Y	Yourself/Halluzination	Mit sich selbst oder einer imaginären Person sprechen
Z	Zerooption/Nulloption	Verhalten, das in keine Kategorie passt

3.2.2 Das Trajekt-Modell nach Corbin & Strauss

Mit dem von Juliet Corbin und Anselm Strauss entwickelten Trajekt-Modell, wurde ein Pflegemodell geschaffen, das die Situation chronisch Kranker besonders berücksichtigt. Als ganzheitliches und fallbegleitendes Bezugspflegesystem baut es auf der Lebensgeschichte (Biografie) und dem sozialen Umfeld des chronisch kranken Menschen auf. Der chronisch Kranke wird bei der Umsetzung des Modells stets als aktiver Partner der Pflegenden gesehen. Dadurch, dass die Pflegenden sich intensiv mit der Biografie des Betroffenen auseinandersetzen, gelingt es ihnen, die Situation des zu Pflegenden zu verstehen und seine Perspektive zu erkennen. **Der Pflegeprozess im Trajekt-Modell teilt sich in fünf Abschnitte:**

1. Assessment des Patienten und seiner Familie, festsetzen von Zielen
2. Einschätzung von Bedingungen, die die Behandlung, Betreuung und Pflege beeinflussen
3. Definition des Interventionsschwerpunktes
4. Pflegeinterventionen
5. Evaluation der Effektivität von Pflegeinterventionen (Schädle-Deininger 2006).
6. Chronische Krankheiten verlaufen individuell sehr unterschiedlich. Aufgrund dieser Unterschiede bei den Betroffenen lassen sich keine Vorhersagen über den Krankheitsverlauf machen. In bestimmten Aspekten lassen sich jedoch Gemeinsamkeiten erkennen.

Daraus leiten Corbin und Strauss die acht Stadien des Krankheitsverlaufs ab:

1. Vor der Erkrankung: Die Zeit vor der Diagnose einer chronischen Erkrankung. Auch Präventionsphase genannt
2. Auftreten der chronischen Erkrankung: Ausbruch der Erkrankung mit Beginn der Krankheitsverlaufskurve
3. Akute Phase: Krankheitsphase, in der aktive Interventionen und oft ein Krankenhausaufenthalt nötig sind
4. Krise: Signifikante Gesundheitsgefährdung in der Krankheitsphase
5. Instabile Phase: Krankheitsverlauf verschlechtert sich und Symptome treten wieder auf. Die zuvor ergriffenen Maßnahmen müssen evtl. angepasst werden
6. Stabile Phase: Kann durch effektive Interventionen und Maßnahmen erreicht und aufrechterhalten werden
7. Abfallende Phase/Verfall: Der körperliche und psychische Zustand des Betroffenen verschlechtert sich. Es treten zunehmend ernstere Symptome auf, der Hilfebedarf steigert sich
8. Sterbephase: Stunden, Tage oder Wochen unmittelbar vor dem Tod des Betroffenen.

Das Stadium, in der sich der Betroffene aktuell befindet, bestimmt die Art und das Ausmaß der pflegerischen Maßnahmen. Beeinflusst wird der Krankheitsverlauf durch die Faktoren der eigenen persönlichen Merkmale, der äußeren Einflüsse und des Behandlungsschemas. Hilfestellung und Unterstützung im sozialen und (selbst-)pflegerischen Bereich können den Krankheitsverlauf fördernd, erleichternd und verbessernd beeinflussen.

LITERATUR

Böhm, Erwin (2004): Psychobiographisches Pflegemodell nach Böhm Bd. 1: Grundlagen; Maudrich Verlag: Wien.

Popp, Ingrid (2002): Verwirrt nicht die Verwirrten, in: Heilberufe 7/2002 S. 36–37: Urban&Vogel: Berlin.

Schneider, Cornelia; Zehender, Leo (2008): Seelenpflege von Montag bis Dezember: Das psychobiographische Pflegemodell nach Erwin Böhm, Rückblicke – Umsetzung – Ausblicke, Maudrich Verlag: Wien.

LITERATUR ZUR VERTIEFUNG

Corbin, Juliet M.; Strauss, Anselm; Hildenbrand, Astrid (2004): Weiterleben lernen: Verlauf und Bewältigung chronischer Krankheit, Hans Huber Verlag: Bern.

Kitwood, Tom (2008): Demenz. Der personzentrierte Ansatz im Umgang mit verwirrten Menschen, Hans Huber Verlag: Bern.

Kitwood, T./Bredin, K.: Towards a Theory of Dementia Care: Personhood and Well-being, Ageing and Society, 12, S. 269–287, 1992.

Kitwood, T.: Towards a Theory of Dementia Care: The Interpersonal Process, Ageing and Society, 13, S. 51–67.

Schädle-Deininger (2006), Hilde: Fachpflege Psychiatrie, Elsevier Verlag: München.

Woog, Pierre (1998): Chronisch Kranke pflegen. Das Corbin- und Strauss Pflegemodell, Ullstein Medical.

KAPITEL

4 Ethische Entscheidungsfindung bei Nahrungsverweigerung

Géraldine Bläser

Herr Schmidt ist kaum noch ansprechbar.

Herr Gustav Schmidt, 91 Jahre alt, lebt seit 2 Jahren in der Seniorenresidenz „Am Bach". Er leidet unter einer senilen Demenz vom Alzheimer Typ. Herr Schmidt, dessen Ehefrau vor 10 Jahren verstorben ist, hat nur noch seine Söhne Wolfgang und Robert als Angehörige. Robert hat die Betreuung für seinen Vater übernommen.

Die Demenz hat bei Herrn Schmidt mittlerweile so gravierende Ausmaße angenommen, dass er nicht mehr in der Lage ist, zusammenhängende Sätze zu sprechen und sich auf nonverbale Äußerungen beschränkt. Er leidet unter ständiger Verwirrtheit und erkennt weder seine Söhne noch die ihn betreuenden Pflegekräfte oder Ärzte. Sein Verhalten ist oft aggressiv. So weit es seine körperlichen Kräfte noch zulassen, schlägt er nach den Pflegekräften und stößt diese heftig von sich, wenn sie die Hygiene durchführen wollen. Vor allem die für ihn hauptsächlich zuständige Pflegefachkraft Frau Peters muss deshalb viel Zeit in seine Pflege investieren. Die Zeit für die Betreuung der anderen Patienten auf der Station wird dadurch beschränkt. Seit zwei Monaten ist Herr Schmidt immer schwächer geworden. Infolge der fortschreitenden Immobilität kann Herr Schmidt das Bett nicht mehr alleine verlassen und benötigt Hilfe bei Lagewechseln.

Bereits seit einigen Wochen müssen ihn die betreuenden Pflegefachkräfte mit großen Anstrengungen zum regelmäßigen und ausreichenden Essen und Trinken anhalten. Diese Situation hat sich jetzt so verschlimmert, dass Herr Schmidt den Mund gar nicht mehr öffnen möchte und das eingegebene Essen und Flüssigkeit, ohne zu schlucken, wieder ausspuckt. Hinzu kommt ein rascher körperlicher Abbau. Herr Schmidt ist kaum noch ansprechbar. Der hinzugezogene Arzt erwägt nun, eine PEG-Sonde anzulegen. Die Söhne von Herrn Schmidt werden über den Zustand ihres Vaters informiert und in die Entscheidungsfindung eingebunden. Außerdem wird die Pflegende Frau Peters zu dem Gespräch hinzu gebeten, da sie Herrn Schmidt in den vergangenen zwei Jahren überwiegend gepflegt hat.

Der Sohn und Betreuer Robert, in dessen Familie der Vater bis zu seinem Umzug in das Pflegeheim gelebt hatte und der schon immer ein besonderes Näheverhältnis zu seinem Vater hatte, ist mit der Entscheidung überfordert. Er sagt, dass er sich für den Tod seines Vaters „ewig schuldig" fühlen würde, wenn keine künstliche Ernährung angeordnet wird. Er wirft Frau Peters vor, sie habe nur nicht genügend Geduld gehabt und sich nicht ausreichend Zeit genommen, seinem Vater die Nahrung anzureichen.

Der Sohn Wolfgang verweist darauf, dass der Vater vor 10 Jahren öfter geäußert habe, dass er im Falle einer unheilbaren Erkrankung keine lebensverlängernden Maßnahmen wünsche. Diese Äußerungen hatte er unmittelbar nach dem Tod der Mutter gemacht, die nach längerer Zeit im Koma verstorben war. Herr Schmidt ist laut Biografie römisch-katholisch getauft, hat aber nach Auskunft seiner Söhne „schon lange keine Kirche mehr von innen gesehen". Nun wird die Pflegefachkraft Frau Peters nach ihrer Meinung gefragt.

4.1 Pflege

Herr Schmidt leidet an einer schweren Demenz im Endstadium. Er verweigert jede Nahrungs- und Flüssigkeitsaufnahme. Ohne künstliche Ernährung durch eine Magensonde wird Herr Schmidt innerhalb kurzer Zeit sterben.

4.1.1 Pflegediagnostik

Für Herrn Schmidt wurden folgende Pflegediagnosen in Anlehnung an die NANDA-Taxonomie II gestellt:

- Aktivitätsintoleranz (Doenges et. al. 2002:135) (➤ Tab.10.1)
- Erschöpfung (Doenges et. al. 2002: 297)
- Gefahr eines Immobilitätssyndroms (Doenges et. al. 2002: 247)
- Mangelernährung (Doenges et. al. 2002: 510))
- Chronische Schmerzen (Doenges et. al. 2002: 636) (➤ Tab. 9.4)
- Gefahr eines Flüssigkeitsdefizits (Doenges et. al. 2002: 328)
- Chronische Verwirrtheit (Doenges et. al. 2002: 850) (➤ Tab. 14.1)
- Beeinträchtigte soziale Interaktion (Doenges et. al. 2002: 448) (➤ Tab. 6.1).

Die Pflegeprobleme bei Herrn Schmidt sind zahlreich. Er benötigt aufgrund seiner Bettlägerigkeit und Schwäche eine umfassende Pflege. Zusätzlich sind Prophylaxen gegen Komplikationen, wie sie typischerweise bei schwerstkranken alten Menschen auftreten, notwendig. Bestimmend für die weitere Pflegetherapie ist die Frage, ob Herr Schmidt künstlich ernährt, oder palliativ gepflegt wird.

Tab. 4.1 Pflegediagnose Mangelernährung für Gustav Schmidt (Doenges et. al. 2002: 510).

Definition	Ursachen bei Herrn Schmidt	Symptome
Nahrungszufuhr, die den Stoffwechselbedarf nicht deckt.	Demenz	Aggression

Um die Pflege von Herrn Schmidt umfassend planen zu können, muss zunächst das Hauptproblem der Nahrungsverweigerung aus pflegerischer und ethischer Sicht gelöst werden.

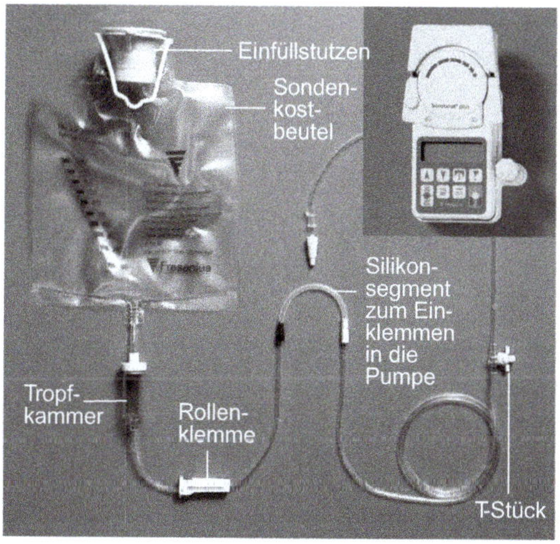

Abb. 4.1 Beutelsystem für die Sondomat® Ernährungspumpe (Ausschnittsfoto). In den Beuteln können fertige Sondennahrungen und Flüssigkeiten wie z. B. Tee eingefüllt werden. U 222, K183]

4.1.2 Pflegetherapie

Bei Herrn Schmidt ist das Problem der gestörten Nahrungsaufnahme durch die Demenz entstanden (> Tab. 4.2). Da er vorübergehend oder dauerhaft nicht mehr in der Lage ist, Nahrung aufzunehmen, könnte eine künstliche Ernährung über einen endoskopisch angelegten direkten Zugang zum Magen, die so genannte PEG (Percutane enterale Gastrostomie) erfolgen.

Herr Schmidt ist nicht in der Lage, die Gründe für seine Nahrungsverweigerung mitzuteilen, oder die Folgen mangelnder Nahrungsaufnahme zu erfassen. Es muss daher abgeklärt werden, ob behandelbare Ursachen für die gestörte Nahrungsaufnahme bestehen.

Das therapeutische Team geht davon aus, dass bei Herrn Schmidt keine behandelbaren Ursachen für die Nahrungsverweigerung vorliegen. Dieses Argument spricht dafür, keine Magensonde zu legen. Bevor eine endgültige Entscheidung darüber getroffen wird, ob bei Herrn Schmidt eine Nahrungssonde gelegt wird, wird die Pflege auf der Grundlage der Pflegediagnose „Gefahr einer Mangelernährung" durchgeführt (> Abb. 4.2)

Tab. 4.2 Möglichen Ursachen für eine Nahrungsverweigerung.

Körperliche Ursachen	Seelische Ursachen
• Neurologisch bedingte Kau und Schluckstörungen z. B. können demente Patienten vergessen, dass sie gerade essen. Sie schlucken dann nicht, sondern aspirieren den Bissen • Bei schwerer Demenz kann ein starker Saugreflex entstehen, der ein Kauen oder Schlucken unmöglich macht • Entzündungen im Mund oder Rachenbereich • Tumore der an der Nahrungsaufnahme beteiligten Körperbereiche (Mund, Rachen, Magen) • Andere krankhafte Störungen im Magen-Darm-Bereich • Hunger und Durstgefühl werden nicht mehr wahrgenommen • Übelkeit, z. B. als Nebenwirkung von Medikamenten oder anhaltender Obstipation • Zahnprothetische Probleme • Sonstige Schmerzen bei der Nahrungsaufnahme • Appetitlosigkeit infolge einer Infektionen mit Fieber • Bewegungsmangel • Müdigkeit • Ablehnung der Nahrung wegen tatsächlichem oder subjektiv empfundenen schlechtem Geschmacks.	• Depressionen • Angst • Aggressionen • Wahnvorstellungen, z. B. das Essen könnte vergiftet sein • Unangenehme Umgebung • Wechselnde Bezugspersonen bei der Nahrungsaufnahme.

Name: Gustav Schmidt		**Pflegeplan**	
Erstellt von:	E.L.	**Ressourcen:**	
Datum/HZ:	NN.NN.200X	Gustav Schmidt hat einen Betreuer.	
Evaluierung:	NN.NN.200X		
Pflegediagnosen	Pflegeergebnis	Interventionen	Evaluierung
Pflegediagnose 1: Gefahr einer Mangelernährung Risikofaktoren: Spuckt Nahrung und Getränke aus **Pflegediagnose 2:** Gefahr eines Flüssigkeitsdefizits Risikofaktoren: Spuckt Nahrung und Getränke aus	Ernährungsstatus Nahrungs- und Flüssigkeitszufuhr (1) ➔ (5) Ernährungsstatus Nahrungs- und Flüssigkeitszufuhr (1) ➔ (5)	**Ernährungsmanagement** - Nahrungs- und Getränkevorlieben ermitteln; **xx.xx.2009; Pflegefachkraft** - Ermittlung des Kalorien- und Nährstoffbedarfs in Zusammenarbeit mit Diätassistenz; - Ermittlung der Selbstpflegefähigkeit zur Erfüllung der Ernährungsbedarf; **xx.xx.2009, Pflegekraft** - Unterstützung bei der Nahrungsaufnahme; **5 x tgl., Pflegekraft** - Zwischenmahlzeiten anbieten; **10:00h/15:00h, Pflegekraft** - Leichte, passierte und weiche Kost anbieten; **5 x tgl., Pflegekraft/Pflegefachkraft** - Ballaststoffreiche Ernährung zur Vorbeugung einer Obstipation; **5 x tgl., Hauswirtschaft** - Bereitstellen von hochkalorischer, proteinreicher Kost und erfrischenden Getränken; **10:00 h/15:00 h Pflegekraft** - Wahlmöglichkeiten (Essensauswahl) vorhalten; Mi. , **Hauswirtschaft** - Diät am Lebensstil / den Gewohnheiten des Betroffenen ausrichten/anpassen - Ernährungsprotokoll führen; **24 Std., Pflegekraft** - Beobachtung der Nahrungsaufnahme (Menge); **5 x tgl. Pflegekraft Hauswirtschaft, Pflegefachkraft** - Regelmäßige Gewichtskontrolle; **01./15. des Monats, Pflegekraft.** **Flüssigkeitsmanagement** - Sachgerechtes Zählen oder Wiegen des verwendeten Inkontinenz – Materials; **5 x tgl., Pflegefachkraft** - Sorgfältige Durchführung eines Einfuhr – Ausfuhr – Protokolls; **24 Std., Pflegefachkraft, Hauswirtschaft, Pflegekraft** - Beobachtung der Vitalzeichen; **07:00 h, Pflegekraft** - Beobachtung von Indikationen/Kennzeichen für ein Flüssigkeitsdefizit; **3 x tgl.; Pflegefachkraft** - Flüssigkeitsgabe; **7 x tgl. Pflegefachkraft** bei oraler Flüssigkeitsaufnahme < 800 ml., s. c. Infusion (s. Anordnungen); **Pflegekraft** - Beobachtung der Reaktionen auf die Infusion, bei **Bedarf Pflegekraft** - Flüssigkeitsaufnahme auf 24 Stunden verteilen; **2- stdl. Pflegekraft.**	

Abb. 4.2 Pflegeplan für Gustav Schmidt.

4.1.3 Evaluation

Hauptdiagnose für Herrn Schmidt ist die Mangelernährung. Um sich ein Bild machen zu können, wie der aktuelle Ernährungssstatus von Herrn Schmidt ist, bestimmen die Pflegenden anhand der NOC-Tabelle **Ernährungsstatus** zunächst das Ausmaß der Mangelernährung (➤ Tab. 4.3).

Die weitere Evaluation ergibt, welche Ursachen bei Herrn Schmidt für die Nahrungsverweigerung vorliegen. Die Informationen aus der Fallschilderung sprechen dafür, bei Herrn Schmidt keine Magensonde zu legen, sondern ihn palliativ zu pflegen. Zur Entscheidungsfindung werden die ethischen Voraussetzungen in einem multidisziplinären Team geklärt (➤ 4.2). Bei der Pflege des schwerstkranken, hochaltrigen Herrn Schmidt steht das Wohlbefinden im Vordergrund. Die Pflegenden setzen folgende Schwerpunkte:

- Nähe und Zuwendung geben
- Sinnesorientierte Zugangswege finden
- Würdevoller und respektvoller Umgang
- Spirituelle und kulturelle Bedürfnisse beachten
- Gute Schmerzbeobachtung
- Auf unnötige Behandlungsmaßnahmen verzichten
- Subjektives Wohlbefinden fördern.

Tab. 4.3 Evaluation des Ernährungsstatus (Johnson et. al. 2006: 285).

(1004) Ernährungsstatus Bereich II: Physiologische Gesundheit Klasse K - Ernährung Skala (a): Extrem gefährdet bis Nicht gefährdet						
Definition: Ausmaß, in dem Nährstoffe zur Erfüllung metabolischer Erfordernisse verfügbar sind.						
Ernährungsstatus		Extrem gefährdet 1	Weitgehend gefährdet 2	Mäßig gefährdet 3	Leicht gefährdet 4	Nicht gefährdet 5
Indikatoren						
100401	Nährstoffzufuhr	1	2	3	4	5
100402	Nahrungs- und Flüssigkeitszufuhr	1	2	3	4	5
100403	Energie	1	2	3	4	5
100404	Körperbau	1	2	3	4	5
100405	Gewicht	1	2	3	4	5
100406	Biochemische Meßwerte	1	2	3	4	5
100407	Andere (spezifizieren)	1	2	3	4	5

MERKE

Die Pflege schwerstkranker alter Menschen richtet sich nach dem Krankheitsbild, aber vor allem darauf, die Würde und Selbstbestimmung des kranken Menschen zu fördern und ihm eine bestmögliche Lebensqualität zu erhalten.

4.1.4 Anpassung

Auf der Grundlage der Pflegedokumentation und der ethischen Entscheidung, die die behandelnden Ärzte, Pflegenden und Angehörigen von Herrn Schmidt treffen, wird die Pflege angepasst. Es werden dabei alle Pflegediagnosen berücksichtigt.

4.2 Pflegeethik

Die behandelnden Ärzte, Pflegenden und die Angehörigen von Herrn Schmidt entscheiden darüber, welche von mehreren Behandlungsmöglichkeiten für Herrn Schmidt richtig ist.

Um in dieser Konfliktsituation zu einer ethisch vertretbaren Entscheidung zu kommen, klärt die Pflegende Frau Peters zunächst die einzelnen besonderen Umstände des Falles, z. B. die Familienverhältnisse und biografische Daten. Anschließend setzt sie sich mit den durch die besonderen Umstände der Pflege von Herrn Schmidt betroffenen ethischen Werten und Gütern auseinander und dokumentiert diese. Die Ermittlung einer ethisch vertretbaren Entscheidung erfolgt durch eine Auseinandersetzung mit den von Frau Peters dokumentierten Fakten auf der Grundlage der **Nimweger Methode** und einer Abwägung **materialer ethischer Prinzipien** nach Lay im therapeutischen Team.

Entsprechend der Nimweger Methode (Steinkamp, N., Gordijn, B. 2003: 1) und der Bewertung nach formalen und materialen ethischen Prinzipien (Lay 2004) sind folgende gedanklichen Schritte erforderlich:

- Beschreibung des ethischen Problems
- Sammlung aller Fakten des konkreten Falles, dabei sind vor allem die medizinische, pflegerische Dimension und die organisatorischen und wirtschaftlichen Vorgaben sowie die Lebensanschauung des Patienten zu berücksichtigen
- Bewertung anhand ethischer Prinzipien
- Fassen eines Beschlusses.

4

4.2.1 Beschreibung des ethischen Problems

Das **ethische Problem** bei Herrn Schmidt wird durch zwei Fragen verdeutlicht: Soll Herr Schmidt, der seinen Willen selbst nicht mehr kundtun kann, künstlich ernährt werden, um sein Leben für eine begrenzte Zeit zu verlängern, oder soll keine künstliche Ernährung mehr erfolgen, wodurch Herr Schmidt innerhalb der nächsten Wochen oder Tage versterben würde?

4.2.2 Fakten und besondere Umstände des konkreten Falles

Medizin

Herr Schmidt leidet an einer Demenz im Endstadium. Er ist bettlägerig und kaum noch alleine bewegungsfähig. Geistig ist Herr Schmidt bereits seit einiger Zeit nicht mehr in der Lage, seinen Krankheitszustand zu erfassen und zu beurteilen oder eine Willensentscheidung zu treffen. Er kann sich nicht mehr mitteilen. Nach ärztlicher und pflegerischer Einschätzung werden sich sein geistiger und körperlicher Zustand nicht mehr verbessern.

Durch die vollständige Nahrungsverweigerung ist er körperlich bereits stark geschwächt. Seine Lebenserwartung beträgt ohne weitere Behandlung noch einige Tage. Die Entscheidung für oder gegen eine PEG muss daher unmittelbar getroffen werden.

Handlungsalternativen:
Herr Schmidt wird durch eine PEG künstlich ernährt. Herr Schmidt wird nicht künstlich ernährt. Stattdessen wird Herr Schmidt während des dann einsetzenden Sterbeprozesses palliativ gepflegt und begleitet.

Medizinische Folgen der Handlungsalternativen:
Durch die künstliche Ernährung wird der Todeszeitpunkt auf unbestimmte Zeit hinausgeschoben. Der gegenwärtige körperliche und geistige Zustand von Herrn Schmidt wird jedoch nicht mehr verändert. Durch die Zufuhr von Kalorien und Nährstoffen kann der körperliche Zustand stabilisiert werden. Da Herr Schmidt sich im Endstadium einer Demenz befindet, wird er auf jeden Fall in der Folgezeit versterben. Durch die künstliche Ernährung werden Hungergefühle beseitigt. Allerdings ist nicht klar, ob Herr Schmidt tatsächlich Hunger verspürt, da er die Nahrungsaufnahme selbst verweigert. Ohne künstliche Ernährung wird Herr Schmidt in den nächsten Tagen versterben.

Pflege

Herr Schmidt kann sich nicht mehr selbst versorgen und ist bettlägerig. Seine Versorgung wird auf die Bedürfnisse eines schwerstkranken, sterbenden Menschen abgestimmt. Es wurde für das Pflegeproblem „Gefahr einer Mangelernährung" ein Pflegeplan erstellt (➤ Abb. 4.2).

Lebensanschaulicher und sozialer Hintergrund

Herr Schmidt ist katholisch getauft, hat aber offenbar seinen Glauben zumindest nicht nach außen erkennbar gelebt. Über seine Krankheit hat er sich nicht geäußert. Angesichts des Todes seiner Ehefrau nach langem Koma hat er mehrmals gesagt, dass er keine lebensverlängernden Maßnahmen für sich wünscht. Er hatte ein sehr inniges Verhältnis zu seinem Sohn und verbrachte die meiste Zeit seines Lebens im Kreise der Familie. Durch die Demenzerkrankung ist Herr Schmidt seit 2 Jahren nicht mehr in seiner gewohnten familiären Umgebung. Der Sohn Robert hat eine nahe Beziehung zu seinem Vater und ist durch die Situation psychisch belastet. Wenn keine künstliche Ernährung erfolgt, würde er sich am Tod seines Vaters schuldig fühlen. Von dem Arzt wird grundsätzlich erwartet, dass er geeignete medizinische Maßnahmen ergreift, um das Leben des Patienten zu erhalten.

Organisatorischer, rechtlicher und wirtschaftlicher Hintergrund

Die Pflege von Herrn Schmidt ist zeitintensiv. Außer Frau Peters ist in einer Schicht keine weitere Pflegekraft eingeteilt. Frau Peters ist außerdem für weitere

Bewohner eingeteilt. Für deren Pflege wird daher weniger Zeit zur Verfügung stehen. Es wird aber von der Pflegekraft erwartet, dass sie sich auch ausreichend um die anderen Patienten kümmert. Durch das Anlegen der PEG würden die zeitintensiven Versuche, Herrn Schmidt zu einer Nahrungsaufnahme zu bewegen entfallen.

Herr Schmidt kann selbst nicht mehr rechtlich wirksam in die Behandlung einwilligen oder darauf verzichten. Sein Sohn Robert muss mit der weiteren Behandlung einverstanden sein, da er für Herrn Schmidt als Betreuer bestellt ist.

4.2.3 Bewertung

Um zu einer ethisch vertretbaren Entscheidung zu kommen, müssen die dafür notwendigen Fakten festgestellt und diese gegeneinander anhand ethischer Werte und Güter abgewägt werden (Lay 2004:102 f., 187f.).

Eine Liste materialer ethischer Prinzipien der Pflege lautet nach Lay:

1. Förderung von Wohlergehen/Wohlbefinden
2. Förderung von Autonomie/Selbständigkeit
3. Gerechtigkeit
4. Aufrichtigkeit
5. Dialogische Verständigung.

Förderung von Wohlergehen/Wohlbefinden

Die künstliche Ernährung könnte ein eventuell vorhandenes Hungergefühl bei Herrn Schmidt verhindern. Eine weitere Schwächung des körperlichen Zustandes könnte zeitlich hinausgeschoben werden. Die durch das fortgeschrittene Stadium der Demenz verursachten vorhandenen Beschwerden würden nicht gelindert, sondern auf unbestimmte Zeit verlängert. Die damit verbundenen Leiden würden nur dann aufhören, wenn der Tod einträte. Ohne künstliche Ernährung würde sich der körperliche Zustand von Herrn Schmidt schnell verschlechtern und die mit dem Prozess des Sterbens verbundenen Beschwerden würden eintreten. Eine einfühlsame Sterbegleitung könnte leidensmindernd wirken.

Förderung von Autonomie/Selbständigkeit

Keine der Behandlungsmöglichkeiten wird Herrn Schmidts umfassende körperliche und geistige Abhängigkeit von den Pflegenden verändern. Durch die PEG würden die organischen Funktionen unabhängig von seinem Willen aufrechterhalten. Er würde jedoch vollständig von der Pflege durch andere Menschen abhängig bleiben. Er ist nicht mehr in der Lage, sein Leben selbst zu bestimmen.

Die Äußerungen von Herrn Schmidt anlässlich des Todes seiner Ehefrau und evtl. auch seine Nahrungsverweigerung könnten darauf hinweisen, dass eine künstliche Ernährung in dieser Situation nicht seinem Recht auf Selbstbestimmung entspricht. Da Herr Schmidt weiterhin auf die vollständige Pflege durch das Pflegepersonal und auf Entscheidungen anderer Menschen angewiesen ist, ist seine Würde berührt. Es könnte dem ethischen Gut einer respektvollen Behandlung entgegenstehen, wenn lediglich der physische Sterbeprozess hinausgezögert wird, ohne dass Herr Schmidt an Autonomie über seinen Körper und seine Psyche hinzugewinnt.

Aufrichtigkeit/Gerechtigkeit

Die Söhne von Herrn Schmidt werden infolge der auf jeden Fall zeitlich begrenzten Verlängerung seines Lebens weiter durch das Leiden ihres Vaters belastet. Dies gilt vor allem auch für seinen Sohn Robert, der ein besonders inniges Verhältnis zu seinem Vater hat. Die unausweichliche Konfrontation der Söhne mit dem Verlust des Vaters wird hinausgeschoben. Durch die künstliche Ernährung könnten andererseits Schuldgefühle bei dem Sohn Robert vermieden werden. Eine einfühlsame Sterbebegleitung, die auch die Begleitung der Söhne umfasst, könnte jedoch seine Schuldgefühle wegen der mangelnden Ernährung verringern. Außerdem ist es nicht auszuschließen, dass er auch Schuldgefühle für das Leiden seines Vaters entwickelt, wenn dieser weiter künstlich ernährt wird.

Die Pflegezeit für die anderen Bewohner würde sich ohne künstliche Ernährung und die zeitintensivere palliative Betreuung verkürzen.

Dialogische Verständigung

Eine dialogische Verständigung könnte bei Herrn Schmidts Sohn Robert dazu führen, dass er sich weniger mit seiner eigenen Rolle als Betreuer und Verantwortlicher selbst belastet fühlt und stattdessen mehr auf das Empfinden seines Vaters eingehen kann. Durch die Auseinandersetzung mit dem Prozess des Sterbens würden die Schuldgefühle bei Robert eventuell vermindert. Robert könnte als eine von mehreren möglichen Deutungen die Nahrungsverweigerung auch als Wunsch des Vaters zu Sterben verstehen. Ein offener Dialog mit den anderen Heimbewohnern könnte bei ihnen Verständnis für eine Verkürzung ihrer Pflegezeit hervorrufen.

4.2.4 Beschluss fassen

Nach der **ethischen Bewertung** muss sich die Pflegende Frau Peters zunächst erneut die Frage stellen, wie das ethische Problem nun lautet. Der Konflikt besteht darin, ob bei der Entscheidung über die künstliche Ernährung von Herrn Schmidt auf seinen vor längerer Zeit geäußerten allgemeinen Willen abgestellt werden kann. Dann müsste von einer PEG abgesehen werden. Oder ob sein Wille jetzt dahin gehen würde, sein Leben auf jeden Fall zu verlängern. Dabei muss auch der Wille des Sohnes Robert berücksichtigt werden.

Die Frage nach dem Willen von Herrn Schmidt wird für die Entscheidung nicht mit Sicherheit beantwortet werden können. Seine früheren, unwiderrufenen Äußerungen und die Prognose seines Gesundheitszustandes auch mit einer künstlichen Ernährung könnten jedoch zu der Entscheidung führen, auf eine PEG zu verzichten. Vor einer endgültigen Entscheidung ist es aber aus ethischer Sicht (➤ 4.2.3) angebracht, noch einmal den Dialog mit dem Sohn Robert zu suchen.

TIPPS FÜR DIE PRAXIS

Ethische Einschätzungen sollten nicht von der einzelnen Pflegekraft alleine vorgenommen werden, sondern im Gespräch mit anderen Menschen, vor allem im Pflegeteam, bzw. mit allen beteiligten Berufsgruppen besprochen werden.

4.3 Recht

Das Anlegen einer PEG setzt einen chirurgischen, d.h. invasiven Eingriff in den Körper des Patienten voraus. Darin liegt rechtlich eine Körperverletzung nach den §§ 223 ff. StGB.

MERKE

Auch jede allgemein anerkannte und mit der Absicht der Heilung vorgenommene ärztliche und pflegerische Maßnahme erfüllt die Voraussetzungen einer Körperverletzung. Sie ist jedoch nicht strafbar, wenn sie gerechtfertigt ist.

Ein Rechtfertigungsgrund im medizinischen und pflegerischen Bereich ist die Einwilligung des Patienten. Aus dem Grundrecht ergibt sich das Recht des Patienten auf Freiheit, Selbstbestimmung und Schutz seiner Würde, Art. 2 Abs. 1 GG in Verbindung mit Art. 1 Abs. 1 GG. Er hat das Recht, ärztliche und pflegerische Behandlung abzulehnen oder ihr zuzustimmen. Damit die Einwilligung wirksam ist, müssen mehrere Voraussetzungen erfüllt sein.

Herr Schmidt kann auf die **Unversehrtheit seines Körpers** verzichten, soweit dies nicht sittlich anstößig ist. (§ 228 StGB) Dies setzt aber voraus, dass er über die für seine Entscheidung wichtigen Umstände aufgeklärt worden ist. Die Aufklärungspflicht umfasst:

- Den Befund
- Art, Umfang und Risiken der geplanten ärztlichen Maßnahme
- Alternative Behandlungsmethoden
  - die Erfolgsaussicht des Eingriffs
  - Herr Schmidt ist geistig nicht mehr in der Lage, die ärztliche Behandlungsmaßnahe einer PEG zu bewerten. Eine Einwilligung ist aber nur wirksam, wenn der Patient die Bedeutung und Tragweite der Maßnahme erkennen und beurteilen kann.

Es gibt verschiedene **rechtliche Instrumente**, dem Selbstbestimmungsrecht des Patienten auch bei Verlust seiner Einwilligungsfähigkeit, Rechnung zu tragen.

Die mündlichen Äußerungen von Herrn Schmidt stellen rechtlich keine Patientenverfügung dar. Aber aufgrund des langen Zeitraums von 10 Jahren, der

Tab. 4.4 Rechtliche Instrumente zur Wahrung des Selbstbestimmungsrechts.

Patientenverfügung §§ 1901a ff. BGB	Vorsorgevollmacht §§ 164 ff. BGB, 1904 Abs. 2 BGB	Betreuer §§ 1896 BGB
• Vom Patienten bestimmt • Rechtlich geregelt; verbindlich, wenn: • Schriftlich • Im einwilligungsfähigem Zustand • Möglichst zeitnah formuliert und abgefasst • Nicht danach wieder von der Erklärung abgerückt • Es wird erklärt, was geschehen soll.	• Vom Patienten bestimmt • Bevollmächtigung einer bestimmten Person, den Erklärenden in den festgelegten Angelegenheiten der Gesundheitssorge zu vertreten • Befugnisse zur Einwilligung in ärztliche Maßnahmen wie Betreuer, § 1901c BGB • Nur wirksam, wenn der Bevollmächtigte die Vollmachtsurkunde vorlegen kann • Kann mit Patientenverfügung verbunden werden • Dient auch dazu, die Bestellung eines Betreuers zu verhindern • Er wird erklärt, wer die Vertretung übernehmen soll.	• Vom Gericht bestellt • Nahe stehende oder fremde Person, wenn der Betreute geistig oder körperlich nicht mehr in der Lage ist, seine Angelegenheiten zu besorgen • Einwilligung in ärztliche Maßnahmen, die ein höheres Risiko für die Gesundheit darstellen, müssen vom Betreuungsgericht genehmigt werden, § 1904 BGB.

seitdem verstrichen ist, lässt sich daraus keine eindeutige Einwilligung mehr ableiten. Es muss daher auf die Einwilligung seines Sohnes Robert als Betreuer abgestellt werden. Als Betreuer kann der Sohn Robert grundsätzlich rechtlich wirksam in die künstliche Ernährung einwilligen und so eine Strafbarkeit wegen Körperverletzung ausschließen.

MERKE

Nach § 1904 BGB ist die Einwilligung des Betreuers in eine lebensverlängernde Maßnahme nur wirksam, wenn eine Genehmigung des Betreuungsgerichtes vorliegt.

Unter welchen Voraussetzungen das Betreuungsgericht den Verzicht auf eine lebensverlängernde Maßnahme wie das Anlegen der PEG oder den Abbruch einer solchen Maßnahme genehmigen muss, ist in der Rechtsprechung nicht vollständig geklärt. Nach dem BGH ist zwischen „Hilfe beim Sterben" (Sterbehilfe) und „Hilfe zum Sterben" zu unterscheiden (BGH Beschluss vom 17.03.2003 - Aktenzeichen XII ZB 2/03; Urteil vom 13.09.1994 - 1 StR 357/94).

Sterbehilfe durch Verzicht auf lebensverlängernde Maßnahmen ist straffrei und kann vom Betreuungsgericht genehmigt werden, wenn:

- Das Grundleiden nach ärztlicher Überzeugung unumkehrbar ist
- Einen tödlichen Verlauf angenommen hat
- Ein entsprechender Patientenwille vorliegt.

An die Voraussetzungen für die Annahme eines mutmaßlichen Einverständnisses sind strenge Anforderungen zu stellen. Hierbei kommt es vor allem auf frühere mündliche oder schriftliche Äußerungen des Patienten, seine religiöse Überzeugung, seine sonstigen persönlichen Wertvorstellungen, seine altersbedingte Lebenserwartung oder das Erleiden von Schmerzen an (BGH Urteil vom 13.9.1994, AZ 1 StR 357/94). Robert Schmidt möchte aufgrund seiner eigenen Schuldgefühle in den körperlichen Eingriff bei seinem Vater einwilligen. Als Betreuer ist er jedoch in seinen rechtlich relevanten Erklärungen für seinen Vater nicht frei. Denn der Betreuer muss gemäß den mutmaßlichen Wünschen des Betreuten handeln.

Auch wenn die Äußerungen des Herrn Schmidt vor 10 Jahren rechtlich als verbindliche Einwilligung gelten können, lässt sich aus ihnen ein mutmaßlicher Wille ableiten. Auch in der nachfolgenden Zeit hatte sich Herr Schmidt nie gegenteilig geäußert. An diesen mutmaßlichen Willen ist der Sohn Robert als sein Betreuer gebunden.

MERKE

Die Heimverwaltung und die Pflegekräfte sind an die Erklärung des Betreuers gebunden.

Auch wenn sie die Entscheidung des Betreuers mit dem eigenen Gewissen nicht vereinbaren können, dürfen sie nicht hiervon abweichen. (BGH, Beschluss vom 8. Juni 2005 - XII ZR 177/03) Stattdessen müssen sie sich an das Betreuungsgericht wenden.

4.4 Psychologie

Für die Pflege alter Menschen ist die Psychologie sowohl für die Pflegenden als auch für die zu Pflegenden eine wichtige Bezugswissenschaft. Der Umgang mit alten und schwerstkranken Menschen und dem Tod wirkt auf die Psyche der Pflegenden. Ein umfassendes Verständnis von Krankheit lässt sich nur erarbeiten, wenn man den medizinischen (biologisch-physiologischen) Aspekt nicht von den psychologischen Aspekten (persönliches Erleben der Krankheit) und dem sozialen Aspekt der Umweltbeziehungen trennt. Wer dem Kranken gerecht werden will, muss den ganzheitlichen Charakter von Krankheit und Kranksein beachten (Ekert, B./Ekert 2005: 219).

4.4.1 Umgang mit dem schwerstkranken Patienten

Schwerstkranke Patienten, wie Herr Schmidt, benötigen besondere Zuwendung und Verständnis von Seiten der Pflegenden. Die Erkrankung und das Erleben nachlassender physischer und psychischer Kräfte rufen Ängste, Depressionen, Unruhe hervor. Das Selbstwertgefühl und Selbstvertrauen ist gemindert, Suizidgedanken können auftreten. Hilfen für den Umgang mit dem Sterbenden sind folgende:

- Gesprächsbereit sein
- Interesse zeigen
- Zuhören
- Informationen wiederholen
- Verleugnung akzeptieren, aber nicht teilen
- Ohne Urteil sein
- Den Zorn nicht unterdrücken, nicht persönlich nehmen, sondern aussprechen lassen, dabei ausharren
- Verständnis für die Gefühle des Sterbenden ausdrücken
- Helfen, unerledigte Sachen zu einem Abschluss zu bringen
- Nähe durch behutsame körperliche Berührungen zeigen (Ergänzte Auswahl aus Ekert/Ekert 2005:17.1).

4.4.2 Begleitung der Angehörigen

Auch die Angehörigen brauchen Beratung und Betreuung. Sie durchlaufen die gleichen Phasen wie der Sterbende, nur mit einiger Verzögerung, sie „hinken hinterher“ (Ekert/Ekert, Psychologie für Pflegeberufe, 17.3.2 unter Bezugnahme auf Elisabeth Kübler-Ross).

Die Pflegende Frau Peters kann die Vorwürfe von Herrn Robert besser einordnen, wenn sie weiß, dass auch er Phasen des Leugnens, des Zorns, der Verhandlung, der Depression und der Akzeptanz durchläuft, wie der Sterbende selbst. Es ist Teil der Pflege, Angehörigen von schwerstkranken und sterbenden Menschen beizustehen und sie zu unterstützen. Nahestehende Menschen haben oft zwischen sich und dem Sterbenden eine Mauer aufgebaut. Die Pflegende Frau Peters kann ihnen helfen, diese Mauer zu durchbrechen und den Schmerz über den Verlust auszusprechen (Ekert/Ekert 2005:17.3.2). Sie kann den Söhnen Adressen von Selbsthilfegruppen für Menschen mit demenzkranken Angehörigen, Trauergruppen und ähnlichen Einrichtungen geben, in denen sie Unterstützung erhalten können.

4.4.3 Eigene Überforderung vermeiden

Um gesund und psychisch stabil zu bleiben, muss die Pflegende Frau Peters ihre eigenen persönlichen, seelischen und körperlichen Grenzen erkennen, ernst nehmen und sich vor Überforderung schützen.

Durch den Vorwurf, sie habe nicht ausreichend versucht, Herrn Schmidt zur Nahrungsaufnahme zu bewegen, werden bei Frau Peters Schuldgefühle hervorgerufen. Hinzu kommen Schuldgefühle den anderen Patienten gegenüber, für die nicht genügend Zeit bleibt. Auch die Entscheidung über das Anlegen einer PEG, in die sie miteinbezogen wird, löst Gewissenskonflikte aus. Durch die Betreuung von Herrn Schmidt und anderer schwerstkranker Menschen wird Frau Peters mit dem eigenen Tod konfrontiert.

Ein wirksamer Schutz vor Überforderungen ist es, sich selbst zu pflegen.

Eine Auswahl an Vorschlägen für die Selbstpflege:

- Zur Lösung von Problemfällen ziehe ich das Team heran
- Ich achte auf meine eigenen Grenzen
- Ich genieße es, mit den zu Pflegenden auch einmal herzlich zu lachen
- Ich freue mich im Pflegealltag an gelungenen Situationen
- Ich delegiere Aufgaben
- Ich formuliere meine Wünsche
- Ich halte auch Zeit für mich frei
- Ich achte auf körperliche Signale
- Ich nehme Angebote wie z. B. Supervision regelmäßig wahr
- Ich mache mir meine Gedanken und Gefühle bewusst, z. B. indem ich ein Tagebuch führe (auf der Grundlage von Ekert/Ekert 2005:18.2.4).

REFLEXIONSFRAGE

Wäre es auch möglich, im beschriebenen Fall zu einer anderen ethischen Entscheidung zu kommen? Wie ließe sich diese Entscheidung ethisch argumentativ begründen? Welche tatsächlichen Abweichungen müsste der Fall aufweisen, dass sie zu einer anderen ethischen Entscheidung kommen würden?

LITERATURVERWEISE

BGH Urteil vom 17.03.2003 AZ XII ZB 2/03

BGH Beschluss vom 13.9.1991, AZ 1 StR 357/91

BGH, Beschluss vom 8. Juni 2005 - XII ZR 177/03

Ekert, B./Ekert, C. (2005): Psychologie für Pflegeberufe, Georg Thieme Verlag: Stuttgart. New York Geisler, Linus S. (2007): Das Gespräch mit dem alten Patienten, Anasthesiol

Gordijn, B., Ethik in der Pflege, Ethische Diskussionen im Team, Die Schwester/Der Pfleger (39) 2/00, S. 114 – 117.

Intensivmed Notfallmed Schmerzther 2007;2: 146–148, unter http://www.linus-geisler.de/art2007/dd/200702ainsgespraech_alter_patient.pdf

Kolb, C.(2004): Nahrungsverweigerung bei Demenzkranken unter. www.nahrungsverweigerung.de

Kuratorium Deutsche Altershilfe (Hrsg.)(2006): Rund ums Alter. Alles Wissenswerte von A bis Z., C. H. Beck: München.

Lay, R. (2004): Ethik in der Pflege, Schlütersche: Hannover.

Euthanasie - „schöner Tod", Überblick über die Euthanasie-Problematik unter http://buber.de/christl/unterrichtsmaterialien/euthanasie

Phillex, Lexikon der Philosophie unter http://www.phillex.de/utilitar.htm

Steinkamp, N., Gordijn, B. (2003): Ethik in der Klinik, Ein Arbeitsbuch, Luchterhand: Wiesbaden Gibt es Spitextypische ethische Fragestellungen? Ethische Fragen in der Spitex, Thema im Fokus, (80) 2008).

WEITERFÜHRENDE LITERATUR

Arndt, M. (1996): Ethik denken-Maßstäbe zum Handeln in der Pflege, Georg Thieme Verlag: Stuttgart.

Berg A., Borker, S., Schnell, M. W (200a): Ethische Betrachtung einer Nahrungsverweigerung, Teil 1: Aufzeigen der Problematik und Fallbeispiel, in: Die Schwester/Der Pfleger, 39 (8): 669-671.

Berg A., Borker, S., Schnell, M. (200a): Ethische Betrachtung einer Nahrungsverweigerung, Teil 2: Formen moralischer Probleme und Rechtfertigung moralischer Urteile, in: Die Schwester/Der Pfleger, 39 (9), S. 746 - 749.

Alzheimerforum unter : http://alzheimerforum.de/

Borker, S. (2002): Nahrungsverweigerung in der Pflege, Verlag Hans Huber Bern.

Grundsätze der Bundesärztekammer zur ärztlichen Sterbebegleitung (2004) unter http://www.bundesaerztekammer.de/downloads/Sterbebegl2004.pdf.

Mück, H. : Mit Demenz-Kranken kommunizieren, Teil 3: Schwere Demenz, unter http://www.dr-mueck.de/HM_Kommunikation/Mit_Demenz-Kranken_kommunizieren_3.htm

Alzheimer Gesellschaft Baden-Würtemberg e.V. unter: http://www.alzheimer-bw.de/

Radzey, B., Kuhn, C., Rauh, J.: , Qualitätsbeurteilung der institutionellen Versorgung und Betreuung dementiell Erkrankter (Literatur-Expertise), Hrsg.: Bundesministerium für Familie, Senioren, Frauen und Jugend]. Kohlhammer, Stuttgart; Berlin; Köln, 2001,Schriftenreihe des Bundesministeriums für Familie, Senioren, Frauen und Jugend; Bd. 207.1

KAPITEL

5

Diane-Jasmina Bauer

Rollenüberlastung pflegender Angehöriger

Auf einmal ist alles anders.

Marie-Therese und Christoph waren 18 Jahre alt, als sie sich kennen und lieben lernten. Fünf Jahre später heirateten sie und bekamen drei Kinder, zwei Söhne und eine Tochter. Sie lebten ein beschauliches, gutbürgerliches Leben im fränkischen Arnstein bis bei Christoph im Alter von 50 Jahren die ersten Anzeichen einer Multiplen Sklerose auftraten. Multiple Sklerose ist eine entzündliche Erkrankung des Nervensystems. Sie gilt als besonders tückisch, da sie unheilbar ist und bis heute noch nicht geklärt ist, woher sie kommt. Zu Beginn der Erkrankung leitete Christoph Seeger sein Architekturbüro weiter, doch die Krankheit nahm ihren Lauf. Jeder Schub führte zu einer neuen Behinderung. Mit 60 Jahren wurde Christoph schließlich Frühpensionär. Inzwischen sind zehn Jahre vergangen und die Seegers sind 65- und 70 Jahre alt. Der zunehmende Pflegebedarf und die damit einhergehende Abhängigkeit von Christoph sowie ihr nicht behindertengerecht eingerichtetes Wohnhaus führten dazu, dass die Eheleute Seeger ihre gewohnte Umgebung verließen.

Marie-Therese war mit der Reinigung der 120-qm-großen-Erdgeschosswohnung mehr und mehr überfordert gewesen; auch die regelmäßige Bewältigung der Schmutzwäsche hatte ihr Schwierigkeiten bereitet. Ganz zu schweigen von der Pflege des großzügig angelegten Zier- und Nutzgartens. Eine diesbezügliche Entlastung war durch die zeitweilige Unterstützung einer Nachbarin erreicht worden. Die Hilfe beim Reinigen der Wohnung schlug allerdings fehl, denn Marie-Therese war mit dem jeweiligen Endergebnis der Dienstleistung einer Reinigungsfrau unzufrieden.

Marie-Therese ist um eine qualitativ hochwertige, vitamin- und ballaststoffreiche Ernährung bemüht und verwendet für die Zubereitung der

Mahlzeiten stets frische Zutaten. Auch hier entstand schnell ein Zustand fortwährender Überforderung und Überanstrengung. Sie verspürte immer öfter körperliche Erschöpfungszustände mit depressiven Verstimmungen. Unrealistische Erwartungen an sich selbst, das immer komplexer erscheinende Aufgabenfeld und soziale Rückzugstendenzen führten sukzessive zu einem bedenklichen Gewichtsverlust und letztendlich zum körperlichen und emotionalen Zusammenbruch, von dem sie sich nur langsam erholte.

Da ihre Tochter und ihr Schwiegersohn, die in der Nähe leben, ganztags berufstätig sind, kam es im Hinblick auf familiäre Hilfeleistungen immer wieder zu Streitereien. Daraus erwuchs auch die Entscheidung des Ehepaares, das Eigenheim zu verlassen und in ein Wohnhaus im „Betreuten Wohnen" zu ziehen.

5.1 Pflege

5

Marie-Therese Seeger war mit der Pflege ihres an Multipler Sklerose erkrankten Mannes überfordert und wurde selbst krank. Das Ehepaar entschloss sich deshalb, die vertraute Umgebung zu verlassen und in ein Haus des Betreuten Wohnens zu ziehen.

5.1.1 Pflegediagnostik

Die Pflegediagnostik und Pflegetherapie richten sich darauf, einer wiederholten Erkrankung von Frau Seeger vorzubeugen und gleichzeitig eine optimale Versorgung ihres Mannes zu gewährleisten. Für Frau Seeger wird in Anlehnung an die NANDA-Taxonomie II die Pflegediagnose Rollenüberlastung pflegender Angehöriger/Laien gestellt (vgl. Doenges et al. 2002: 584). Diese Pflegediagnose definiert Schwierigkeiten, die pflegende Angehörige oder Laien in der Ausübung ihrer familiären Fürsorgerolle erfahren und dadurch überlastet werden. Die Pflegediagnose Rollenüberlastung pflegender Angehöriger wird als Hauptdiagnose betrachtet und hier exemplarisch dargestellt.

Tab. 5.1 Pflegediagnose Rollenüberlastung pflegender Angehöriger/Laien für Marie-Therese Seeger (Doenges et. al. 2002: 584).

Definition	Ursachen	Symptome
Rollenüberlastung pflegender Angehöriger/ Laien	• Hoher Pflegeaufwand • Großes Haus mit Garten • Unrealistische Erwartungen an sich selbst • Familiäre Streitigkeiten	• Körperliche Erschöpfung • Depressionen

Ursachen für eine Überlastung

Pflegeaufwand

- Entlassung eines Familienmitglieds nach Hause mit einem hohen Pflegeaufwand
- Unvorhersehbarkeit der Pflegesituation; 24 – Stunden – Verantwortlichkeit; Menge/Komplexität der Aufgaben
- Fortwährende Veränderung des Pflegebedarfs; Dauer der Pflege (Jahre).

Gesundheitszustand des pflegenden Angehörigen

- Körperliche Probleme; psychologische oder kognitive Probleme
- Unfähigkeit, die eigenen oder die Erwartungen anderer zu erfüllen; unrealistische Erwartungen an sich selbst
- Unzureichend ausgebildete Bewältigungsformen
- Sucht oder Co – Abhängigkeit des pflegenden Angehörigen.

Sozialpsychologische Probleme

- Widerstreitende Rollenerwartungen
- Entfremdung von Familie, Freunden und Kollegen; soziale Isolation
- Unzureichende Erholung.

Beziehung zwischen Pflegeempfänger und Pflegeperson

- Unrealistische Erwartungen des Pflegeempfängers an die Pflegeperson

- In der Vorgeschichte bereits belastete Beziehung zwischen Pflegeperson und Pflegeempfänger
- Mentaler Zustand des Pflegeempfängers behindert die Kommunikation
- Missbrauch oder Gewaltanwendung.

Familienprozesse
- Vorgeschichte unzureichend ausgebildeter familiärer Bewältigungsformen (gestörtes familiäres Coping).

Fehlende Ressourcen
- Ungeeignete Umgebung zur Ausübung der Pflege, z. B. Unterkunft, Temperatur, Sicherheit
- Ungeeignete Ausstattung zur Ausübung der Pflege; unzureichende Transportmöglichkeiten
- Unzureichende finanzielle Situation
- Unerfahrenheit mit Pflegesituationen; unzureichende Zeit, körperliche Kraft; mangelnde Unterstützung
- Fehlendes Privatleben der Pflegeperson
- Wissensdefizit oder erschwerter Zugang zu kommunalen Ressourcen; unzureichende Dienstleistungen in der Gemeinde; Hilfestellung und Unterstützung (formell und informell)
- Pflegeperson ist von der Entwicklung her nicht bereit, die Rolle der Pflegenden zu übernehmen
- Familienkonflikte.

Aus der Fallschilderung wissen wir, dass bei Familie Seeger mehrere Ursachen für die Überlastung gegeben sind. Der Pflegeaufwand bei Herrn Seeger ist groß und nimmt voraussichtlich noch zu. Die Bewältigungsstrategien von Frau Seeger sind nicht ausreichend, sie hat unrealistische Erwartungen an sich selbst, es fehlt die Erholung, die Familie ist zerstritten.

5.1.2 Pflegetherapie

Die Überprüfung der möglichen Ursachen für die Überforderung von Frau Seeger anhand der im Fall geschilderten Fakten ergibt, dass folgende Ursachen vorliegen:
- Komplexität der Aufgaben
- Langjährige Pflegetätigkeit
- Körperliche Probleme
- Unzureichende Erholung
- Unzureichendes familiäres Coping
- Fehlendes Privatleben.

Pflegeziele und Pflegeinterventionen bei Rollenüberlastung

Mögliche Pflegeziele für Frau Seeger:
- Emotionale Gesundheit des pflegenden Angehörigen (vgl. Johnson et. al 2005: 508)
- Physische Gesundheit des pflegenden Angehörigen (vgl. Johnson et. al 2005: 509)
- Wohlbefinden des pflegenden Angehörigen (vgl. Johnson et. al 2005: 510)
- Störung der Lebenssituation des pflegenden Angehörigen (vgl. Johnson et. al 2005: 490)
- Beziehung zwischen dem pflegenden Angehörigen und dem Patienten (vgl. Johnson et. al 2005: 491)
- Verhalten des pflegenden Angehörigen: Direkte Versorgung (Johnson et al 2005: 492)
- Verhalten des pflegenden Angehörigen: Indirekte Versorgung (Johnson et al 2005: 494)
- Rollenverhalten (Johnson et al 2005: 366).

5.1.3 Evaluation

Anhand der NOC-Tabelle (➤ Tab. 5.2) kann das angestrebte Pflegeergebnis „Emotionale Gesundheit" von Frau Seeger überprüft und evaluiert werden.

Unterstützt durch eine Pflegeberatung haben Frau Seeger und ihr Mann bereits mehrere Schritte unternommen, die zu einer Entlastung der häuslichen Situation geführt haben. Sie sind in ein Haus des Betreuten Wohnens umgezogen und haben sich profes-

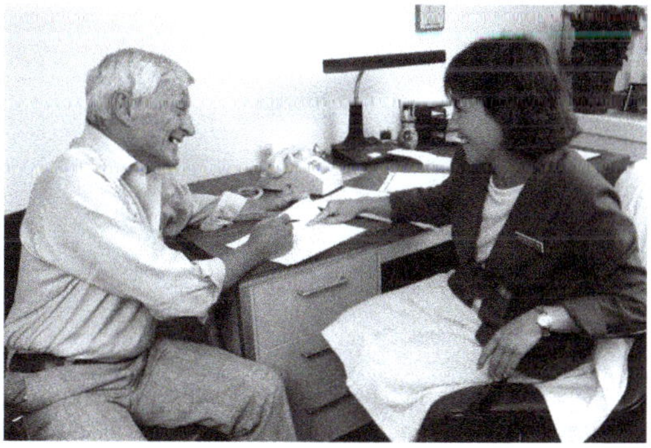

Abb. 5.1 Pflegeberatung. [J666]

5

Tab. 5.2 Emotionale Gesundheit der/des pflegenden Angehörigen (Johnson et. al 2005: 508).

(2506) Emotionale Gesundheit der/des pflegenden Angehörigen Bereich VI: Familiengesundheit Klasse Z - Gesundheitszustand eines Familienmitglieds Skala (a): Extrem gefährdet bis Nicht gefährdet						
Definition: Gefühle, Einstellungen und Emotionen eines pflegenden Angehörigen in der Familie während der Versorgung eines Familienmitglieds oder einer nahestehenden Bezugsperson über eine ausgedehnte Zeitspanne.						
Emotionale Gesundheit der/des pflegenden Angehörigen		Extrem gefährdet 1	Weitgehend gefährdet 2	Mäßig gefährdet 3	Leicht gefährdet 4	Nicht gefährdet 5
Indikatoren						
250601	Zufriedenheit mit dem Leben	1	2	3	4	5
250602	Gefühl von Kontrolle	1	2	3	4	5
250603	Selbstachtung	1	2	3	4	5
250604	Frei von Wut	1	2	3	4	5
250605	Frei von Frustration	1	2	3	4	5
250606	Frei von Schuld	1	2	3	4	5
250607	Frei von Depression	1	2	3	4	5
250608	Frei von Enttäuschung	1	2	3	4	5
250609	Frei von Ambivalenz über die Situation	1	2	3	4	5
250610	Sicherheit über die Zukunft	1	2	3	4	5
250611	Wahrgenommene soziale Verbundenheit	1	2	3	4	5
250612	Wahrgenommenes spirituelles Wohlbefinden	1	2	3	4	5
250613	Frei von subjektiv erlebter Belastung	1	2	3	4	5
250614	Wahrgenommene Adäquatheit von Ressourcen	1	2	3	4	5
250615	Konsum psychotroper Drogen	1	2	3	4	5
250616	Andere (Spezifizieren)	1	2	3	4	5

sionelle Hilfe bei der Pflege durch eine Diakoniestation geholt. Die Mitarbeiter der Diakoniestation helfen Herrn Seeger bei der Körperpflege, beim An- und Auskleiden und beim ins Bett gehen. Frau Seeger braucht nach wie vor Unterstützung beim Reinigen der Wohnung und bei der Zubereitung der Mahlzeiten. Das Essen ist ein besonders wichtiges Thema in der Pflegesituation bei den Seegers. Das gemeinsame Essen gilt im Hause Seeger als wichtiges Ritual, um Gemeinschaft zu bekunden und Beziehungen zu festigen. Prahl/Setzwein (1999) stellen hierzu fest, dass die regelmäßige Zubereitung einer Mahlzeit dazu führt, dass sich die Familie als soziale Einheit reproduziert. Für die meisten Menschen haben Essen und Trinken einen hohen Stellenwert, der über die reine Versorgung mit Energie und Nährstoffen hinausgeht. Dazu zählt nach Charlier (2007: 187f.):

- Die Erhaltung der Gesundheit durch ausreichende und ausgewogene Ernährung
- Die Strukturierung des Tagesablaufs durch Mahlzeiten
- Essen und Trinken als Ersatz für Zuwendung

- Die Nahrungsaufnahme als sinnlicher Akt
- Essen und Trinken als familiäres und gesellschaftliches Ereignis.

In diesem Sinne trägt Frau Seeger mit der Auswahl der Nahrungsmittel und der sorgfältigen Zubereitung der Mahlzeiten zum Wohlbefinden der Familie bei. Jedoch kann es gerade dadurch zu einer erneuten Rollenüberlastung und damit zur Erkrankung kommen. Frau Seeger hat hohe Ansprüche an sich selbst, die sie manchmal nicht erfüllen kann (> 5.4). Eine kontinuierliche Auseinandersetzung mit den eigenen Bedürfnissen und Grenzen ist daher erforderlich.

5.1.4 Anpassung

Die Mitarbeiter der Diakoniestation empfehlen Frau Seeger die im Pflegeplan vorgesehenen Maßnahmen. Sie beraten sie auch dahin gehend, dass sie als pflegende Angehörige einen Anspruch auf Urlaub hat.

Diese Möglichkeit basiert auf einer besonderen Regelung der Pflegekassen, der so genannten Verhinderungspflege. Wenn der pflegende Angehörige verhindert ist, bspw. durch Urlaub, zahlt die Versicherung teilweise Ersatz. Dabei liegt der Höchstsatz bei 1.432 Euro für maximal 28 Tage im Jahr. Vorausgesetzt wird zum einen, dass die Pflegeperson zuvor mindestens zwölf Monate gepflegt hat und zum anderen, dass der zu Pflegende in eine Pflegestufe eingestuft worden ist. Der entsprechende Antrag ist bei der Pflegekasse zu stellen. Hierin ist der Grund für die Verhinderung anzugeben (vgl. The Epoch Times 2006: 1; WDR 2 2008: 1). Durch ihre täglichen Besuche bei Herrn Seeger können die Mitarbeiter der Diakoniestation auch Frau Seeger durch Gespräche unterstützen und ihr weitere Angebote zur Entlastung machen (> Abb. 5.2).

5.2 Versorgungsstrukturen im Alter

Der Fall Marie-Therese und Christoph Seeger ist ein Beispiel für die Situation vieler älterer Menschen in unserer Gesellschaft. Die Situation von Frau Seeger als pflegende Angehörige ist durch gesellschaftliche Faktoren bedingt. Versorgungsstrukturen im Alter und die Gesundheitspolitik bestimmen die Rahmenbedingungen, unter denen Pflege zu Hause stattfindet.

Durch eine verbesserte medizinische Versorgung wird den meisten alten Menschen bis ins hohe Alter hinein ermöglicht, relativ gesund und aktiv zu bleiben. Wie die offizielle Pflegestatistik belegt, wird Gebrechlichkeit im Alter erst jenseits des 80. Lebensjahres zu einem häufig auftretenden Phänomen. Daher unterscheidet die Alternsforschung inzwischen zwei Gruppen alter Menschen; die so genann-

Name: Marie-Therese Seeger		Pflegeplan	
Erstellt von:	E.L.	**Ressourcen:**	
Datum/HZ:	NN.NN.200X	Marie-Therese Seeger ist an einer Verbesserung ihrer Situation interessiert, sie kann an frühere positive Erfahrungen anknüpfen.	
Evaluierung:	NN.NN.200X		
Pflegediagnosen	**Pflegeergebnis**	**Interventionen**	**Evaluierung**
Pflegediagnose: Rollenüberlastung pflegender Angehöriger i/V/m hohem Pflegeaufwand des Angehörigen, unrealistischen Erwartungen an sich selbst g/d Körperliche Erschöpfung, Depressionen	**Emotionale Gesundheit – frei von subjektiv erlebter Belastung**	- Unterstützung im Haushalt, **1 x wö. Di., Reinigungskraft** - Teilnahme an einer Selbsthilfegruppe pflegender Angehöriger **1 x wö. Do** - Psychotherapeutische Behandlung **1 x wö. Fr, PsychotherapeutIn** - Urlaub 1 x im Jahr finanziert durch die Pflegekasse.	

Abb. 5.2 Pflegeplan für Marie-Therese Seeger.

ten „jungen Alten" und die „alten Alten" oder Hochbetagten. Dabei kommen für die „jungen Alten" der Altersgruppe 65 – 80 Jahre, die noch überwiegend in Partnerhaushalten wohnen, neben der vorhandenen Wohnung insbesondere solche Wohnformen in Frage, die ihnen ein aktives Leben in einem interessanten Umfeld bieten können. Wenn es die finanzielle Situation zulässt, zieht man in südliche Gefilde; wer eine Kombination aus Anregung, Geselligkeit oder Sicherheit sucht, zeigt Interesse für ein gemeinschaftliches Wohnprojekt. Die meisten verbleiben jedoch dort, wo sie sind. Entscheidungen hinsichtlich einer angemessenen Wohnform im Alter werden so weit es geht in die Zukunft verschoben. Erst wenn die gesundheitlichen Risiken zunehmen, bzw. das Alleinleben deutliche Probleme bereitet, wird ein Wechsel in eine andere Wohnform in Erwägung gezogen. Hier wird zumeist das **Betreute Wohnen** gewählt, welches als typische Wohnalternative für Menschen mit beginnenden Einschränkungen angesehen werden kann. Betreutes Wohnen verfolgt das Ziel der Kombination der selbständigen Lebensführung in einer eigenen Wohnung mit der einer heimähnlichen Versorgungssicherheit. Hilfe und Pflege sind zwar jederzeit verfügbar, werden jedoch nur dann abgerufen und bezahlt, wenn sie tatsächlich benötigt werden; dadurch wird das Ziel verfolgt, die Selbsthilfekräfte der älteren Generation zu stärken und eine Überversorgung zu vermeiden.

Die Praxis der letzten 20 Jahre lässt jedoch einen grundlegenden Widerspruch zwischen Anspruch und Wirklichkeit des Betreuten Wohnens erkennen. Dieser Widerspruch zeigt sich darin, dass die Bewohner zwar eine umfassende Betreuung verlangen, allerdings so lange nicht zahlen wollen, wie sie selbst noch keine Leistungen in Anspruch nehmen. Das Selbstverständnis der „Rund-um-die-Uhr-Sicherheit" ist jedoch mit hohen Vorhaltekosten verbunden, die natürlich eine finanzielle Basis benötigen. Des Weiteren verleiht die bisherige Rechtsprechung Anlagen mit hohen Vorhaltekosten tendenziell den Status des Heims; dies läuft sowohl den Interessen der Bewohner als auch der Betreiber solcher Anlagen entgegen.

Infolgedessen zeichnet sich beim Betreuten Wohnen eine Entwicklung in zwei unterschiedliche Richtungen ab. Einerseits gibt es Anlagen, bei denen vordergründig der Sicherheitsaspekt Beachtung findet; hierbei handelt es sich um heimverbundene Anlagen oder solche mit eigenen Pflegeeinrichtungen, die zum Teil dem Heimgesetz unterstellt sind. Andererseits beobachtet man die Ausdehnung von Wohnanlagen, bei denen das normale Wohnen im Vordergrund steht und nur für eine begrenzte Zeit am Tag oder in der Woche eine Fachkraft für Hilfeleistungen in der Anlage anwesend ist. Allerdings existiert zwischen diesen Polen eine Vielzahl verschiedener Angebote mit sehr unterschiedlichen Preis-Leistungsverhältnissen, welches eine Orientierung am Markt für Interessierte erschwert (vgl. Schader Stiftung 2008: 1 ff.).

5.3 Pflege- und Gesundheitspolitik

Die Notwendigkeit, die vertraute Umgebung zu verlassen, führte das Ehepaar Seeger zunächst zur **Pflegeberatung** ihrer Pflegekasse mit dem Ziel, sich über formelle Pflegeleistungen und Formen der Finanzierung zu informieren. Ihnen war bekannt, dass die Beratung unentgeltlich in Anspruch genommen werden kann. Marie-Therese und Christoph wurden darüber informiert, welche Leistungen durch die Pflegeversicherung und welche Hilfen durch andere Träger bereitgestellt werden. Da das Ehepaar sich für einen Wechsel der häuslichen Umgebung entschieden hat, stellte die Pflegeberaterin ihnen eine Leistungs- und Preisvergleichsliste der zugelassenen Pflegeeinrichtungen in ihrem Einzugsgebiet zur Verfügung. Anhand dieser Liste konnte das Ehepaar Seeger überprüfen, welche Einrichtung, die ihnen wichtigen Leistungen anbietet und welche Kosten auf sie zu kommen werden (§ 7 SGB XI).

Anschließend suchten Marie-Therese und Christoph Seeger den neu eingerichteten **Pflegestützpunkt** in Würzburg auf, um sich dort über alternative Wohnformen im Alter vor Ort zu informieren. Das Beratungsgespräch ließ die Erkenntnis reifen, dass das Betreute Wohnen, unter Berücksichtigung einer auch zukünftig gewünschten weitgehenden selbständigen Lebensführung, die am besten geeignete Wohnform sei. Die Vernetzung und der kooperative Austausch von Pflegeberatung und Pflegestützpunkt optimierten die zu treffenden Entscheidungen (§ 92c SGB XI).

Am 1. Juli 2008 trat das **Pflegeweiterentwicklungsgesetz** in Kraft. Das Gesetz ging mit zahlreichen strukturellen Neuerungen einher, die zu einer Veränderung der Pflegelandschaft führten. Im Hinblick darauf ist unter anderem auf die Einführung einer Pflegeberatung zu verweisen und auf die Errichtung von Pflegestützpunkten. Diesbezüglich besteht für Leistungsempfänger/-innen ab dem 1. Januar 2009 ein Rechtsanspruch sowohl auf die Wahrnehmung einer Pflegeberatung als auch auf die Inanspruchnahme eines Fallmanagements. In beiden Institutionen führen die Pflege- und Krankenkassen Regie.

Schwerpunkt der Pflegeberatung ist die Förderung der Eigenverantwortung zu gesundheits- und pflegebezogenen Fragen von Versicherten über Aufklärung und Beratung. Inhaltlich wird sich mit der gesunden Lebensführung, der Verhinderung von Pflegebedürftigkeit und der Teilnahme an entsprechenden Maßnahmen auseinandergesetzt. Pflegeberatung kann auch in Anspruch genommen werden, wenn ein Versicherter bereits pflegebedürftig ist. Die Aufgaben liegen dann in der systematischen Erfassung und **Analyse des individuellen Hilfebedarfs** sowie dem Erstellen eines individuellen Versorgungsplans.

Der Versorgungsplan berücksichtigt die festgestellte **Pflegestufe** (➤ Tab. 2.1, ➤ Tab. 2.2) und bezieht folgende Leistungen ein:

- Gesundheitsfördernde
- Präventive
- Kurative
- Rehabilitative.

Die Pflegeberater organisieren die Genehmigung und Realisierung der erforderlichen Interventionen, weisen auf örtliche Leistungsangebote hin, überwachen die Durchführung der Leistungen und den ggf. erforderlichen veränderten Bedarf. Bei komplexen Pflegesituationen werten sie den Hilfeprozess (nicht Pflegeprozess) aus und dokumentieren diesen. Ein Antrag auf Pflegeberatung kann über SGB XI (Pflegeversicherung) oder SGB V (Krankenversicherung) gestellt werden (§ 7a SGB XI) (Deutscher Caritasverband 2008: 9).

5.4 Soziologie/Psychologie

Die Erkrankung von Christoph Seeger hat nicht nur sein eigenes Leben verändert, sondern auch das seiner Ehefrau. Sehr schnell wurde deutlich, dass Christoph Seeger zunehmend auf die Unterstützung von Marie-Therese angewiesen sein würde. Immer häufiger musste sie zugegen sein. Da Marie-Therese ihre Rolle als pflegende Ehefrau von Anbeginn sehr ernst nahm und ihr äußerst gewissenhaft nachkam, entstand die Situation einer **Rollenüberlastung** (➤ 5.1.1). Marie-Therese verließ nur noch selten die Privatwohnung; Verabredungen im Freundeskreis sagte sie immer häufiger ab. Wenn sie ihren Hobbys nachging, quälten sie Schuldgefühle. Es entstand sehr schnell ein Spagat zwischen Zuwendung und Überforderung. Einerseits wollte sie alles geben, was für das Wohlbefinden ihres Ehemannes nötig war, andererseits stieß sie dabei an ihre Grenzen – sowohl körperlich als auch seelisch. Zudem litt sie unter ihrem traditionellen Rollenverständnis; die plötzliche Übernahme der gesamten Verantwortung erschien beängstigend und belastend. Eine schwere Depression war die Folge, verbunden mit dem Gefühl der Überforderung und der Auffassung ihren unterschiedlichen Rollen nicht mehr gerecht zu werden (Lebenshilfe 2008: 1).

Aus soziologischer Perspektive spricht man diesbezüglich von einem Interrollen-Konflikt. Da jeder Mensch nicht nur eine Rolle, sondern viele verschiedene innehat, abhängig davon wo er sich gerade auf hält und mit wem er gerade zusammen ist, können zwischen einzelnen Rollenteilen widersprüchliche Erwartungen bestehen. Bei Marie-Therese Seeger wurde unter anderem deutlich, dass sich ihre Rolle als informell Pflegende häufig im Widerstreit mit ihrer Rolle als Freundin befand. Beispielsweise entstanden immer wieder Reibereien im Freundeskreis, wenn Marie-Therese ein gemeinsames Treffen kurzfristig absagte bzw. frühzeitig verließ, um ihren Ehemann nicht allzu lange alleine zu lassen. Bei dem Interrollen-Konflikt ist es sehr wichtig, dass man, unter Berücksichtigung eigener Bedürfnisse und Interessen, eine Prioritätenliste für sich erstellt, um sich nicht zu verzetteln und schlussendlich im Zuge dessen seine Ich-Identität zu verlieren (vgl. Charlier 2007: 356 ff.).

Motivation zur häuslichen Pflegebereitschaft

In der schweren Situation, in die Frau Seeger geriet, war ihr Mann eine große Hilfe, denn er äußerte immer wieder den Wunsch, sie möge mehr an sich denken. Bei pflegenden Angehörigen ist die Voraussetzung zur Pflege nicht nur in der physischen und psychischen Pflegefähigkeit begründet, sondern auch in der Pflegebereitschaft. Ein elementarer Entscheidungsgrund liegt in der emotionalen Nähe zum Pflegebedürftigen. Da die Wünsche und Gewohnheiten der Pflegebedürftigen in der Familie bekannt sind, ist insbesondere hier eine individuelle Versorgung möglich. Pflegeleistungen konzentrieren sich in Familien häufig auf eine Person, so dass die persönlichen Belastungen als entsprechend groß empfunden werden. Hauptpflegepersonen kommen praktisch einem „Rund-um-die-Uhr-Job" nach, denn sie sind neben den rein pflegerischen Tätigkeiten auch für die alltagspraktischen Verrichtungen und die emotionalen Bedürfnisse zuständig (Röttger-Liepmann 2007: 185 ff.) **Folgende Gründe tragen zur Wahl der Hauptpflegeperson bei:**

- Gesundheitszustand
- Alter, Geschlecht, Familienstand, Kinderzahl, Bildungs- und Berufsstatus
- Rollenverständnis und -erwartungen
- Normen, Werte und Traditionen
- Einkommen, Vermögen, Preise für professionelle Pflegearrangements
- Wohnsituation, Wohnkomfort [zitiert nach Mager 2002: 115] (Röttger-Liepmann 2007: 185-186).

Etliche Studien verweisen auf die Belastungen pflegender Angehöriger und betonen, dass diese letztlich in einem ständigen Konflikt zwischen Abhängigkeit und Autonomie bestehen. Pflegepersonen können häufig der Befriedigung persönlicher Bedürfnisse nicht nachkommen; sie verpflichten sich entweder zur Pflege, aufgrund ihrer emotionalen Nähe zum Pflegebedürftigen oder sie fühlen sich in der Pflicht, „die an sie gerichteten moralischen Erwartungen zu erfüllen" (Röttger-Liepmann 2007: 188).

5.5 Gerontologie

Die Erkenntnisse der Gerontologie tragen dazu bei, Lebenssituationen älterer Menschen besser zu verstehen und geeignete Unterstützungsmaßnahmen zu entwickeln. Marie-Therese und Christoph Seeger gehören zur Mittelschicht. Christoph Seeger studierte Architektur und eröffnete im Anschluss an sein Studium ein Architekturbüro. Seine Ehefrau studierte Betriebswirtschaft. Bedingt durch die frühe Heirat und die Geburt ihres ersten Sohnes bereits während des Studiums, schloss Marie-Therese ihr Studium zwar ab, wurde jedoch in ihrem Beruf nicht tätig. Stattdessen unterstützte sie ihren Mann bei der Durchführung seiner Geschäfte und übernahm die Büroarbeit. Durch seine Tätigkeit als Architekt und eine andauernde gute Auftragslage verfügte Herr Seeger über ein gehobenes Einkommen und ermöglichte somit sich und seiner Familie ein sorgenfreies Leben. Neben der Familie und dem Architekturbüro als Lebensmittelpunkt, galt das Interesse des Ehepaares vornehmlich kulturellen Aspekten. Außerdem spielten beide Tennis und unternahmen leidenschaftlich gerne Radtouren. Aufgrund dieser Ressourcen, die hauptsächlich in der Mittelschicht bzw. im konservativ gehobenen Milieu vorhanden sind, war es ihnen möglich, trotz der zwischenzeitlich eingetretenen Erkrankung von Christoph Seeger und der damit einhergehenden Pflegesituation, ein weitgehend aktives und selbst bestimmtes Leben zu führen, bis es zur Überlastung von Frau Seeger kam.

5.5.1 Schicht- und Milieuzugehörigkeit

Die Schichtzugehörigkeit setzt sich aus folgenden Kriterien zusammen:

- Einkommen
- Bildung/Ausbildung
- Sozialprestige/gesellschaftliches Ansehen.

Zwischen den einzelnen Kriterien besteht in der Regel eine Verknüpfung, wenngleich sich die Schichtzugehörigkeit vordergründig durch das Einkommen ergibt. In unserer Gesellschaft verdienen diejenigen am meisten, die eine gute Bildung/Ausbildung haben. Im Rahmen des Sozialprestiges rangieren somit die „White-collar-jobs" (Weiß-Kittel) über den „Blue-collar-jobs" (Blaumänner); so ist in unserer Gesellschaft der Beruf des Professors als Akademiker gesellschaftlich hoch angesehen, während der Müllarbeiter durch das Verrichten schmutziger Arbeit über ein sehr geringes Sozialprestige verfügt. Während man früher den Schichtbegriff nur in Ober-, Mittel- und Unterschicht teilte, ist er heute differenzierter geworden. Die einzelnen Schichten werden jetzt wiederum in unterschiedliche Unterschichten/Untergruppen aufgeteilt.

Die meisten Menschen in unserer Gesellschaft sind Angehörige der Mittelschicht; man spricht auch von einer **nivellierten Mittelschichtgesellschaft.** Dies bedeutet konkret, dass sich Einkommen angleichen und soziale Unterschiede abnehmen. Ein bekanntes Marktforschungsinstitut Infratest, „das sich besonders für das dem Konsum zur Verfügung stehende Einkommen interessiert" (Charlier 2007: 135), unternimmt eine Unterteilung der Gruppe der Alten in folgende Untergruppen bzw. „soziale Milieus". 'Soziale Milieus fassen [...] Menschen zusammen, die sich in Lebensauffassung und Lebensweise ähneln [...]' [zitiert nach Ueltzhöffer/Flaig 1992: 64; zuerst Novak/Becker 1985] (Geißler 2006: 110).

1. Konservativ gehobenes Milieu

Hierzu gehören vor allem Beamte, leitende Angestellte, Freiberufler und Unternehmer; dieser Gruppe angehörig ist derzeit etwa jeder sechste Bürger. Man versteht sich als gesellschaftliche Elite und fühlt sich als Bewahrer der Tradition. Typische Kennzeichen: Bodenständigkeit, Harmonie und kulturelles Engagement.

2. Kleinbürgerliches Milieu

Der größte Anteil der Älteren, nämlich 40 %, zählt zum kleinbürgerlichen Milieu. Hier werden traditionelle Werte wie Fleiß und Zielstrebigkeit hoch geachtet; auch hier gilt, das im Leben erreichte will man im Alter bewahren, durch Hobbys oder Aktivitäten im Gesang- bzw. Schützenverein.

3. Traditionelles Arbeitermilieu

Hierzu gehören etwa 8 % der Älteren; die ehemaligen Arbeiter verfügen oftmals nur über niedrige Renten und ein geringes Vermögen. Sie füllen ihren Ruhestand mit spartanisch erscheinenden Beschäftigungen (nachbarschaftliche Kontakte, Spaziergänge, Vereinsengagement). Die Sicherheit, in Bezug auf die Altersrente, ist dieser Gruppe sehr wichtig.

4. Traditionsloses Arbeitermilieu

Diesem Milieu gehören vor allem Sozialhilfeempfänger an. Jeder zehnte ältere Mensch ist betroffen. Unzufriedenheit und Resignation sind hier lebensbestimmend. Man konzentriert sich in der Regel auf kurzfristige Konsumvergnügungen.

5.5.2 Alterstheorien

Im Alter spielt die Schichtzugehörigkeit/Milieuzugehörigkeit weiter eine Rolle, denn durch das höhere Einkommen während der Berufstätigkeit werden später höhere Renten erzielt. Auch Bildung und Wissen tragen dazu bei, dass der Alterungsprozess positiver verläuft. In der Nachkriegszeit war in der Gerontologie zunächst die **Defizittheorie** vorherrschend. Im Rahmen dieser Theorie wird das Alter primär durch die Brille des Abbaus gesehen. Vorstellungen des körperlichen und geistigen Verfalls, die eine soziale Randstellung und eine Minderung der Lebensfreude bedingen überwiegen. Der physiologische, psychische und körperliche Allgemeinzustand verschlechtert sich nach dieser Theorie - genetisch bedingt und unumkehrbar auf allen Ebenen.

Im Zuge des Wirtschaftswunders und des Wiederaufbaus wird die Sicht auf das Alter positiver. Im Rahmen der **Disengagementtheorie** wird jetzt der wohlverdiente Ruhestand fokussiert, den die Alten nun nach vollbrachter Lebensleistung genießen können. Infolge der stetig steigenden Lebenserwartung, werden alte Menschen nicht nur zunehmend älter, sondern es bessert sich auch ihr Gesundheitszustand. Diesbezüglich rückt in der Neuzeit, im Zuge der **Aktivitätstheorie,** die Möglichkeit eines aktiven gestaltbaren Alters in den Mittelpunkt des Interesses. Die „neuen, fitten Alten" werden diskutiert, die Hobbys nachgehen, Konsum als Lebensaufgabe begriffen haben und die Alma Mater des 3. Lebensalters besuchen.

Der alternde Mensch strebt nach dieser Theorie **soziale Aktivität** und soziale Teilhabe an; er ist glücklich und zufrieden, wenn er etwas leisten kann und gebraucht wird. Eine weitere Theorie, die **Kom-**

petenztheorie geht davon aus, dass die im Leben und Beruf erworbenen Kompetenzen alter Menschen teilweise verloren gehen, jedoch auch etliche, als Teil der Identität, erhalten bleiben. Da aus der Perspektive der Pflege nicht mehr genutzte Kompetenzen verkümmern und sich in der Konsequenz der gesamte Gesundheitszustand verschlechtert, lohnt es sich sie zu berücksichtigen, einzusetzen und zu trainieren. Die verschiedenen subjektiven Theorien zum Alter verorten sich in unterschiedlichen Milieus, woraus sich wiederum ungleiche Freizeitaktivitäten entwickeln:

- **Bildungsbürgertum** (mittlere/obere Mittelschicht, Oberschicht)
  Hier sind heute überwiegend die Aktivitätstheorie und die Kompetenztheorie der „jungen/neuen" Alten anzutreffen; das Leben ist vorwiegend durch Sport, Fitness, gesunde Ernährung sowie Reisen und Kultur bestimmt. Ein hohes gesellschaftliches Ansehen genießt das Ehrenamt.
- **Arbeiterschicht** (untere Mittelschicht)
  Hier trifft man vorwiegend auf die Disengagementtheorie; das harte Arbeitsleben wird durch den wohlverdienten Ruhestand abgelöst. Die Freizeit wird mit familialen, nachbarschaftlichen und kollegialen Kontakten ausgefüllt; Gartenarbeit und Heimwerken sollen den bescheidenen Wohlstand erhalten und absichern.
- **Unterschicht** (Sozialhilfeempfänger)
  Auf dem Niveau des Existenzminimums treffen wir vor allem auf die Defizittheorie, in der Form, dass Alter als fortgesetzter Abbauprozess erlebt wird. Der Alltag ist weniger durch Freizeitgestaltung als vielmehr durch finanzielle und existentielle Sorgen bestimmt (vgl. Charlier 2007: 129–130; 135–136).

5

REFLEXIONSFRAGE

Welchen Rat geben Sie Frau Seeger für eine optimale Gestaltung der Pflegesituation? Können Sie sich vorstellen, selbst einmal in eine Situation der Überforderung zu kommen?

LITERATUR

Baumgartner, L. u. a. (2003) (Hrsg.): Häusliche pflege heute. Elsevier GmbH, Urban und Fischer Verlag: München.

Charlier, S.(2007): Soziale Gerontologie. Thieme Verlag: Stuttgart.

Johnson, M., et. al. (2005): Pflegeergebnisklassifikation-NOC, Huber Verlag: Bern.

Deutscher Caritasverband (Hrsg.) (2008): SGB XI – Soziale Pflegeversicherung. Gesetzestext mit gekennzeichneten Änderungen durch die Pflegereform 2008. Freiburg im Breisgau.

DMSG 2008: Leben mit MS: Was ist MS? Online im Internet: http://www.demsg.de/multiple-sklerose-infos.Stand: 01.11.2008.

Doenges et. al.(2002): Pflegediagnosen und Maßnahmen. Hans Huber Verlag Bern.

EKD – Evangelische Kirche in Deutschland. Pflege und Ethik. Wolfgang Huber.

Online im Internet: http://www.ekd.de/print.php?file=/senioren/huber_020626_pflege_und_ethik.html.

Stand: 9.11.2008.

Geißler, R. 2006: Die Sozialstruktur Deutschlands. 4., überarbeitete und aktualisierte Auflage. Verlag für Sozialwissenschaften: Wiesbaden.

Lebenshilfe: Helfersyndrom – was ist das? Online im Internet:

http://www.lebenshilfe-abc.de/helfersyndrom.html.

Stand: 14.12.2008

Johnson et. al. (2005), Pflegeergebnisklassifikationen - NOC, Hans Huber Verlag: Bern.

Mager, H.-C. 2002: Informelle Pflege(sicherungs)arrangements: Ökonomische Aspekte komplexer Generationenbeziehungen. In: Motel-Klingebiel, von Kondratowitz H.-J., Tesch-Römer, C. (Hrsg.): Lebensqualität im Alter. Generationenbeziehungen und öffentliche Servicesysteme im sozialen Wandel. Leske + Budrich Verklag: Opladen.

Novak, H./U. Becker 1985: „Es kommt der neue Konsument". Werte im Wandel. In: Form Nr. 111, S. 13-17.

Prahl, H. W./M. Setzwein 1999: Soziologie der Ernährung. Leske & Budrich Verlag: Opladen.

Röttger-Liepmann, B. 2007: Pflegebedürftigkeit im Alter. Juventa Verlag: Weinheim und München.

Schader Stiftung 2008: Wohnformen im Alter. Zur Einführung.Online im Internet: http://www.schader-stiftung.de/druck.php?pid=1004, Stand: 24.11.2008.

The Epoch Times Deutschland. Auch pflegende Angehörige dürfen mal frei nehmen. Online im Internet: http://www.epochtimes.de/articles/2006/04/20/17085p.html. Stand: 1.3.2009.

Ueltzhöffer, J./B. Flaig 1992: Spuren der Gemeinsamkeit? Soziale Milieus in Ost- und Westdeutschland. In: S. Weidenfeld (Hrsg.): Deutschland. Eine Nation - doppelte Geschichte. Verlag Wissenschaft und Politik: Köln, S. 61-81.

WDR 2 Der Sender. - Quintessenz - Urlaub für pflegende Angehörige. Online im Internet: http://www.wdr.de/radio/wdr2/quintessenz/473878.phtml

Stand: 1.3.2009

KAPITEL

6

Kerstin Freund

Beeinträchtigte soziale Interaktion und Gefahr der Isolation bei Migranten

„Ich komme gar nicht mehr zum Schlafen."

Regina Breitenweg, eine Mitarbeiterin der Diakoniestation ist auf dem Weg zu Frau Katharina Klosanik. Diese ist 57 Jahre alt und vor 18 Jahren mit ihren Eltern und Großeltern aus Kasachstan nach Deutschland gekommen. In Kasachstan hat sie einen Universitätsabschluss erworben und arbeitete als Lehrerin an einer Mittelschule. Jetzt – in Deutschland - arbeitet sie nachts bei einer Reinigungsfirma als ungelernte Raumpflegerin. Ihre Kolleginnen kommen überwiegend aus Polen, so dass eine Kommunikation kaum möglich ist. Vor drei Jahren verlor Frau Klosanik ihren Mann bei einem Autounfall und konnte ihre Miete nicht mehr zahlen. Deshalb zog sie zu ihrer Mutter.

Ihre Mutter war eine selbstständige Frau, bis sie stürzte, sich einen komplizierten Oberschenkelhalsbruch zuzog und bettlägerig wurde. Nun pflegt Katharina Klosanik ihre 82-jährige Mutter Maria Roganccznik. Frau Roganccznik ist Sozialhilfeempfängerin. Frau Mentler, die Ansprechpartnerin beim Träger für Sozialhilfe ist, erfuhr bei einem Hausbesuch, dass es Schwierigkeiten gibt und informierte die Diakoniestation.

Als die Mitarbeiterin der Diakoniestation Frau Breitenweg Frau Klosanik und ihre Mutter besucht, steht eine abgemagerten Frau mit tiefen Augenringen und gebeugtem Körper vor ihr. Unter Tränen erzählt Katharina Klosanik in gebrochenem Deutsch: „Meine Mutter war immer eine sehr selbstständige und selbstbewusste Frau. Aber dann kam der Sturz. Sie hatte einen komplizierten Oberschenkelhalsbruch und bekam deshalb sechs Wochen Bettruhe verordnet. Sie will unbedingt wieder laufen und im Haushalt helfen." Weinend zeigt Katharina Klosanik Regina Breitenweg das Schlafzimmer. Ihre Mutter liegt in einem tiefen, alten Ehebett. Im Zimmer ist es so eng, dass die

Mitarbeiterin der Diakoniestation sich kaum umdrehen kann. Maria Rogancznik schimpft in ihrer Muttersprache vor sich hin.

Als Katharina Klosanik und Frau Breitenweg das Zimmer der bettlägerigen Frau verlassen haben, klagt Frau Klosanik: „Die Beine und Arme meiner Mutter sind total versteift, sie schreit stundenlang vor Schmerzen und ich komme gar nicht mehr zum Schlafen. Tag und Nacht versorge ich sie inzwischen und es wird immer schlimmer. Es gibt Tage, an denen ist sie richtig aggressiv, sie beschimpft sogar mich und schlägt nach mir. Ich komme kaum noch aus dem Haus; bin froh, wenn ich's zum Einkaufen schaffe. Bei der Arbeit bin ich unkonzentriert und ständig mache ich Fehler. Die Kolleginnen beschweren sich deshalb schon. Keiner hilft mir. Die nebenan sind Türken, unten wohnen Kroaten und über uns auch Türken. Wir sind die einzigen aus Kasachstan hier."

6.1 Pflege

Die Pflege im interkulturellen Kontext bringt besondere Schwierigkeiten mit sich. Es gibt Kommunikationsbarrieren und es mangelt häufig an finanziellen und sozialen Ressourcen auf Seiten der Betroffenen. Im Fall von Frau Klosanik gibt es keine Familienangehörigen, die zusätzlich Unterstützung leisten könnten und im Umfeld wohnen Menschen aus anderen Kulturen mit anderem sprachlichen Hintergrund. Das erschwert die Kommunikation, bzw. macht sie unmöglich.

6

6.1.1 Pflegediagnostik

Aus der geschilderten Fallsituation lassen sich für Frau Klosanik nach der NANDA-Taxonomie II folgende Pflegediagnosen stellen:

- Beeinträchtigte soziale Interaktion (Doenges et. al. 2002: 448)
- Soziale Isolation (Doenges et. al. 2002: 454),
- Beeinträchtigte verbale Kommunikation (Doenges et al. 2002: 459)
- Rollenüberlastung der pflegenden Angehörigen (Doenges et. al. 2002: 584).

Die Pflegediagnose beeinträchtigte soziale Interaktion wird als Hauptdiagnose betrachtet und exemplarisch dargestellt.

Der Pflegediagnose beeinträchtige soziale Interaktion sind die Diagnosen soziale Isolation, beeinträchtigte verbale Kommunikation, und Rollenüberlastung pflegender Angehöriger zugeordnet. Um die Situation von Frau Klosanik zu verbessern ist es jedoch zunächst wichtig, ihre soziale Eingebundenheit zu stärken. Aufgabe von Regina Breitenweg ist es, Katharina Klosanik darin zu unterstützen, soziale Kontakte aufzubauen (vgl. § 3 Abs. 1 Nr. 8 -10 AltPflG).

6.1.2 Pflegetherapie

Der Pflegediagnose beeinträchtigte soziale Interaktion sind unter anderen die Pflegeergebnisse:

Tab. 6.1 Pflegediagnose beeinträchtigte soziale Interaktion für Katharina Klosanik (Doenges et. al 2002: 448).

Definition	Ursachen bei Frau Klosanik	Symptome (exemplarisch)
• Eine ungenügende, übermäßige oder unwirksame Art, am sozialen Austausch teilzunehmen,	• Fehlendes Wissen, wo Unterstützung im Gesundheits- und Sozialsystem angefragt werden kann • Fehlende Bezugsperson durch den Tod des Mannes • Kommunikationsbarrieren • Unterschiedliche soziokulturelle Hintergründe im Umfeld von Frau Klosanik.	• Aussagen über Unbehagen in sozialen Situationen • Aussagen über Unfähigkeit, ein zufrieden stellendes Gefühl der Zugehörigkeit, der Anteilnahme, des Interesses oder der gemeinsamen Geschichte zu empfinden oder mitzuteilen • Aussagen der Familie über veränderte Interaktionsgewohnheiten; eingeschränkter Aktivitätsradius • Beobachtetes Missbehagen in sozialen Situationen; beobachtbare Beeinträchtigung der körperlichen und psychischen Gesundheit.

Name: Katharina Klosanik		Pflegeplan	
Erstellt von:	E.L.	**Ressourcen:**	
Datum/HZ:	NN.NN.200X	Katharina Klosanik ist bereit, Hilfe anzunehmen und möchte ihre Situation ändern.	
Evaluierung:	NN.NN.200X		
Pflegediagnosen	**Pflegeergebnis**	**Interventionen**	**Evaluierung**
Pflegediagnose 1: Beeinträchtigte soziale Interaktion i/V/m Kommunikationsbarrieren und soziokultureller Dissonanz g/d Gestörte Interaktion mit Kollegen und Nachbarschaft	**Soziale Eingebundenheit** Begrenzte Interaktion mit Nachbarn (2) verändert sich zur weitgehenden (4) Interaktion mit den Nachbarn bis zum XX.XX.2009	**Sozialisation** - Stärken und Schwächen des derzeitigen sozialen Netzwerks ermitteln; **1 x tgl., (XX.XX.2009); Pflegefachkraft** - Ermittlung der interpersonellen Grenzen **1 x (xx.xx.2009); Pflegefachkraft** - Positive Rückmeldung geben, wenn sie Kontakt zur Nachbarschaft und Kollegen aufnimmt / sucht; **bei jedem Besuch; alle** - Frau K. helfen, die eigenen Grenzen und Stärken in der Kommunikation gegenüber anderen zu erkennen; **1 x wö. ; Pflegefachkraft** - Frau K. Rückmeldung über den Fortschritt des persönlichen Auftretens geben; **1 x wö. ; Pflegefachkraft** - Zur Geduld und Ausdauer bei der Entwicklung von Beziehungen ermutigen; **kontinuierlich; alle.** -	
Pflegediagnose 2: Gefahr einer sozialen Isolation Risikofaktoren: Fehlende Bezugsperson	**Soziale Unterstützung** Berichtet von einem unterstützenden sozialen Netzwerk (1 – keine Unterstützung) zu (4 – weitgehende Unterstützung)	**Aufbau von Netzwerken** - Beobachtung der familiären Situation; **kontinuierlich; alle** - Förderung der Teilnahme an sozialen Ereignissen (z. B. an Aktivitäten des Ausländerbeirates) **2 x wö. (Di., Fr.;/16:30 Uhr); Pflegefachkraft, Sozialdienst** - Förderung von Aktivitäten mit Personen mit gleichen Interessen; **bei jedem Hausbesuch; Pflegefachkraft** - Erklären, wie Pflegedienst, Sozialdienst unterstützend in die Pflege eingebunden werden können; **xx.xx.2009; Pflegefachkraft.**	

Abb. 6.1 Pflegeplan für Katharina Klosanik.

- Soziale Interaktionsfähigkeit (Johnson et. al. 2005: 367)
- Soziale Eingebundenheit (Johnson et. al. 2005: 368)

zugeordnet. Die Therapie richtet sich auf die soziale Eingebundenheit von Frau Klosanik. Alle Pflegeinterventionen sind darauf ausgerichtet.

Die Mitarbeiterin der Diakoniestation erarbeitet folgenden Pflegplan für Frau Klosanik (➤ Abb. 6.1).

6.1.3 Pflegeevaluation

Die NOC-Tabelle Soziale Eingebundenheit (➤ Tab. 6.2) bietet eine Grundlage, die Häufigkeit der sozialen Interaktion von Frau Klosanik zu erfassen und zu evaluieren.

Bei der Überprüfung der benötigten Information für eine interkulturelle Pflege bei Katharina Klosanik stellt Regina Breitenweg fest, dass folgende wichtige Fragen bisher unbeantwortet geblieben sind:

- Warum ist das Ehepaar Roganczník emigriert?
- Welche Push – Faktoren waren der Auslöser? Wie war die politische und wirtschaftliche Situation in Kasachstan zum Zeitpunkt der Migration?
- Was hat das Ehepaar Roganczník dazu bewogen nach Deutschland zu emigrieren (Pull – Faktoren)?
- Hat Katharina Klosanik weitere Verwandte und Bekannte in Kasachstan?
- Wenn ja, warum sind diese nicht nachgekommen?
- Wie kommt Katharina Klosanik mit dem sozialen Abstieg (Lehrerin in Kasachstan – ungelernte Raumpflegerin in Deutschland) zurecht?
- Hat Katharina Klosanik inzwischen alterstypische Erkrankungen? Wie ist ihr sonstiger gesundheitlicher Zustand?
- Welche Kompetenzen und Ressourcen hat Katharina Klosanik, um den Anforderungen der Umwelt zu begegnen?

Tab. 6.2 Soziale Eingebundenheit (Johnson et. al. 2005: 368).

(1503) Soziale Eingebundenheit Bereich III: Psychosoziale Gesundheit Klasse P – Soziale Interaktion Skala (i): Keine bis umfassend						
Definition: Häufigkeit der sozialen Interaktion eines Individuums mit Personen, Gruppen oder Organisationen.						
Soziale Eingebundenheit		Keine 1	Begrenzt 2	Mäßig 3	Weitgehend 4	Umfassend 5
Indikatoren						
150301	Interaktion mit engen Freunden	1	2	3	4	5
150302	Interaktion mit Nachbarn	1	2	3	4	5
150303	Interaktion mit Familienmitgliedern	1	2	3	4	5
150304	Interaktion mit Mitgliedern von Arbeitsgruppen	1	2	3	4	5
150305	Teilnahme als Mitglied einer Kirche	1	2	3	4	5
150306	Teilnahme an der aktiven Kirchenarbeit	1	2	3	4	5
150307	Teilnahme als Vereinsmitglied	1	2	3	4	5
150308	Teilnahme als Vereinsbeauftragte	1	2	3	4	5
150309	Teilnahme als Mitglied einer Freiwilligengruppe	1	2	3	4	5
150310	Durchführung freiwilliger Aktivitäten	1	2	3	4	5
150311	Teilnahme an Freizeitaktivitäten	1	2	3	4	5
150312	Andere (Spezifizieren)	1	2	3	4	5

6.1.4 Pflegeanpassung

Nachdem Regina Breitenweg die fehlenden Informationen erheben konnte, wird der Pflegeplan insbesondere um die Ressourcen und Kompetenzen von Katharina Klosanik im Bereich der Pflegediagnose ergänzt und die Pflegeinterventionen in den Aktivitäten gezielt um die Kompetenzen und Ressourcen erweitert.

Um eine individuelle Pflegeplanung für Katharina Klosanik erstellen zu können, benötigt Regina Breitenweg Hintergrundwissen zu den Ursachen der Migration und wie Migranten selbst die Migration erleben, welche Bedürfnisse, Ängste, Hoffnungen und Enttäuschungen mit einer Migration verbunden sind. Antworten auf die spezifischen Bedürfnisse, Ressourcen und Probleme von Migranten gibt insbesondere die Bezugswissenschaft **Migrationssoziologie**.

6.2 Migrationssoziologie

Die Erkenntnisse der Migrationssoziologie geben Aufschluss über die Faktoren, die die Lebenssituation der Migranten im Gastland, wie Frau Klosanik und ihre Mutter beeinflussen. Wenn Pflegende mit Migranten in Kontakt kommen und mit Pflegesituationen konfrontiert werden, sind diese Faktoren, z. B. der soziale Hintergrund von Migranten, der sich aus der Art der Migration (➤ 6.2.3)ergibt oder die Wünsche von Migranten an ein Altenheim nicht bekannt. Im Rahmen interkultureller Pflege ist die Kenntnis dieser Faktoren jedoch unumgänglich, um den Erfolg der Pflege zu gewährleisten.

6.2.1 Migration

Katharina Klosanik ist nach der Definition der UN eine Migrantin. D. h. eine „*Person(en) […], die zu-*

mindest für die Zeitspanne von einem Jahr den ständigen Wohnsitz von ihrem Herkunftsland in ein anderes Land verleg(en)t " (Han 2005: 7). Katharina Klosanik lebt bereits seit 18 Jahren in der Bundesrepublik Deutschland. In Deutschland erfüllt ein Mensch den Status des Migranten, wenn die „*Dauerhaftigkeit des Wohnortswechsels*" erfolgte (ebd.). Katharina Klosanik steht im Aufnahmeland Deutschland unter hohem Anpassungsdruck. Sie ist zu wenig auf das Leben in einer neuen politischen, sozialen und kulturellen Konstellation vorbereitet. Die unzureichende Auseinandersetzung mit der multikulturellen Realität kann zu sozialer Isolation und psychischer Erkrankung führen (vgl. Treichler in: Miebach 2006).

Neben der äußeren, physischen Migration spricht man von einer inneren, psychosozialen Migration; die sich in einer innerpsychischen Stress- und Konfliktsituation äußern kann. Migration ist eine Entscheidung mit nicht einschätzbaren Risiken und Ungewissheit. Die eintretenden Veränderungen und Umstellungen gleichen einer Entwurzelung. Daher wird die Entscheidung zur Migration nicht als eine „ad hoc" Entscheidung gesehen, sondern als prozesshaft verlaufend, in zwei Schritten:

- **Subjektive Wahrnehmung belastender gesellschaftlicher Umstände**
  Die makrostrukturellen Umstände im Heimatland, d.h. schwierige Wirtschaftslage, keine Sozi alversicherung, keine Arbeit, wirkten sich negativ auf die individuelle Lebenssituation der Familie Roganczník aus, konnten jedoch durch sie selbst nicht geändert werden. Diese so genannten Push – Faktoren lösten bei den Eltern von Katharina Klosanik (wie auch bei anderen Migranten) Gefühle von Unsicherheit aus.
- **Prozesshafte Motivbildung**
  Das Ehepaar Roganczník setzte sich nun gedanklich mit der Möglichkeit auseinander, dass Migration eine realistische und sinnvolle Problemlösung zur Verbesserung der unbefriedigenden Lebenssituation sein könnte. Bei der Planung ihrer Auswanderung spielten folgende Schritte eine Rolle:
  - **Einholen und Auswerten von Informationen**
  - Das Ehepaar Roganczník hatte bestimmte gedankliche Bilder von dem Zielland vor Augen. Diese entsprechen jedoch oft nicht der Realität und werden im Aufnahmeland Deutschland zu persönlichen Enttäuschungen und Problemen. In dieser Phase dienen meistens Familienangehörige und Bekannte im Aufnahmeland als Hauptinformationsquelle, daher wird nicht immer rational vorgegangen. Da das Ehepaar Roganczník zu den so genannten Pioniermigranten zählt, war es ihnen nicht möglich, im Vorfeld über Verwandte und Bekannte Informationen über das Aufnahmeland zu besorgen.
  - **Innere und mentale Bereitschaft**
    Das Ehepaar Roganczník entwickelt die Bereitschaft, alle Risiken, die mit der Migration in Verbindung stehen, auf sich zu nehmen und den Schritt in die Fremde zu wagen.
  - **Umsetzung**
    Im (meist) familiären Kontext wurde die Migration eine in die Tat umzusetzende Wirklichkeit. Das Ehepaar Roganczník wandert mit seiner Tochter Katharina nach Deutschland aus.

6.2.2 Migrationstheorie

Nach Han (2005) vollzieht sich Migration in Strömen. Unter einem **Migrationsstrom** wird die Richtung der Migrationsbewegung von einem bestimmten Ausgangsort, wie Kasachstan zu einem speziellen Zielort, wie Deutschland verstanden. Der Ausgangsort kann dabei ein spezifischer Ort oder ein typologisches Gebiet, wie eine städtische Region sein. Über die Biografiearbeit müsste Regina Breitenweg herausfinden, ob das Ehepaar Roganczník in Kasachstan im ländlichen Gebiet lebte und in eine deutsche Stadt gezogen ist oder von Almaty / Alma-Ata (Hauptstadt der Kasachischen Sozialistischen Sowjetrepublik zum Zeitpunkt der Migration) in eine deutsche Stadt emigrierte. Aufgangspunkt der Migration sind die so genannten Pioniermigranten, wie das Ehepaar Roganczník. Diese ermöglichen es ihrer Familie oder Bekannten in das Aufnahmeland nachzukommen. Man spricht dann von einer **Kettenmigration.** Aus dem Fallbeispiel wird nicht ersichtlich, ob Katharina Klosanik weitere Verwandte in Kasachstan hat und wenn ja, warum diese nicht nach Deutschland nachgekommen sind. Nach Han (2005: 7-21) werden Migrationsbewegungen durch zusammenhängende Ursachen und Zwänge ausgelöst, die auf unterschiedlichen Ebenen auftreten können:

- Kullturelle
- Politische
- Wirtschaftliche
- Religiöse
- Demografische
- Ökologische
- Ethnische und soziale Ebene.

Migration wird von *Pull- und Push-Faktoren* begünstigt bzw. ausgelöst.

Push-Faktoren (Druckfaktoren) sind all jene Faktoren des Herkunftslandes, die zur Emigration (Auswanderung) zwingen:

- Politische und / oder religiöse Verfolgung
- Wirtschaftliche Krisen
- Zwischenstaatliche Kriege
- Bürgerkriege
- Umwelt- und Naturkatastrophen.

Pull-Faktoren (Sogfaktoren) sind die Faktoren des Aufnahmelandes, die zur Immigration (Einwanderung) anreizen und motivieren:

- Politische Stabilität,
- Demokratische Sozialstrukturen,
- Religiöse Glaubensfreiheit,
- Wirtschaftliche Prosperität (Wohlstand) sowie
- Bessere Ausbildungs- und Verdienstmöglichkeiten.

Sowohl die Push- als auch Pull-Faktoren sind kritisch zu betrachten bzw. im Einzelfall zu überprüfen, da sich das Ehepaar Rogancznik in ihrer Entscheidung nicht immer an den objektiv vorhandenen Vorteilen orientiert hat, sondern oft (mehr) an den sozialen und emotionalen Bindungen, z. B. die Gemeinschaft mit den Verwandten und Bekannten. Für Migranten können emotionale Sicherheit und soziale Einbindung wichtiger sein als der ökonomische Vorteil, wenngleich für das Ehepaar Rogancznik wahrscheinlich die ökonomischen sowie die besseren Ausbildungsmöglichkeiten für ihre Tochter im Vordergrund standen.

6.2.3 Migrationstypen

Nach Han (2005:27) gibt es verschiedene Migrationstypen:

Primitive Migration

Ursache der primitiven Migration ist das Unvermögen der Menschen, die Mächte bzw. Gewalt der Natur unter Kontrolle zu bringen, d. h. unter dem druck der Natur ausgelöst wird. Die Migration hat ein *„konservierendes“* Ziel (Han 2005: 27), da vorrangig Plätze gesucht werden, die die bisherigen Lebensbedingungen beibehalten. Dies wäre der Fall, wenn das Ehepaar Rogancznik aufgrund eines Erdbebens oder einer anhaltenden Dürre ausgewandert wäre.

Forced (erzwungene) und impelled (veranlasste) Migration

Auslöser der Migration ist der Staat bzw. die funktional äquivalenten sozialen Institutionen, die den Staat repräsentieren. Bei der **veranlassten Migration**, hatte das Ehepaar Rogancznik noch eine gewisse Entscheidungsmacht über die eigene Migration, bei der **erzwungenen Migration**, ist sie gar nicht mehr gegeben. Die Migration wird in diesem Fall nicht vom Ehepaar Rogancznik, sondern von den die Migration auslösenden Institutionen veranlasst. Alle Formen der Flucht gehören diesem Migrationstyp an.

Freie Migration

Für diese Form der Migration stellt eine persönliche Entscheidung die zentrale Grundlage dar. Das Ehepaar Rogancznik hat sich aus freien, ganz individuellen und subjektiven Gründen dafür entschieden, Kasachstan zu verlassen und nach Deutschland zu immigrieren.

Massenmigration

Die Massenmigration beginnt in kleinem Umfang und wird zur sozialen Bewegung. Die Migration anderer wird zum Grund der eigenen Migration. Dies wäre der Fall, wenn dem Ehepaar Rogancznik weitere Bekannte und Verwandte nach Deutschland gefolgt wären. Häufig reicht bereits ein kleiner Anlass als Auslöser für die Migration. Folge dieses Migrationstyps ist auf der einen Seite die Entvölkerung ganzer Herkunftsregionen, auf der anderen Seite die Urbanisierung neuer Gebiete. Ganze Dörfer in Kasachstan verwaisen, da ihre Bewohner ausgewandert sind. Auf der anderen Seite entstehen neue Siedlungen in deutschen Städten, in denen überwiegend Kasachen leben. In der Regel führt die Massenmigration zu einer Verbesserung des Transportwesens durch den Ausbau von Strassen oder Häfen, um die Migration zu erleichtern. Darüber hinaus verringert sich mit der Zunahme neuer Siedlungen und Städte im Aufnahmeland der Anpassungsdruck des Ehepaar Roganczník. Da Katharina Klosanik in einem Umfeld lebt, in dem keine weiteren Kasachen wohnen, bleibt der Anpassungsdruck bestehen. Darüber hinaus ist sie dem Anpassungsdruck an die deutsche Kultur und dem Druck der anderen Kulturen (Türken, Kroaten) in dem Haus ausgesetzt.

Eine Trennung von freiwilliger und unfreiwilliger Migration ist kaum möglich, da diese ein Ergebnis des Zusammenspiels mehrerer Ursachen ist, die auf gesellschaftlich – strukturellen und / oder auf persönlich – individueller Ebene angesiedelt sind.

6.2.4 Lebenssituation von Migranten

Ergebnisse einer Datenauswertung des Gesundheitsamtes Bremen zeigen, dass pflegebedürftige Migranten, ähnlich wie Katharina Klosanik in sehr hohem Maße von Sozialhilfeleistungen abhängig sind und Migranten, die aus den Nachfolgestaaten der UdSSR eingereist sind, gesundheitlich stark eingeschränkt sind. Migranten, die Sozialhilfe im Bereich der Hilfe zur Pflege beantragen, werden einige Jahre früher pflegebedürftig als andere Pflegeversicherte. D. h., dass Katharina Klosanik mit 57 Jahren bei weiter andauernder, gleich bleibender Belastung stark gefährdet ist, pflegebedürftig zu werden. Dies weist auf eine für sozial Schwache typische schlechtere Gesundheitssituation im Alter hin.

Die **soziale Situation** pflegebedürftiger Migranten ist im Vergleich zu den einheimischen Sozialhilfeempfängern der Hilfe zur Pflege besser, da Migranten häufiger auf verwandtschaftliche Netzwerke zurückgreifen können. Katharina Klosanik bildet in diesem Fall eine Ausnahme, da sie ihren Mann bei einem Autounfall verlor und nicht, wie viele anderen Migranten in einer „Siedlung" von Kasachen lebt. In den Netzwerken von Migranten erbringen häufig Ehepartner oder Töchter Unterstützungs- und Pflegeleistungen. Der Fall „Katharina Klosanik" zeigt auf, welche Probleme für pflegende Angehörige entstehen können, wenn dieses soziale Netzwerk nicht besteht.

Aufgrund ihrer Einbindung in soziale Netzwerke beantragen über die Hälfte der Migranten Geldleistungen und organisieren erforderliche Hilfen zur Pflege selbst. Eher selten benötigen sie professionelle pflegerische Unterstützung (Hilbert, 2007). Katharina Klosanik ist hingegen auf professionelle pflegerische Unterstützung angewiesen, da sie neben der Arbeit die Versorgung der Mutter nicht mehr sicherstellen kann. Der Trend zur Vereinzelung zeigt sich inzwischen jedoch auch bei Migranten. Jeder fünfte pflegebedürftige Migrant lebt allein. Infolge dieser Entwicklung wird die stationäre Versorgung für Migranten immer wichtiger. Katharina Klosanik müsste an dieser Stelle überlegen, ob die Versorgung ihrer Mutter in einer stationären Einrichtung besser sichergestellt wäre als, wenn sie sie weiter zu Hause pflegt. Auch muss Katharina Klosanik ihre eigene Gesundheit bei den Überlegungen im Blick behalten. Köster (2002) befragte ältere Migranten, welche Aspekte aus ihrer Sicht für ein Leben im Heim von besonderer Bedeutung sind. Sie nannten folgende Punkte:

- Kultur
- Ausstattung
- Personal
- Gute pflegerische Versorgung
- Geschlecht
- Atmosphäre
- Lage und Kosten.

Katharina Klosanik würde an dieser Stelle überlegen, ob die eigene Kultur in der Pflegeeinrichtung berücksichtigt wird. Da Katharina Klosanik in der Auswahl von Pflegeeinrichtungen finanziell eingeschränkt ist und seit drei Jahren ein sehr enger Kontakt zur Mutter besteht, wären weitere zu berücksichtigende Punkte, die Lage und die Kosten einer stationären Unterbringung.

Die Versorgung der Mutter in einer Pflegeeinrichtung ist aus finanziellen Gründen jedoch vorerst nicht möglich, um Katharina Klosanik zu entlasten. Die Unterbringung hätte ihr einen Freiraum geschaffen, um neue Kontakte zu Gleichgesinnten zu knüpfen. Regina Breitenweg schaut sich jetzt das soziale Netzwerk von Katharina Klosanik genauer an. Ihr Ansinnen ist es, zu überprüfen, welche Unterstützung Katharina Klosanik aus dem sozialen Netzwerk erhalten könnte.

6.2.5 Soziale Netzwerke

Die psychosozialen Folgen der Migration können durch intakte soziale Netzwerke gemildert werden. Gelingt einem Migranten die Integration in ein neues soziales System nicht, kann dies zu Entfremdungssymptomen, wie Passivität, Interesselosigkeit, mangelndem Vertrauen in die Zukunft, Ablehnen von Hilfe sowie Misstrauen gegenüber Menschen und Behörden, führen, wie dies bei Katharina Klosanik zu beobachten ist. Denn trotz ihres fast 20-jährigen Aufenthalts in Deutschland, spricht sie immer noch gebrochen Deutsch, kann auf kein soziales Netzwerk innerhalb der deutschen Kultur oder der ihres Herkunftslandes zurückgreifen. Eine Re-Sozialisation muss erfolgen (Han 2005), wie sie von Regina Breitenweg im Rahmen der Pflegeplanung beschrieben wird.

Derzeit existiert keine einheitliche Definition des Begriffs „soziales Netzwerk“. Eine Definition hat von Kardoff formuliert. Ihm zufolge „lassen sich [soziale Netzwerke] durch eine bestimmte Anzahl von Verknüpfungen innerhalb eines definierten Kreises von Personen beschreiben; die Merkmale dieser Beziehungen bilden in ihrer Gesamtheit die Grundlage zur Interpretation des Sozialverhaltens dieser Person“ (von Kardorff 1995: 402).

Die interaktionelle Einbindung in kleinen und großen Gruppen bestimmen die Persönlichkeits- und Identitätsbildung von Katharina Klosanik (Han 2005; Miebach 2006). Dabei richtet das soziale System, wie das Arbeitsumfeld, d. h. der Arbeitgeber und die Kollegen, von Katharina Klosanik Erwartungen an diese und geht damit das Risiko ein, dass das Konstrukt der Person, d. h. die Normen, Wertvorstellungen und Einstellungen von Katharina Klosanik, nicht mit den Erwartungen des sozialen Systems übereinstimmen (Miebach, 2006). Diese Erwartungen stellen Sinnzusammenhänge sozialer Handlungen dar, die aufeinander verweisen und sich von einer Umwelt nicht dazugehöriger Handlungen abgrenzen (Han, 2005). Diese Sinnzusammenhänge stellen das jeweilige *„das macht man nicht“* (z. B. wenn sich Katharina Klosanik dafür entscheiden würde, ihre Mutter Maria Rogancznik in einer stationären Einrichtung versorgen lassen) oder *„das ist doch selbstverständlich, dass man ... [tut]“* (z. B. die Pflege der Mutter durch Katharina Klosanik) einer Kultur dar, ohne dass diese Sinnzusammenhänge explizit benannt werden. Diese Sinnzusammenhänge unterscheiden sich zwischen den Kulturen und Gesellschaften (Han 2005; Miebach 2006; Kumbier & Schulz v. Thun 2008).

Soziale Netzwerke und soziale Unterstützung

Nach Gräbe (1991) umfassen soziale Netzwerke soziale Beziehungen ganz unterschiedlichen Typs und Inhalts, aber nicht alle Netzwerkbeziehungen sind „supportiv“, d. h. wirken unterstützend. Ein soziales Netzwerk ist für Katharina Klosanik die Voraussetzung um soziale Unterstützung zu erhalten. **Soziale Unterstützung** ist ein mehrdimensionales Konstrukt und beinhaltet damit mehrere Unterstützungsarten:

- *Emotionale Unterstützung* (intime vertrauensvolle Beziehungen; Stärkung des Selbstwertgefühls; Besprechen persönlicher Probleme), die Katharina Klosanik bis zum Tod ihres Mannes und vor der Pflegebedürftigkeit ihrer Mutter von diesen erhalten hat.
- *Instrumentelle Unterstützung* (praktische Hilfeleistung materieller / immaterieller Art; auch Haushaltshilfe und Kinderbetreuung), die Katharina Klosanik jetzt von Frau Mentler und Regina Breitenweg erhalten kann, sowie
- *Informative Unterstützung* (Ratschläge, Vermittlung und Bereitstellung von Wissen), die ihr Ämter, die Pflegeberatung in einem Pflegestützpunkt (➤ Kap. 3) oder Regina Breitenweg zur Verfügung stellen können.

Die zentralen Typen der sozialen Unterstützung sind die

- instrumentelle Unterstützung,
  - die praktische und informative Hilfen umfasst sowie die
- psychologische Unterstützung, welche eine
  - emotionale und kognitive Dimension beinhaltet.

- Die psychologische Unterstützung wird auf der kognitiven Ebene nochmals in wahrgenommene vs. erhaltener Unterstützung unterteilt. Die wahrgenommene Unterstützung umfasst vor allem die Erwartungen und Überzeugungen von Katharina Klosanik.

Wirkungsweise sozialer Unterstützung

Zahlreiche Untersuchungen (vgl. Gräbe 1991) verweisen auf die positiven Effekte sozialer Unterstützung auf das körperlich – seelische Wohlbefinden von Katharina Klosanik und bei der Bewältigung (Coping) von psychosozialem Stress infolge von Krankheit, besonderen Belastungssituationen, wie der Pflege von Maria Rogancznik oder kritischen Lebensereignissen. Die fehlende soziale Bindung von Katharina Klosanik in ein soziales Netzwerk erhöht ihr Morbiditäts- und Mortalitätsrisiko, eine feste soziale Einbindung kann hingegen in ihrem Stress- und Copingprozess auf unterschiedliche Weise positiv wirken.

Haupteffekthypothese

Dieser Hypothese zufolge verhindert bzw. mildert soziale Unterstützung das direkte Eintreten und das Ausmaß von Stress ab. Sie fungiert als eine Art soziales Immunsystem und wirkt präventiv gegen potentielle Belastungen und Beeinträchtigungen. Diese Wirkung wird auch „Abschirmeffekt" genannt.

Puffereffekt

Der Puffereffekt tritt ein, wenn Belastungssituationen bereits eingetreten sind. Die soziale Unterstützung stellt Unterstützungsleistungen bereit, die die Fähigkeit von Katharina Klosanik erhöhen, mit dem psychosozialem Stress fertig zu werden, d. h. sie kann Folgen von Belastungen und Krisen abmildern (Erlemeier 1995). Von zentraler Bedeutung zur Entschlüsselung der Wirkung gilt die subjektive Wahrnehmung und Bewertung sozialer Unterstützung durch Katharina Klosanik. Dabei ist die subjektive Gewissheit soziale Unterstützung zu bekommen, wenn dies notwendig wäre entscheidend, unabhängig davon, ob diese im Bedarfsfall auch tatsächlich zur Verfügung stehen bzw. gewährt werden würde. Die Formen der Unterstützung werden subjektiv in ihrer Bedeutung ganz unterschiedlich gewichtet.

Über **vier Ansatzpunkte** ist es möglich, soziale Unterstützung gezielt einzusetzen, um auf den Bewältigungsprozess von Katharina Klosanik einzuwirken:

- Die Beeinflussung von Kontroll- und Kompetenzerwartungen
- Die Beeinflussung ereignisbezogener Kognition (Aymanns 1995)
- die Beeinflussung ereignisbezogener Emotionen
- die Beeinflussung der Ausdauer in den Bewältigungsstrategien.

Jedoch gilt, dass die Unterstützungsressourcen der Mitglieder des sozialen Netzwerks, das sich bei Maria Rogancznik auf ihre Tochter beschränkt und bei Katharina Klosanik überhaupt nicht besteht, nicht unerschöpflich sind und Personen mit chronischen Belastungen, wie Maria Rogancznik (Schmerzen, Kontrakturen), der Gefahr ausgesetzt sind, auf lange Sicht unzureichend unterstützt zu werden. Katharina Klosanik wird mit anhaltender Dauer an ihre Grenzen gelangen und kann dann auch ihrer Mutter keine Unterstützung mehr geben. Die Pflege von Katharina Klosanik wird noch durch den Alterungsprozess erschwert. Um mit diesen veränderten Bedingungen professionell umzugehen, greift Regina Breitenweg auf Erkenntnisse aus der Gerontologie zurück.

6.3 Gerontologie

Bei der Pflege von Katharina Klosanik sind Besonderheiten des Alterungsprozess bei Migranten zu beachten, der unter angespannten sozialen Bedingungen häufig ungunstig verläuft. Die fortschreitende Forschung in der Gerontologie hat zu vertieften Erkenntnissen dieser Prozesse geführt. Baltes & Baltes (1989) entwickelten beispielsweise das „Metamodell menschlicher Entwicklung".

Theoretische Ansätze aus der ökologischen Gerontopsychologie (Lawton 1989) zeigen auf, dass das Verhalten älterer Menschen durch ihre Umwelt geprägt ist. Diese Ansätze lassen sich auf die Alterungsprozesse bei Katharina Klosanik und damit verbundene Probleme übertragen. Laut Hilbert (2007) liegen Gesundheitseinschränkungen von Migranten im Bereich typischer Alterserkrankungen vor. Dies sind insbesondere das *Herzkreislaufsystem*, der *Bewegungsapparat* und der *Stoffwechsel* (Hilbert 2007: 19 – 21). Anlässe für eine Frühberentungen oder Rehabilitation von Katharina Klosanik liegen insbesondere in den Erkrankungsbereichen des rheumatischen Formenkreises, des Herzkreislaufsystems, allgemeinen Erkrankungen des Bewegungsapparates, Lungenerkrankungen, Infektionen, psychiatrischen Erkrankungen sowie Erkrankungen des Nervensystems und der Sinnesorgane. Durch die Zunahme von Hochaltrigkeit und Vereinzelung ist mit einem vermehrten medizinisch – pflegerischen Unterstützungsbedarf dieser Bevölkerungsgruppe zu rechnen (Brandenburg 2004: 50 – 63).

6.3.1 Das Modell der selektiven Optimierung mit Kompensation

Laut Baltes & Baltes (1989) geht Altern mit funktionalen Verlusten und Einschränkungen einher, die über drei prototypische Strategien durch den älteren Menschen begrenzt bzw. ausgeglichen werden können:

- **Selektion;** Maria Rogancznik konzentriert sich auf bestimmte, besonders bedeutsame Lebens- und Funktionsbereiche.
- **Optimierung;** hier steht die Erhaltung / Erweiterung vorhandener Kompetenzen und Ressourcen in ausgewählten Bereichen auf möglichst hohem Niveau im Vordergrund.
- **Kompensation;** Maria Rogancznik versucht einen Ausgleich erlebter Verluste und Beschränkungen, um durch den Einsatz alternativer Handlungsmittel ihr Ziel zu erreichen.

Dieses Modell wird als *Metamodell menschlicher Entwicklung* bezeichnet, da es auf unterschiedlichste Entwicklungsbereiche angewendet werden kann. Vor dem Hintergrund dieser Theorie wird im Fall Katharina Klosanik deutlich, dass pflegerische Maßnahmen dazu beitragen, Maria Rogancznik den Entwicklungsschritt der Optimierung und Kompensation mit Unterstützung ihrer Tochter und dem Pflegedienst zu ermöglichen und damit Katharina Klosanik zu entlasten.

6.3.2 Theoretischer Ansatz aus der ökologischen Gerontopsychologie

Gegenstandsbereich dieses Ansatzes von (Lawton 1989) ist das Verhalten und Erleben älterer Menschen in ihrer Beziehung zur konkreten räumlich–sozialen Umwelt. Die Interaktion zwischen Person und Umwelt steht dabei im Mittelpunkt der Betrachtung.

Die Umwelt von Katharina Klosanik oder ihrer Mutter wird als konkrete Alltagsumwelt verstanden. Die Person–Umwelt–Interaktion ist durch zwei Variable geprägt:

- Die Kompetenz von Katharina Klosanik und die ihrer Mutter sowie
- die Anforderungsstruktur der Umwelt.

Dabei ist *Kompetenz* definiert als die oberste Grenze der Fähigkeiten und Fertigkeiten von Katharina Klosanik bzw. ihrer Mutter, die Umweltanforderungen bezeichnen die motivierende Qualität von Umweltbegebenheiten, d. h. inwiefern ist die Umwelt von Katharina Klosanik dazu in der Lage, sie zu motivieren, den umweltbezogenen Anforderungen zu begegnen.

Die Qualität der Person–Umwelt–Beziehung, das daraus resultierende Verhalten und Erleben ist abhängig davon, ob die Kompetenz von Katharina Klosanik und die *Umweltanforderungen* aufeinander passen. Bei einem Ungleichgewicht zwischen den Kompetenzen und den Umweltanforderungen kann eine Über- oder Unterforderung entstehen, wie dies bei Katharina Klosanik geschehen ist.

Zum einen beeinflusst die Umwelt Katharina Klosanik, zum anderen wirkt Katharina Klosanik auf ihre Umwelt ein. Katharina Klosanik wird eine aktive Rolle in der Auseinandersetzung mit ihrer Umwelt zugeschrieben. Die Möglichkeit, Umweltressourcen zu nutzen ist abhängig von den Kompetenzen und Ressourcen der Person. Je größer die Fähigkeiten von Katharina Klosanik, umso größer ist die Anzahl von Umweltressourcen, die bei der Verfolgung von individuellen Wünschen und Bedürfnissen genutzt werden können.

Mit Hilfe dieses Wissens ist es Regina Breitenweg möglich, eine auf wissenschaftlich fundierten Kenntnissen basierende, individuelle auf die besondere Situation für Katharina Klosanik angepasste Pflege zu planen, durchzuführen und zu evaluieren.

REFLEXIONSFRAGE

Was hätten Katharina Klosanik und ihr Mann bei der Wohnungssuche seinerzeit berücksichtigen müssen, um sich in die deutsche Kultur zu integrieren und im Alter auf ein soziales Netzwerk zurückgreifen zu können? Begründen Sie Ihre Überlegungen anhand der Bezugswissenschaften.

LITERATUR

Aymanns, P. in: von Ningel, R./Funke, W. (1995): Soziale Netze in der Praxis. Verlag für angewandte Psychologie: Göttingen.

Baltes, P.B. & Baltes, M. (1989). Optimierung durch Selektion und Kompensation. Zeitschrift für Pädagogik, 35, 85-105.

Brandenburg, H. (2004): Altern in der modernen Gesellschaft; Schlütersche Verlagsgesellschaft: Hannover.

Doenges, M.; Moorhouse, M. F.; Geissler – Murr, A. (2002): Pflegediagnosen und Maßnahmen. Hans Huber Verlag: Bern.

Erlemeier, N. in: A. Kruse & H. Schmitz-Scherzer (Hrsg.) (1995): Psychologie der Lebensalter; Steinkopff Darmstadt.

Gräbe, S. (1991). Reziprozität und Stress in ‚support'- Netzwerken. Kölner Zeitschrift für Soziologie und Sozialpsychologie, 43, 344-356.

Han, P. (2005): Soziologie der Migration. 2. Auflage. Lutius & Lutius Verlagsgesellschaft. UTB: Stuttgart.

Hilbert, Th., Tempel, G. (2007): Pflegegutachten bei Migrantinnen und Migranten. Ein Bericht zu Daten des Gesundheitsamtes Bremen; Gesundheitsamt Bremen.

Johnson, M.; Bulechek, G.; Butcher, H.; McCloskey Dochterman, J.; Maas, M.; Moorhead, S.; Swanson, E. (2006): NANDA, NOC, and NIC Linkages, 2. Edition. Mosby Elsevier: Philadelphia.

Johnson, M.; Bulechek, G.; Butcher, H.; McCloskey Dochterman, J.; Maas, M.; Moorhead, S. (2001): Nursing Diagnoses, Outcomes, & Interventions. Mosby Elsevier: Philadelphia.

Johnson, M.; Maas, M.; Moorhead, S. (2005): Pflegeergebnisklassifikation (NOC). Übersetzung der 2. Edition Nursing Outcomes Classification. Hans Huber Verlag: Bern.

Kardorff, E. v., Stark, W., Rohner, R. & Wiedemann, P. (Hrsg.) (1989). Zwischen Netzwerk und Lebenswelt - Soziale Unterstützung im Wandel München.

Köster, G. (2002): Gesundheit und Pflege Älterer Migranten. Siebzehnter Bericht zur Altenplanung; Sozialamt – Sozialplanung Aachen.

Lawton, M.B. (1989). Environmental proactivity in older people. In V.L. Bengston & K.W. Schaie (Eds.), The course of later life (pp. 15-24). New York.

McCloskey Dochterman, J. / Bulechek, G. M. (2004): Nursing Interventions Classification (NIC), 4. Edition, Mosby Elsevier: Philadelphia.

Miebach, B. (2006): Soziologische Handlungstheorie. 2. grundl. Überarb. und akt. Aufl.; VS Verlag für Sozialwissenschaften: Wiesbaden.

KAPITEL

7

Kerstin Freund

Gesundheitsförderliches Verhalten

Im Blumenbeet sprießt das Unkraut.

Harald Fitzler ist 68 Jahre alt, ledig und wohnt seit 37 Jahren in seinem kleinen Häuschen in Butzbach. Mit großer Leidenschaft pflegte er den kleinen Garten hinter dem Haus. Täglich verbrachte er nach der Arbeit zwei Stunden im Garten. Zur Entspannung, wie er selbst sagt. Seit er mit 60 Jahren Frührentner wurde, ist er fast den ganzen Tag im Garten. „Es gibt immer etwas zu tun und wenn nicht, dann sitze ich einfach auf der Bank, schaue den Vögeln zu und erfreue mich an den Blumen."

Seit etwa drei Jahren fällt es Harald Fitzler immer schwerer, die Gartenarbeit zu erledigen. Seine Knochen und Muskeln schmerzen, ganz besonders die Knie und Ellenbogen. Morgens hat er den Eindruck, gar nicht in die Gänge zu kommen. Am liebsten würde er sich überhaupt nicht mehr bewegen. Er braucht lange, um abends einzuschlafen und oft wird er zwei- bis dreimal in der Nacht durch die Schmerzen wach. Im zuvor sorgsam gepflegten Blumenbeet ist das Unkraut nicht mehr zu übersehen. Auf die Fragen der Nachbarn, ob sie ihn unterstützen können, antwortet Harald Fitzler mit Erleichterung.

„Ich habe fürchterliche Schmerzen und weiß nicht, wie ich den Einkauf und den Haushalt weiterregeln soll." Der Nachbar Peter Denrad bietet Harald Fitzler daraufhin an, den Wocheneinkauf für ihn mit zu erledigen, wenn er und seine Frau einkaufen fahren. Er sagt, er habe vor drei Wochen in der Zeitung gelesen, dass es jetzt die Möglichkeit gibt, dass jemand kommt, um den Haushalt zu führen. Er gibt Harald Fitzler den Rat, bei der Diakoniestation anzurufen.

Harald Fitzler telefoniert am gleichen Tag mit der Diakoniestation und erhält weitere Informationen. Er macht einen Termin für eine Pflegeberatung aus. Monika Gehhaus, Pflegedienstleitung der Diakoniestation, weiß von Harald Fitzler, dass er sehr viel Wert darauf legt, so lange wie möglich, selbstständig zu bleiben. Das Wichtigste für ihn ist, wieder im Garten arbeiten zu können.

7.1 Pflege

Herr Fitzler leidet aufgrund einer fortgeschrittenen Arthrose (vgl. Pflege heute, 4. Aufl., Kap. 24.10) unter starken Schmerzen. Als er feststellt, dass diese ihn soweit einschränkt, dass er nicht mehr zur Bank im Garten kommt, möchte er wissen, wie er mit seinen gesundheitlichen Einschränkungen umgehen und sein Verhalten so anpassen kann, dass seine Beweglichkeit möglichst lange erhalten bleibt. Sein Ziel ist es, möglichst lange selbständig zu bleiben.

7.1.1 Pflegediagnostik

Bei der Pflegediagnostik für Herrn Fitzler werden besonders die Faktoren berücksichtigt, die dazu beitragen, dass er sein gewünschtes Ziel, beweglich und unabhängig zu bleiben erreicht. Für Harald Fitzler können folgende Pflegediagnosen nach der NANDA Taxonomie II gestellt werden:

- Gesundheitsförderliches Verhalten (Doenges et. al. 2002: 363)
- Chronische Schmerzen (Doenges et al. 2002: 636) (➤ Tab. 9.4)
- Beeinträchtigte körperliche Mobilität (Doenges et.al. 2002: 517) (➤ Tab. 11.1)
- Beschäftigungsdefizit (Doenges et. al 2002: 179)
- Beeinträchtigte Haushaltsführung (Doenges et. al. 2002: 339)

Für die pflegerische Versorgung wird der Schwerpunkt auf die Pflegediagnose gesundheitsförderliches Verhalten gelegt. Der Pflegeplan wird exemplarisch für diese Pflegediagnose erstellt.

Neben diesen Merkmalen (➤ Tab. 7.1) können weitere Äußerungen einen Hinweis auf das Vorliegen der Pflegediagnose geben:

- Geäußerte Besorgnis bezüglich des Einflusses gegenwärtiger Umweltbedingungen auf den Gesundheitszustand (z. B. Herr Fitzler würde an Asthma bronchiale leiden und an einer sehr stark befahrenen Strasse wohnen, was zu einer Verminderung der Luftqualität führt)
- Geäußerter Wunsch, ein co – abhängiges Verhalten zu verändern (z. B. Herr Fitzler hätte ein Kind würde mit in dessen Haushalt leben; da sein Kind an Alkoholismus erkrankt ist, wirkt sich dessen Erkrankung auf seinen Gesundheitszustand aus; *wichtig: dieses Merkmal tritt nur in Zusammenhang mit Suchterkrankungen auf!*)
- Die Pflegefachkraft und die Nachbarn von Herrn Fitzler können von außen folgende Verhaltensweisen beobachten:
- Den Wunsch, ein höheres Niveau von Gesundheit / Wohlbefinden zu erlangen
- Den Wunsch, einen größeren Einfluss auf das Gesundheitsverhalten auszuüben sowie
- Dargestelltes oder beobachtetes Wissensdefizit in Bezug auf gesundheitsfördernde Verhaltensweisen, fehlende Vertrautheit mit gesundheitsbezogenen Ressourcen in der Gemeinde.

7.1.2 Pflegetherapie

Die Pflegedienstleitung der Diakoniestation überlegt mit Herrn Fitzler gemeinsam, welche Ziele angestrebt werden. Dafür zieht die Pflegedienstleitung das folgende Pflegeergebnisse hinzu: Wissen Gesundheitsförderung (Johnson et. al 2005: 438) (➤ Tab. 7.2).

Herr Fitzler und die Pflegedienstleitung kommen zu dem Schluss, dass Herrn Fitzler in erster Linie Informationen dazu fehlen, wie er selbstständig seine Unabhängigkeit erhalten und fördern kann. Daher entscheiden sie sich für das Pflegeergebnis **„Wissen: Gesundheitsförderung"**. Als Ziel hinsichtlich der beeinträchtigten Haushaltsführung verständigen sich Herr Fitzler und die Pflegedienstleitung darauf, dass die entsprechenden Bedarfe und Bedürfnisse von einem externen Netzwerk übernommen werden, da Herr Fitzler auf kein familiäres Netzwerk zurückgreifen kann.

Die Pflegedienstleitung spricht mit Herrn Fitzler die unterschiedlichen Interventionen durch, die für die Zielerreichung zur Verfügung stehen. In die engere Auswahl kommen das Einzeltraining / -schulung, die Gesundheitsschulung, die Führung durch

Tab. 7.1 Pflegediagnose Gesundheitsförderliches Verhalten für Herrn Harald Fitzler (Doenges et. al. 2002: 363).

Definition	Ursachen	Symptome
Aktive Suche einer Person von stabiler Gesundheit nach Möglichkeiten zur Veränderung des persönlichen Gesundheitsverhaltens und / oder der Umgebung, um ein höheres Gesundheitsniveau zu erreichen.	Situations- / entwicklungsbedingte Gegebenheiten, die Sorgen um / über den momentanen Gesundheitszustand auslösen • Schmerzen • Angst"	• Geäußerter Wunsch, ein höheres Niveau von Gesundheit / Wohlbefinden zu erlangen („Das Wichtigste für ihn ist, wieder im Garten arbeiten zu können") • Geäußerter Wunsch, einen größeren Einfluss auf das Gesundheitsverhalten zu haben („und weiß nicht, wie ich den Einkauf und den Haushalt weiterregeln soll") • Aussage, keine gesundheitsbezogenen Ressourcen in der Gemeinde zu kennen

das Gesundheitssystem und die Förderung der Entwicklung des sozialen Netzwerkes.

7.1.3 Pflegeevaluation/Anpassung

Im Rahmen der Pflegeevaluation stellt sich heraus, dass Herr Fitzler alle Stufen zur Verhaltensänderung bereits durchlaufen ist. Anhand der NOC - Tabelle wird das Ausmaß von Verständnis über benötigte Informationen zur Erlangung und Aufrechterhaltung optimaler Gesundheit überprüft und eingeschätzt (➤ Tab. 7.2).

Je nach dem Ergebnis der Pflegeevaluation wird die Pflegeintervention „Führung durch das Gesundheitssystem" aufgenommen, um Herrn Fitzler gezielt Ressourcen aus der Gemeinde und dem Gesundheits- und Altenhilfesystem vorzustellen. Um

Name: Harald Fitzler		Pflegeplan	
Erstellt von:	E.L.	**Ressourcen:** Harald Fitzler ist engagiert und daran interessiert, so lange wie möglich selbstständig zu bleiben.	
Datum/HZ:	NN.NN.200X		
Evaluierung:	NN.NN.200X		
Pflegediagnosen	Pflegeergebnis	Interventionen	Evaluierung
Pflegediagnose: Gesundheitsförderliches Verhalten i/V/m: Äußert, sich Sorgen zum aktuellen Gesundheitszustand zu machen g/d Aussage, keine gesundheitsbezogenen Ressourcen in der Gemeinde zu kennen	**Wissen:** Gesundheitsförderung Begrenztes Wissen über Gesundheitsressourcen (2) erhöht sich zu weitgehender Informiertheit (4)	**Gesundheitsschulung:** - Identifikation von internen und externen Faktoren, die sich negativ auf die Motivation zum gesundheitsförderlichen Verhalten auswirken; **xx.xx.2009; Pflegefachkraft** - Erstellen einer Biografie; 1 x wö. ; **(xx.xx.2009 – xx.xx.2009), Pflegefachkraft** - Ermittlung des Gesundheitswissens und Lebensstils; **xx.xx.2009; Pflegefachkraft** - Entwicklung einer individuellen Schulung; **xx.xx.2009 / KW xx; Pflegefachkraft** - Durchführung der Schulung; **1 x wö. ; 15:00 Uhr – 15:30 Uhr; xx.xx.2009 – xx.xx.2009; Pflegefachkraft** - Evaluation der Schulung; **xx.xx.2009.**	

Abb. 7.1 Pflegeplan für Herrn Harald Fitzler.

Tab. 7.2 Wissen: Gesundheitsförderung (Johnson et. al. 2005: 438).

(1823) Wissen: Gesundheitsförderung Bereich IV: Wissen über Gesundheit und Verhalten Klasse (S) – Gesundheitswissen Skala (i): Keine bis umfassend						
Definition: Ausmaß von Verständnis über benötigte Informationen zur Erlangung und Aufrechterhaltung optimaler Gesundheit.						
Wissen: Gesundheitsförderung		Keine 1	Begrenzt 2	Mäßig 3	Weitgehend 4	Umfassend 5
Indikatoren						
182301	Gesundheitsverhalten	1	2	3	4	5
182302	Gesundheitsressourcen	1	2	3	4	5
182303	Infektionskontrolle	1	2	3	4	5
182304	Persönliche Sicherheit	1	2	3	4	5
182305	Kontrolle über den Gebrauch von Substanzen	1	2	3	4	5
182306	Diät	1	2	3	4	5
182307	Andere (Spezifizieren)	1	2	3	4	5

7

die Ursachen für Gesundheit, Gesundheitsentstehung verstehen und gesundheitsfördernd pflegen zu können, benötigen Pflegende theoretisches Hintergrundwissen.

7.2 Gesundheitswissenschaften

Modelle zur Gesundheit, Gesundheitsentstehung und Gesundheitsförderung beschreiben das Ergebnis der Interaktion zwischen unterschiedlichen Einflussfaktoren auf die Gesundheit (vgl. Pflege heute, 4. Aufl., Kap. 8). Die Modelle zeigen, wie vorhandene Ressourcen genutzt werden können, um Anforderungen zu bewältigen. Die aktive Rolle nimmt jeweils die einzelne Person ein, die den Austausch der Ressourcen ermöglicht, in unserem Fall Herr Fitzler. Die Fragen nach der Entstehung und damit auch den Möglichkeiten der aktiven und bewussten Beeinflussung von Gesundheitsverhalten bleiben bei diesen Modellen unbeantwortet. Sie lassen offen, **wie** eine Person Ressourcen entwickelt und welche Prozesse im Sinne der Gesundheitsförderung unterstützt werden sollen, um beispielsweise die interne Ressource Handlungskompetenz zu fördern.

Ohne das Wissen über die Entstehung von Risikoverhalten oder gesundheitsförderlichem Verhalten ist es im Rahmen der Gesundheitsförderung nicht möglich, effektive und *zielgerichtete Interventionen* zur Prozessgestaltung zu entwickeln, d. h. den Pflegeprozess so zu planen und auszurichten, dass der betroffene Mensch Handlungskompetenzen für ein gesundheitsförderliches Verhalten entwickelt.

7.2.1 Psychologischer Kontext der Verhaltensänderung

Etwas (ver)ändern zu wollen, heißt gewohntes Terrain zu verlassen; sich darauf einzulassen, bisher bekannte Situationen durch veränderte neue zu „ersetzen" und damit im Vorfeld zu wissen, dass für den Umgang mit dieser veränderten Situation ggf. die Kompetenzen fehlen. Diese Kompetenzen oder veränderten Handlungen / Verhaltensmuster müssen über „Energie"aufwand gelernt und trainiert werden. Das ist mit Abstand aufwendiger als routinierte Reaktionen aufrecht zu erhalten und Bedarf daher besonderer Aufmerksamkeit. Eine Möglichkeit einen pflegebedürftigen Menschen gezielt in einen gewünschten oder aus gesundheitlichen Gründen notwendigen Vorhaben der Verhaltensänderung zu unterstützen, bietet das transtheoretische Modell (TTM).

Das transtheoretische Modell (TTM)

Die Entwicklung gesundheitsförderlichen Verhaltens und den damit verbundenen Schwierigkeiten für die betroffene Person wird durch das transtheoretische Modell von James Prochaska und Carlo di Cemente beschrieben nach Keller (in: Keller 1999) deutlich. Es beschreibt Prozesse oder Strategien, die maßgeblich an der Umsetzung von *Verhaltensänderungen* beteiligt sind (Keller 1999). In wissenschaftlichen Überprüfungen dieser Veränderungsstrategien zeigte sich, dass diese auch von Personen eingesetzt werden, die erfolgreich und ohne professionelle Hilfe ein für sie individuelles ungünstiges Verhalten änderten.

DEFINITION

Verhaltensänderung ist ein Prozess, der sich durch das aktive zeitliche Durchlaufen unterschiedlicher, aufeinander aufbauender *Stufen* beschreiben lässt (Prochaska & di Clemente, in: Keller 1999).

Das TTM ist ein Modell intentionaler Verhaltensänderung. Im Mittelpunkt stehen dabei die jeweiligen Entscheidungsprozesse der einzelnen Person, d. h. es wird ein individuelles Vorgehen umsetzt (Keller 1999).

Neben rational-kognitiven Elementen werden auch affektive und verhaltensbezogene Aspekte thematisiert. Soziale und biologische Einflüsse auf das Verhalten werden als externe Einflüsse verstanden, deren Wirkung durch die subjektive Wahrnehmung und Informationsverarbeitung individuell angepasst wird.

Rational-kognitive Strategien der **Verhaltensänderung** sind:

- Steigern des Problembewusstseins
- Emotionales Erleben
- Neubewertung der persönlichen Umwelt
- Selbstneubewertung und die

- Wahrnehmung förderlicher Umweltbedingungen.

Zu den affektiven und verhaltensbezogenen Strategien der Verhaltensänderungen zählen:

- Selbstverpflichtung
- Kontrolle der Umwelt
- Gegenkonditionierung
- Nutzung hilfreicher Beziehungen und die
- (Selbst-) Verstärkung.

Keller (1999) hat **sieben Kernannahmen** zum TTM formuliert:

1. Keine einzelne Theorie kann die gesamte Komplexität von Verhaltensänderungen erfassen
2. Ein praktikables Modell wird daher aus Bausteinen verschiedener Theorien bestehen
3. Verhaltensänderung ist ein Prozess, der über einen längeren Zeitraum in einer bestimmten Abfolge von einzelnen Stufen abläuft
4. Die Stufen der Verhaltensänderung sind stabil und zugänglich für Veränderungen, genau wie Verhalten meist stabil und zugänglich für Veränderung ist
5. Ohne gezielte Interventionen verharren Personen in frühen Stufen der Veränderung; es gibt keine Motivation, „einfach so" die Stufen Verhaltensänderung zu durchschreiten
6. Die Mehrheit der Personen, die Handlungsmaßnahmen zur Verhaltensänderung umsetzen soll, ist dazu nicht bereit
7. Spezifische Veränderungsstrategien und -prinzipien müssen stufenspezifisch vermittelt und angewandt werden, um ein Fortschreiten durch die Stufen zu ermöglichen

Stabile Verhaltensweisen werden in der Regel durch biologische und soziologische Faktoren sowie Selbstkontrollmechanismen aufrechterhalten und sind daher schwer zu verändern. Stufenspezifische Interventionen richten sich überwiegend an die Verbesserung der Selbstkontrollfähigkeit, d. h. die Fähigkeit des alten Menschen die Umsetzung bewusst und aktiv zu steuern.

Stufen der Verhaltensveränderung

Der Prozess der Verhaltensveränderung (➤ Abb. 7.2), den Herr Fitzler durchläuft, lässt sich in fünf bis sechs aufeinander aufbauende Stufen einteilen. Die Zeiträume, die eine Person in den einzelnen Stufen verweilt, sind sehr unterschiedlich. Um das Risiko von Rückfällen in alte Verhaltensweisen oder Stufen zu verringern, ist es für eine Person, die sich im Veränderungsprozess befindet, notwendig, alle Stufen zu durchlaufen und die in diesen Stufen relevanten Verhaltensprozesse umzusetzen. (Prochaska et. al. 1992).Um stufenspezifische Pflegeinterventionen planen zu können, benötigen Pflegefachkräfte Kenntnisse über die Merkmale der einzelnen Stufen.

Stufe 1: Absichtslosigkeit

Eine Person, die sich in dieser Stufe befindet, hat keine Absicht ein spezifisches Verhalten in absehbarer Zeit zu verändern. Dabei ist der Begriff „in absehbarer Zeit" als innerhalb der nächsten sechs Monate definiert (Grimley et. al. 1994). Ursachen dafür können ein Mangel an relevanten Informationen und / oder ein Mangel an Problembewusstsein hinsichtlich der Konsequenzen sein. In dieser Stufe befinden sich auch Personen, die bereits nach mehreren erfolglosen Veränderungsversuchen resigniert haben. Die Stufe der Absichtslosigkeit kann als die stabilste aller Stufen im Rahmen des Modells verstanden werden. Ohne aktive Interventionen ist es relativ unwahrscheinlich, dass Personen aus dieser Stufe in die nächste gelangen (Grimley et. al. 1994).

Stufe 2: Absichtsbildung

Die Stufe der Absichtsbildung grenzt sich von der vorhergehenden dadurch ab, dass die in ihr befindlichen Personen, sich einer bewussten Auseinandersetzung mit ihrem Verhalten gestellt haben, allerdings ohne eine Konsequenz daraus zu ziehen. Die Personen sehen Vor- und Nachteile einer Verhaltensänderung in einer ausgewogenen Balance, was dazu führt, dass sie sich nicht zu einer Handlung zur Verhaltensänderung entschließen. Gleichzeitig bekunden eben diese Personen, eine Veränderung in absehbarer Zeit vornehmen zu wollen. Prochaska et. al., (1992) beschreiben diese Personen als *„knowing where you want to go, but not quite ready yet"* (zit. n. Keller 1999: 21).

Auch diese Stufe wird von den Autoren als sehr stabil bezeichnet.

Stufe 3: Vorbereitung

Personen in der Stufe der Vorbereitung sind hoch motiviert unmittelbar mit der Veränderung des Verhaltens zu beginnen. Individuen werden von den

Autoren in diese Stufe eingeordnet, wenn sie die feste Absicht äußern, in den nächsten 30 Tagen das Zielverhalten zu erreichen und bereits erste Schritte unternommen haben, dies in die Tat umzusetzen.

Die Stufe zeichnet sich besonders durch die Motivation handeln zu wollen aus, sowie durch bereits gezeigtes Verhalten zur Umsetzung einer Veränderung. Wichtiges Merkmal ist die klare Entscheidung für eine Verhaltensänderung. Dies äußert sich oft in Form von konkreten Handlungsplänen sowie dem Sammeln von Informationen und Unterstützung für ihr Vorhaben. Prochaska & di Clemente bezeichnen diese Stufe auch als „Durchgangsstufe" (Keller 1999; 22) und damit als weniger stabil.

Stufe 4: Handlungsstufe

Gekennzeichnet ist die Stufe durch aktive Versuche das spezifische Verhalten zu verändern, was von den einzelnen Personen nur über ein hohes Maß an Entschlossenheit und Engagement zu leisten ist. Abgegrenzt zur Stufe 3 ist die Handlungsstufe in erster Linie dadurch, dass das Zielverhalten in der Handlungsphase bereits erreicht und seit mehr als einem Tag, aber weniger als sechs Monate beibehalten wurde. Da diese Stufe, die aktivste Phase im Prozess der Verhaltensänderung darstellt und einen hohen Aufwand erfordert, birgt sie die höchste Gefahr für die einzelne Person in frühere Phasen zurückzufallen.

Stufe 5: Aufrechterhaltung

Die Stufe der Aufrechterhaltung ist erreicht, wenn das Zielverhalten, hier gesundheitsförderliches Verhalten, zum Zeitpunkt der Befragung seit mehr als sechs Monaten stabil beibehalten wurde.

Stufe 6: Stabilisierungsstufe

Für eine Reihe von Verhaltensweisen hat es sich als sinnvoll erwiesen, eine sechste Stufe einzuführen. Die Stabilisierungsstufe ist dadurch gekennzeichnet, dass

- Die Individuen eine 100%ige Zuversicht haben, das Zielverhalten beibehalten zu können
- Keine Versuchung für einen Rückfall besteht. Die Stabilisierungsstufe kann bis zu 5 Jahren andauern (Grimley et. al. 1994).

Strategien der Verhaltensänderung

Während die Stufen beschreiben, **wann** ein Fortschreiten im Veränderungsprozess stattfindet, zeigen die Veränderungsstrategien das **Wie**. Sie erläutern, durch das Anwenden welcher Strategien eine Person von einer in die andere Stufe gelangt. Diese Strategien sind in kognitive und verhaltensorientierte Strategien unterteilt.

Kognitive Verhaltensänderungsstrategien beziehen sich vorwiegend auf subjektive Bewertungsprozesse und das emotionale Erleben eines Verhaltens bzw. seiner Alternative. Keller (1999) unterscheidet fünf Formen der kognitiven Strategien:

1. **Steigern des Problembewusstseins**
   Diese Strategie umfasst ein bewussteres Wahrnehmen der Gründe, der Konsequenzen und der möglichen Veränderungswege für ein bestimmtes Verhalten. Interventionen, die diesen Prozess fördern, sind u. a. gezielte Rückmeldung zum zu ändernden Verhalten, Aufklärung, Konfrontation sowie Vermitteln von Informationen über unterschiedliche Kommunikationskanäle.
2. **Emotionales Erleben**
   Emotionales Erleben beschreibt, wie ein emotionaler Bezug und eine persönliche Betroffenheit zu dem Verhalten und seinen Konsequenzen hergestellt werden kann. Unterstützende und fördernde Interventionen umfassen Techniken des Psychodramas, Rollenspiele, das Erleben von Trauer und Verlust, klares Formulieren der persönlichen Betroffenheit aber auch Medieneinsätze, die emotionale Aspekte in den Vordergrund stellen.
3. **Neubewertung der persönlichen Umwelt**
   Hier wird das bewusste Wahrnehmen von emotionalen und kognitiven Konsequenzen des eigenen Verhaltens bzw. des Zielverhaltens für die persönliche Umwelt gefördert. Dies kann auch die Wahrnehmung über das eigene positive oder negative Modellverhalten für das persönliche Umfeld einschließen. Prozessförderliche Strategien sind hier das Fördern von Empathien, Tagebuch führen als auch das Fördern der Kommunikation mit Personen aus dem unmittelbaren Umfeld.
4. **Selbstneubewertung**
   Diese Strategie zielt auf die Offenlegung der Konsequenzen des momentanen Verhaltens und des

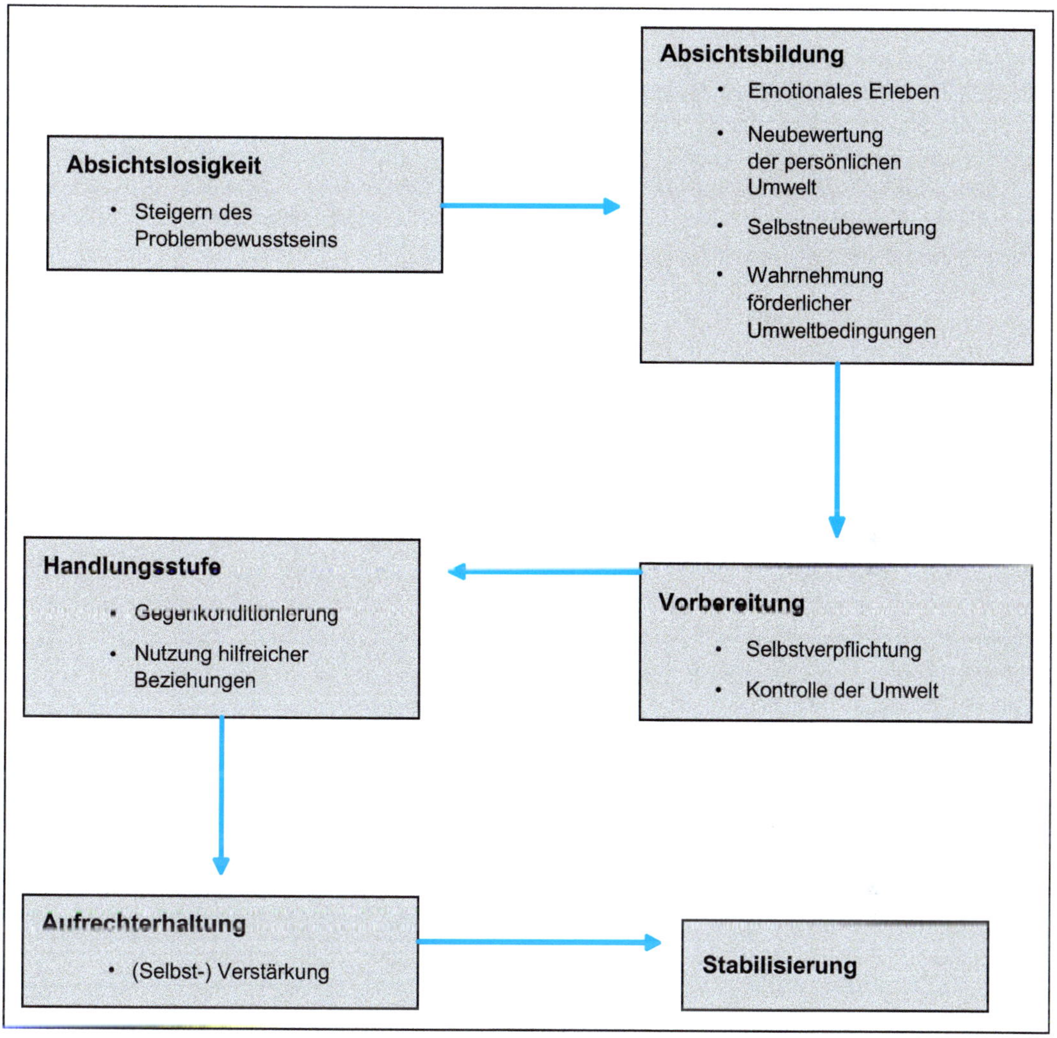

Abb. 7.2 Stufen der Verhaltensänderung.

Zielverhaltens für die eigene Person. Es geht um die Beeinflussung des „self-image" (Selbstbildes), das mit Verhalten und Zielverhalten einhergeht. Eine verstärkte Nutzung dieser Strategie wird durch eine Analyse der persönlichen Wertvorstellungen gefördert, durch Orientierung an Modellpersonen, die das Zielverhalten bereits umsetzen, oder durch Vorstellungen, in denen ein alternatives Rollenbild eingeführt wird.

5. **Wahrnehmen förderlicher Umweltbedingungen**
   Diese Strategie wird auch als „*soziale Befreiung*" (Keller 1999: 27) bezeichnet. Sie beschreibt das aktive Wahrnehmen und Bewusstmachen von Umweltbedingungen, die die Veränderung des Verhaltens erleichtern.

Neben den kognitiven führt Keller (1999) die **verhaltensorientierten Strategien** auf. Hier nennt er fünf verschiedene Strategien, die den Prozess der handlungsbezogenen Strategien beschreiben. Diese Strategien sind vor allem für die Stufen der *Vorbereitung bis Aufrechterhaltung* relevant.

Zunächst wird die Strategie der **Selbstverpflichtung** aufgeführt. Diese umfasst die Überzeugung, dass eine Veränderung möglich ist, sowie die Selbstverpflichtung, diese Veränderung auch tatsächlich umzusetzen. Dieser Prozess entspricht am ehesten dem Konzept der „**Willensstärke**" (Keller 1999: 28).

Es beschreibt ein „**Sich einlassen**“ (ebd.) auf eine Veränderung ohne die vollständige Information über den Ausgang dieser Handlung. Förderliche Strategien sind das öffentliche Bekunden der Absichtsänderung oder das Verbinden der Absichtsänderung mit bestimmten Ankerpunkten, d. h. Meilensteinen bzw. Zwischenzielen. Unterstützend wirkt sich auf die Entwicklung der Selbstverpflichtung, wenn verschiedene Handlungsalternativen bestehen. Dies ermöglicht eine Auswahl und vermindert die Resignation beim Scheitern einer Handlungsstrategie.

Als zweite Strategie wird die **Kontrolle der Umwelt** genannt, die sich durch das Bereitstellen von Anreizen für eine Verhaltensänderung und das Zielverhalten auszeichnet. Zudem werden Orte und Personen gemieden, die dem Prozess hinderlich sind, die eigene Umwelt wird aktiv umgestaltet. Dem schließt sich die Strategie der **Gegenkonditionierung** an. Hier werden bewusst ungünstige Verhaltensweisen durch gesundheitsförderliche Verhaltensweisen ersetzt. Sie beschreibt das Einsetzen von positiven Strategien, um negative Konsequenzen auszubalancieren. Die **Nutzung hilfreicher Beziehungen** umfasst das aktive Bitten oder Einfordern von konkreter sozialer Unterstützung, aber auch die Fähigkeit, Unterstützung anzunehmen und durch vertrauensvolle Beziehung zu erfahren. Unterstützt werden, kann dieser Prozess durch Kommunikationsübungen z. B. in Rollenspielen, Übungen zum Aufbau von Beziehungen, das Einrichten regelmäßiger Kontakte und aktives Einbinden von Freunden.

Als letzte der verhaltensorientierten Strategien führt Keller (1999) die **(Selbst-) Verstärkung** auf. Hier wird bewusst die Strategie der Belohnung eingesetzt, für Schritte, die in die gewünschte Richtung führen. Dabei kann es sich um materielle Verstärker als auch um immaterielle Belohnungen handeln. Bei Herrn Fitzler ist keine Unterstützung zur Förderung eines gesundheitsförderlichen Verhaltens notwendig, da er bereits selbstständig alle erforderlichen Maßnahmen und Handlungen ergreift, die seine Gesundheit und Selbstständigkeit fördern. Unterstützung durch die Pflegekräfte könnte in den Stufen der Aufrechterhaltung und Stabilisierungsphase geleistet werden, da sich die Stufen bei Herrn Fitzler wie folgt beschreiben lassen:

Absichtslosigkeit

Diese Stufe kann bei Herrn Fitzler nicht festgestellt werden, da er zum einen den Vorschlag seines Nachbars sofort aufgreift, zum anderen dem Pflegedienst mitteilt, dass er sehr viel Wert darauf legt selbstständig zu bleiben. Er fragt, welche Möglichkeiten es gibt, um weiterhin im Garten tätig sein zu können.

Absichtsbildung

Eine Absichtsbildung ist nicht erforderlich, da aus den Handlungen von Herrn Fitzler hervor geht, dass er eine Änderung der Situation anstrebt. Deutlich wird dies insbesondere daran, dass er noch am selben Tag bei der Diakoniestation anruft und einen Termin für eine Pflegeberatung vereinbart.

Vorbereitung

Die Stufe der Vorbereitung ist bei Herrn Fitzler durch das Telefonat und die Terminabsprache bereits sichtlich umgesetzt.

Handlungsstufe

Nach der Pflegeberatung durch Monika Gehhaus wird Herr Fitzler auf unterschiedliche Unterstützungsmaßnahmen, Hilfsmittel und Ressourcen aus der Nachbarschaft sowie dem Gesundheits- und Altensystem zurückgreifen können. Seine Aufgabe wird sein, diese Unterstützungsmaßnahmen aktiv anzunehmen und in den Alltag einzubinden. Dies kann für ihn auch bedeuten, bestimmte Tätigkeiten und Hobbies, d. h. einen Teilbereich seiner jetzigen Selbstständigkeit zu Gunsten der Tätigkeit im Garten aufzugeben.

Aufrechterhaltung

In Phasen des Zweifels oder wenn Herr Fitzler in alte, gewohnte Verhaltensmuster zurückfällt, ist es Aufgabe der Pflegekraft, ihn in seinen Handlungen zu bestärken. Insbesondere, wenn Herr Fitzler Schwierigkeiten damit bekommt, einen Teilbereich seiner Selbstständigkeit aufgeben zu müssen, ist es notwendig ihm immer wieder erneut zu erklären, warum dies vereinbart wurde .

Stabilisierungsphase

Die Dauer der Stabilisierungsphase kann man bei Herrn Fitzler sehr schwer einschätzen, da es aufgrund seiner Erkrankung notwendig werden kann, kontinuierlich sein Verhalten gesundheitsförderlich zu verändern, d. h. dem veränderten oder verschlechtertem Gesundheitszustand anzupassen. Eine Hauptaufgabe der Pflegekräfte besteht darin, Herrn Fitzler entsprechend seiner Erkrankung kontinuierlich in einer Verhaltensänderung zu bestärken, um eine Resignation zu vermeiden.

REFLEXIONSFRAGE

Haben Sie Erfahrungen, mit Verhaltensänderungen bei sich selbst? Wie würden Sie Herrn Fitzler unterstützen, wenn er kein gesundheitsförderliches Verhalten zeigen würde?

LITERATUR

Doenges, M.; Moorhouse, M. F.; Geissler – Murr, A. (2002): Pflegediagnosen und Maßnahmen. Hans Huber Verlag: Bern.

Johnson, M.; Bulechek, G.; Butcher, H.; McCloskey Dochterman, J.; Maas, M.; Moorhead, S.; Swanson, E. (2006): NANDA, NOC, and NIC Linkages, 2. Edition. Mosby Elsevier: Philadelphia.

Johnson, M.; Bulechek, G.; Butcher, H.; McCloskey Dochterman, J.; Maas, M.; Moorhead, S. (2001): Nursing Diagnoses, Outcomes, & Interventions. Mosby Elsevier: Philadelphia.

Johnson, M.; Maas, M.; Moorhead, S. (2005): Pflegeergebnisklassifikation (NOC). Übersetzung der 2. Edition Nursing Outcomes Classification. Hans Huber Verlag: Bern.

Keller, S. (1999): Motivation zur Verhaltensänderung. Lambertus Verlag: Freiburg.

McCloskey Dochterman, J. / Bulechek, G. M. (2004): Nursing Interventions Classification (NIC), 4. Edition, Mosby Elsevier: Philadelphia.

KAPITEL

8 Gefahr eines Immobilitätssyndroms

Kerstin Freund

„Ich klebe hier fest!"

Frau Else Naumann ist eine 90-jährige Dame, die an Demenz im fortgeschrittenen Stadium erkrankt ist. Sie ist seit drei Monaten bettlägerig und wird nur mobilisiert, wenn es die Zeit der Pflegekräfte zulässt. Frau Naumann wiegt bei einer Körpergröße von 168 cm nur noch 47 kg und lehnt immer wieder Speisen und Getränke ab. Ihr Puls an der A. Radialis ist kaum tastbar und ihr Hautturgor stark vermindert. Der 24 - Stunden - Flüssigkeitsbilanz zufolge scheidet sie 250 ml dunkelgelben, scharf riechenden Urin aus. Während der Körperpflege hat sie ein schmerzverzerrtes Gesicht. Wenn sie im Bett positioniert wird, schlägt sie hin und wieder nach den Pflegekräften und äußert sich unartikuliert.

Miriam Hauser arbeitet seit einem Jahr als Ehrenamtliche in der Pflegeeinrichtung. Sie ist 42 Jahre alt und Mutter von zwei Kindern. Seit Beginn ihrer Tätigkeit begleitet sie Else Naumann. Wenn Frau Hauser an das Bett von Else Naumann tritt, spricht sie diese immer mit ihrem Namen an. „Frau Naumann. Guten Tag." Frau Naumann klammert sich oft an Miriams Händen fest und schaut sie wortlos mit weit offenen Augen an. Miriam erzählt Else Naumann von ihrem Sohn, einem eifrigen Motorradfahrer, der bald wieder zu Besuch kommen wird; wie jeden Mittwoch. Dann gibt sie Else Naumann das Bild von ihrem Sohn, das auf dem Nachtschränkchen steht, in die Hand. Else Naumanns Augen strahlen dann, sie lallt und spricht in kurzen, bruchstückhaften Sätzen, die Miriam kaum versteht. Als Miriam Frau Naumann anbietet, sie aus dem Bett zu holen und in einem Pflegesessel ins Wohnzimmer des Wohnbereiches zu bringen, sagt diese: „Ich klebe hier fest! Ich will hier nicht mehr liegen, knöpfe mir bitte alles auf!"

8.1 Pflege

Bettlägerigkeit wie bei Frau Naumann entsteht in der Altenpflege meist nicht von heute auf morgen, sondern in einem schleichenden Prozess. Dieser wird im pflegerischen Alltag kaum wahrgenommen und oft als unvermeidbares Schicksal betrachtet. Bettlägerigkeit ist ein länger anhaltender Zustand, bei dem sich eine Person *„am Tag und in der Nacht überwiegend im Bett oder auf dem Sofa halb sitzend oder liegend aufhält“* (Höwler 2006: 104). Bettlägerige Personen erleben eine starke Beschränkung ihres Lebensraumes, der sich auf das Pflegebett eingrenzt und nicht als Privatsphäre wahrgenommen werden kann, da Pflegekräfte jederzeit innerhalb dieses Bereiches tätig werden (können).

8.1.1 Pflegediagnostik

Aufgrund der Informationen aus der Fallschilderung können für Frau Naumann folgende Pflegediagnosen nach der NANDA Taxonomie II gestellt werden:

- Gefahr eines Immobilitätssyndroms (Doenges et. al.2002: 437)
- Flüssigkeitsdefizit (Doenges et. al.2002: 319 - 330)
- Chronische Verwirrtheit (Doenges et. al.2002: 850)
- Chronische Schmerzen (Doenges et. al.2002: 636)
- Beeinträchtigte verbale Kommunikation (Doenges et. al.2002: 459)
- Gefahr einer sozialen Isolation (Doenges et. al.2002: 454)

Im Fokus soll bei Frau Naumann die Pflegediagnose „Gefahr eines Immobilitätssyndroms“ stehen. Die bei Frau Naumann gestellte Pflegediagnose ist wie folgt definiert:

Formen der Bettlägerigkeit

Für die umfassende Diagnosestellung muss zwischen drei verschiedenen Formen der Bettlägerigkeit unterschieden werden:

Schwere Bettlägerigkeit liegt vor, wenn eine Person strikte Bettruhe verordnet bekommen hat oder wie Frau Naumann überwiegend 24 Stunden im Bett verbringt. Die **mittlere Bettlägerigkeit** ist da durch gekennzeichnet, dass die betroffene Person ihre Zeit überwiegend im Bett verbringt, jedoch für Aktivitäten wie den Toilettengang oder die Mahlzeiten das Bett verlässt. Bei einer **leichten Bettlägerigkeit** verbringt die betroffene Person etwa vier bis fünf Stunden am Tag außerhalb des Bettes. Diese werden dann im Rollstuhl oder Sessel verbracht. Entscheidend für die Beurteilung von Bettlägerigkeit ist nicht die Dauer der Stunden, die eine Person im Bett verbringt, sondern die Möglichkeit sich fortbewegen zu können, d. h., dass es für die betroffene Person unerheblich ist, ob sie ans Bett oder an den Sessel „gefesselt“ ist (Höwler 2006).

Entstehung von Bettlägerigkeit

Auf die Entstehung von Bettlägerigkeit wirken mehrere Faktoren ein, die sich nicht auf Alter und Erkrankung beschränken lassen. Die Faktoren können im Pflegebedürftigen selbst begründet sein oder auf die Pflegenden und strukturelle Rahmenbedingungen der Pflege zurückzuführen sein. Die Entstehung von Bettlägerigkeit kann durch folgende Faktoren begünstigt werden:

- Sie empfinden sich als Last
- Selbstschutz vor der Außenwelt und den als fremd empfundenen Reizen

Tab. 8.1 Pflegediagnose Gefahr eines Immobilitätssyndroms für Else Naumann (Doenges et. al. 2002 437).

Definition	Ursachen (exemplarisch)	Symptome (exemplarisch)
Ein Zustand, bei dem die Gefahr von Schädigungen als Folge verordneter oder unvermeidbarer körperlicher Inaktivität besteht	• Angst vor Stürzen • Selbstschutz vor der Außenwelt und den als fremd empfundenen Reizen • Rückzug aufgrund fehlenden Lebenssinns • Fehlende soziale Kontakte • Schwere Erkrankung • Körperliche und / oder psychischer Erschöpfung.	• Inappetenz • Inkontinenz • Harnwegsinfektion • Harnretention • Obstipation • Verwirrtheit • Hautschädigungen

- Angst vor Stürzen und einer damit einhergehenden Selbsteinschränkung des Bewegungsradius
- Rückzug aufgrund fehlenden Lebenssinns
- Fehlende soziale Kontakte
- Schwere Erkrankung
- Körperliche und / oder psychischer Erschöpfung oder
- Starke Schmerzen.

Wenn Pflegekräfte überlastet sind, wird es als selbstverständlich angesehen Frau Naumann zur Körperpflege im Bett zu lassen und ihr die Mahlzeiten im Bett anzureichen. Zeitmangel führt auch dazu, dass Pflegekräfte keine zielgerichteten Aktivitäten mit Frau Naumann außerhalb des Bettes durchführen können, so dass Frau Naumann auch unabhängig von der fortgeschrittenen Demenz, ein Grund fehlt, das Bett zu verlassen.

Um einen pflegebedürftigen Bewohner zu motivieren, eigenständig Aktivitäten zu wählen und umsetzen bedarf es gut qualifizierter Pflegekräfte. Aufgrund der geringen Fachkraftquote in Pflegeeinrichtungen (50%) kann diese Qualifizierung jedoch nicht vorausgesetzt werden. Auch fehlende Techniken des sicheren Transfers oder Prinzipien der Kinästhetik sind noch nicht allen in der Pflege Tätigen, wie Frau Hauser bekannt oder werden von ihnen umgesetzt (Höwler 2006).

Folgen der Bettlägerigkeit

Folge der Bettlägerigkeit ist die so genannte *„Liegepathologie“* (zit. n. Höwler 2006: 104), die sich körperlich, seelisch und sozial bei Frau Naumann auswirkt und zu einer stärkeren Abhängigkeit führt. Für Frau Naumann kann die Bettlägerigkeit folgende Konsequenzen nach Höwler (2006: 105) haben:

Körperliche Ebene
- Muskelatrophie
- Aktivitätsintoleranz
- Beeinträchtigte Mobilität im Bett
- Dekubitus-, Thrombose-, Pneumonie- und Kontrakturengefahr.

Psychisch-emotionale Ebene
- Desorientierung
- Sturzangst
- Sensorische Deprivation
- Depression
- Einbußen der geistigen Leistungsfähigkeit
- Störungen der Körperwahrnehmung
- Hoffnungslosigkeit
- Ungewissheit
- Machtlosigkeit (➤ Kap. 15).

Soziale/sinnsuchende Ebene
- Beobachtung von Schluckstörungen
- Pflegebett als Wohnstätte
- Eingeschränkter Aktionsradius
- Verlust der Privatsphäre
- Rückzug der Angehörigen
- Weniger Kontakt mit Pflegenden
- Wahrnehmung der eigenen Person als Mängelwesen
- Verlust an Autonomie in der Gestaltung des Lebens (Entmenschlichung und Selbstentfremdung)
- Sozialer Tod.

Prävention von Bettlägerigkeit

Höwler (2006) schlägt als grundlegende Interventionen zur Prävention von Bettlägerigkeit die Milieugestaltung vor, die es Frau Naumann ermöglichen soll, sich in der Pflegeeinrichtung und dem eigenen Zimmer zu Hause zu fühlen. Um das Bett problemlos verlassen zu können, sollte dieses auf einer Höhe eingestellt sein, dass jeder Zeit ein gefahrloses Verlassen und wieder Aufsuchen des Bettes ermöglicht wird. Auch die Pharmakotherapie ist zu überdenken, da diese sich begünstigend auf den Prozess der Bettlägerigkeit auswirkt.

Darüber hinaus beugt eine rechtzeitige Einschätzung in wiefern eine Gefahr für den Pflegebedürftig-

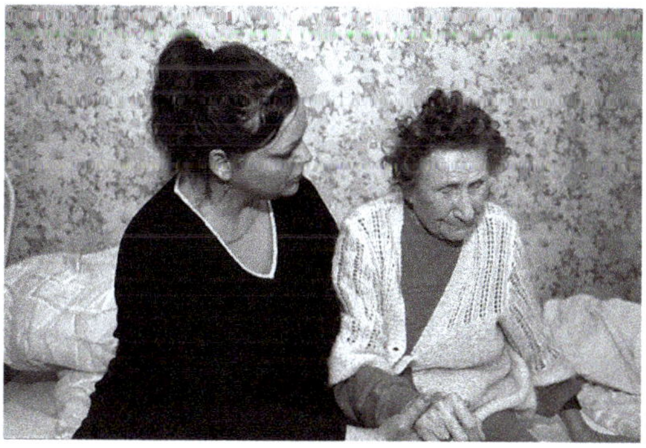

Abb. 8.1 Vertrauensvolle Beziehung. [K115]

keit besteht, bettlägerig zu werden, vor. Die konsequente Umsetzung der aktivierenden Pflege bei Frau Naumann ist ein wesentlicher Punkt in der Prävention. Dabei ist jedoch ihre individuelle Situation zu berücksichtigen, da nicht immer ein Verlassen des Bettes und die Aktivierung sinnvoll sind. Grundsätzlich benötigt eine pflegebedürftige Person Anreize zum Verlassen des Bettes. Dies kann über eine vertrauensvolle Beziehung zur pflegebedürftigen Person, wie dies in der Bezugspflege ermöglicht wird, unterstützt werden. Anreize sind das therapeutische Milieu, die Biographie und geeigneter Sitzkomfort außerhalb des Bettes. Dies wird unterstützt durch gesundheitsförderliche, sichere Transfertechniken und eine gezielte, individuelle Sturzprävention, um die Angst vor Stürzen zu vermindern (Höwler 2006).

Mögliche Komplikationen

Frau Naumann ist aufgrund ihrer aktuellen Pflegesituation für das Auftreten folgender Komplikationen besonders gefährdet:

- Dekubitus
- Obstipation
- Unwirksame Reinigungsfunktion der Atemwege
- Thrombose
- Harnwegsinfektion/-retention
- Verminderte Kraft/Ausdauer
- Orthostatische Hypotension
- Herabgesetzte Beweglichkeit der Gelenke (beeinträchtigte körperliche Mobilität)
- Desorientierung
- Körperbildstörung
- Machtlosigkeit.
- Aufgabe der Pflegefachkräfte ist es, diese Komplikationen zu verhindern. Daher werden bei der Gefahr eines Immobilitätssyndroms folgende Ziele angestrebt:
- Vermeidung der Konsequenzen von Immobilität (physiologisch)
- Vermeidung der Konsequenzen von Immobilität (physiologisch).

8.1.2 Pflegetherapie

Für Frau Naumann werden nur Hauptinterventionen zum Pflegeziel, Vermeidung von Konsequenzen der Bettlägerigkeit ausgewählt.

Name: Else Naumann		Pflegeplan	
Erstellt von:	E.L.	**Ressourcen:** Else Naumann akzeptiert die ehrenamtliche Helferin und hat Vertrauen zu ihr.	
Datum/HZ:	NN.NN.200X		
Evaluierung:	NN.NN.200X		
Pflegediagnosen	Pflegeergebnis	Interventionen	Evaluierung
Pflegediagnose: Gefahr eines Immobilitätssyndrom Risikofaktoren - Starke Schmerzen - Mechanische Immobilisierung - Veränderter Bewusstseins-zustand	**Konsequenzen von Immobilität: physiologisch** - weitgehend gefährdet → leichte Gefährdung **Konsequenzen von Immobilität: psychologisch** - weitgehend gefährdet → leichte Gefährdung	- Krafttraining; **Mo., Do.; Krankengymnastik** - Bewegungsübungen; **mo./abds.; Pflegefachkraft** - Ernährungsmanagement; **5 x tgl.; Pflegefachkraft, Pflegekraft, Diätassistentin, Hauswirtschaft** - Darmmanagement; **Mi., Fr.; Pflegefachkraft** - Thromboseprophylaxe; **mo./abds. Pflegekraft; Pflegefachkraft** - Flüssigkeitsmanagement; **7 x tgl.; Pflegekraft, Hauswirtschaft, Pflegefachkraft** - Flüssigkeitsbeobachtung; **20:00 Uhr; Pflegefachkraft** - Medikamentenmanagement / -verwaltung; **3 x tgl.; Pflegefachkraft, Di., Pflegfachkraft** - Dekubitusprophylaxe; **2 stdl.; Pflegefachkraft, Pflegekraft** - Urinausscheidungsmanagement; **5 x tgl. Pflegefachkraft** - Kognitive Stimulation; **5 x tgl.; Pflegefachkraft** - Emotionale Unterstützung; **Di.., Sa.; M. Hauser; Mi, Sohn** - Schlafförderung; **21:00 Uhr; Pflegekraft** - Aktivitäts- / Beschäftigungstherapie; **Mo., Mi., Fr.; Ergotherapeut/in** - Ruhe- Aktivitäts – Management; **tgl.; alle.**	

Abb. 8.2 Pflegeplan für Else Naumann.

8.1.3 Pflegeevaluation/ Pflegeanpassung

Schwerpunkt der Pflegeevaluation liegt darauf, die Risikofaktoren zu kontrollieren, die sich auf die physiologischen Konsequenzen der Immobilität beziehen, um zu verhindern, dass sich aus der „Gefahr" ein „handfestes" Immobilitätssyndrom entwickelt. Die Auswertung Physiologische Konsequenzen von Immobilität erfolgt exemplarisch (➤ Tab. 8.2). Die Auswertung der Konsequenzen von Immobilität auf die Psyche ist ebenfalles erforderlich (Johnson et al. 2005: 195).

Aufgrund der hohen Gefährdung, der zahlreichen möglichen Komplikationen sowie dem Wechselspiel zwischen den einzelnen Risikofaktoren und möglichen Komplikationen wird die Pflegeplanung nach jeder Evaluation **angepasst.**

Tab. 8.2 Konsequenzen von Immobilität (Physiologische) Johnson et. al. 2005: 193.

(0204) Konsequenzen von Immobilität: Physiologische Bereich I: Funktionale Gesundheit Klasse C - Mobilität Skala (n): Schwer bis Keine						
Definition: Gefährdung der physiologischen Funktionsfähigkeit infolge beeinträchtigter physischer Mobilität						
Konsequenzen von Immobilität: Physiologische		Schwer 1	Weitgehend 2	Mäßig 3	Leicht 4	Keine 5
Indikatoren:						
020401	Druckgeschwüre	1	2	3	4	5
020402	Obstipation	1	2	3	4	5
020403	Koteinklemmung	1	2	3	4	5
020404	Verminderter Ernährungsstatus	1	2	3	4	5
020405	Hypoaktiver Darm	1	2	3	4	5
020406	Paralytischer Ileus	1	2	3	4	5
020407	Harnkonkremente	1	2	3	4	5
020408	Harnverhalt	1	2	3	4	5
020409	Fieber	1	2	3	4	5
0204010	Harnwegsinfektion	1	2	3	4	5
0204011	Verminderte Muskelstärke	1	2	3	4	5
0204012	Verminderter Muskeltonus	1	2	3	4	5
0204013	Knochenfraktur	1	2	3	4	5
0204014	Beeinträchtigte Gelenkbewegung	1	2	3	4	5
0204015	Kontrahierte Gelenke	1	2	3	4	5
0204016	Versteifte Gelenke	1	2	3	4	5
0204017	Orthostatische Hypotonie	1	2	3	4	5
0204018	Venenthrombose	1	2	3	4	5
0204019	Lungenstauuung	1	2	3	4	5
0204020	Verminderte Hustenfähigkeit	1	2	3	4	5
0204021	Verminderte Vitalkapazität	1	2	3	4	5
0204022	Pneumonie	1	2	3	4	5
0204023	Andere (Spezifizieren)	1	2	3	4	5

8.2 Gerontologie

Frau Naumann weist typische Charakteristika des Alterns auf, z. B. strukturelle und funktionelle Veränderungen der Organe und des Gewebes sowie die Abnahme der Leistungsfähigkeit und Belastbarkeit. Diese physiologischen Veränderungen des Alterns begünstigen das Auftreten von Krankheiten (Brandenburg, 2004; Hasseler & Görres 2005; Rosenbrock & Gerlinger 2004; DZA, 2002). Als Risikofaktor sind neben dem Alter auch der sozio – ökonomische Status, Coping und Arbeits(er)leben aufzuführen (DZA 2002). Als ein typisches Gesundheitsphänomen im Alter ist daher die **Multimorbidität** zu nennen. Der Begriff „Multimorbidität" ist nicht einheitlich definiert. Derzeit wird damit das gleichzeitige Auftreten von mindestens fünf körperlichen Erkrankungen bezeichnet. Dieser Definition zufolge gehört Frau Naumann zu etwa 88% der 70-und über 70–jährigen multimorbid den Personen. (DZA 2002; Hasseler & Görres 2005). Etwa 21% müssen gleichzeitig wegen mindestens fünf vorliegender Erkrankungen medikamentös behandelt werden. Multimorbidität hat weitreichende Auswirkungen auf die gesundheitliche Entwicklung im Alter, da ein enges Zusammenspiel zwischen verminderten Leistungs- bzw. Funktionsressourcen und chronischen Erkrankungen besteht. Die Folge für Frau Naumann ist eine negative Beeinflussung der physischen und psychischen Morbidität, den Funktionseinschränkungen, der sozialen Aktivität und der gesundheitsbezogenen Lebensqualität, (DZA 2002; Hasseler & Görres 2005).

Ein relevantes Altersphänomen ist darüber hinaus das „underreporting". Dies beschreibt die nicht diagnostizierten Gesundheitsprobleme älterer und hochbetagter Personen. So sind auch bei Frau Naumann nicht alle Erkrankungen aufgeführt, die ihren derzeitigen Gesundheitszustand angemessen beschreiben oder erklären. Hausärzten sind nur etwa ⅔ aller Gesundheitsprobleme ihrer älteren Patienten bekannt. Erst arztiniziierte Kontakte, wie Vorsorgeuntersuchungen, fördern wichtige Gesundheitsprobleme im Alter zutage (DZA 2002). Diese können von Frau Naumann selbst nicht mehr wahrgenommen werden.

Die häufigsten Diagnosen im Alter sind dem Deutschen Zentrum für Altersfragen (DZA 2002) zufolge:

- Hyperlipidämie
- Hypertonie
- Varikosis
- Herzinsuffizienz
- Zerebralarteriosklerose
- Koronare Herzkrankheit und
- Osteoarthrose.

Von den Betroffenen selbst werden als häufigste Beschwerden Stürze, Schwindel, Atemnot, chronische Schmerzen, Prostata–Probleme, Inkontinenz, Angst, Verlusterleben und Kontaktdefizit genannt (DZA 2002). Brandenburg (2004) fasst dies unter den Oberbegriffen chronische Erkrankungen des Bewegungsapparates und des Herzkreislaufsystems zusammen. Die These der *„Kompression von Morbidität"* (Brandenburg 2004: 64) geht davon aus, dass durch den medizinischen Fortschritt, Prävention und (Früh)Rehabilitation der Verlauf von (schwerer) Pflegebedürftigkeit verhindert oder verzögert werden kann.

8.3 Recht

Aufgrund des hohen Risikos des Auftretens von Komplikationen bei Personen mit der Gefahr eines Immobilitätssyndroms sollten Pflegekräfte sich ihrer Verantwortung der damit verbundenen möglichen Haftung bewusst sein. Haftungsrelevante Paragraphen sind (vgl. Höfert 2006):

Haftungsrelevante Paragrafen	
Art. 1 GG	Würde des Menschen
Art. 2 GG	Handlungsfreiheit, Freiheit der Person
§ 228 StGB	Körperverletzung mit Einwilligung
§ 223 StGB	Körperverletzung
§ 224 StGB	Gefährliche Körperverletzung

§ 225 StGB	Misshandlung von Schutzbefohlenen
§ 226 StGB	schwere Körperverletzung
§ 227 StGB	Körperverletzung mit Todesfolge
§ 229 StGB	fahrlässige Körperverletzung
§ 239 StGB	Freiheitsberaubung
§ 323c StGB	Unterlassene Hilfeleistung
§ 249 BGB	Art und Umfang des Schadenersatzes
§ 253 BGB	immaterieller Schaden
§ 276 BGB	Verantwortlichkeit des Schuldners
§ 280 BGB	Schadensersatz wegen Pflichtverletzung
§ 823 BGB	Schadensersatzpflicht
§ 3 Berufsordnung DPR	Berufspflichten
§§112, 137, 294 SGB V	Dokumentationspflicht
§§ 80, 104, 105 SGB XI	Dokumentationspflicht
§ 3 Abs. 2 KrPflG	Dokumentationspflicht
§ 3 AltPflG	Dokumentationspflicht
§§ 11, 13 Heim G	Dokumentationspflicht

8.4 Pharmakologie

Ältere Menschen, wie Frau Naumann haben ein höheres Risiko eine mögliche inadäquate Medikation zu erhalten, da sich mit den altersbedingten physiologischen Veränderungen auch die Pharmakokinetik und–dynamik der verabreichten Medikation verändert. Insbesondere die Multimorbidität, funktionalen Einschränkungen und kognitiven Defizite von Frau Naumann verändern die Bedarfe und erhöhen das Risiko von Nebenwirkungen oder Intoxikation (Panaiounou et. al. 2002). Nicht nur die Intoxikation, auch die inadäquate Medikation an sich erhöhen die Kosten im Gesundheitswesen (Niwata et. al. 2006). Dies kann zu komplexen Wechselwirkungen führen (Rancourt et. al. 2004; Panaiounou et. al., 2002; Niwata et. al. 2006). Dabei sind Personen in Pflegeeinrichtungen noch häufiger von inadäquter Medikation betroffen als alte Menschen in der ambulanten Versorgung (Panaiounou et. al. 2002). Von einer möglichen inadäquaten Medikation für Frau Naumann wird gesprochen, wenn das Risiko von Wechselwirkungen und Intoxikation den Nutzen des bzw. der Medikamente übersteigt (Rancourt et. al. 2004). Dabei kann ihre Medikation in den Bereichen:

- Medikation
- Dauer der medikamentösen Therapie
- Dosierung und
- Wechselwirkungen der Medikamenten

inadäquat sein.

Die überwiegende Anzahl inadäquater Medikation fällt in den Bereich der Wechselwirkungen, gefolgt von der Dauer der medikamentösen Therapie, Fehlmedikation und zu letzt einer inadäquaten Dosis. Davon sind Personen im Alter von 65–74 Jahren am häufigsten betroffen, was darauf zurückzuführen ist, dass diese Altersgruppe mit fast 60 % überwiegend fünf und mehr Medikamente verschrieben bekommt. In der Altersgruppe von Frau Naumann, d. h., den 85 –jährigen und ältern, sind es nur noch 43,8%. Bei einer Anzahl von fünf und mehr Medikamenten wird von **Polypharmakologie** gesprochen (Rancourt et. al. 2004).

Über 50% der älteren Menschen sind von einer möglichen inadäquaten Medikation betroffen, in dem mindestens ein Medikament das Risiko für den alten Menschen für erhebliche Nebenwirkungen und Intoxikation den Nutzen des Medikaments übersteigt (Rancourt et. al. 2004). Die Medikation sollte möglichst oral verabreicht werden, eine einschleichende Gabe wird aufgrund der veränderten bzw. verlangsamten Stoffwechselabläufe empfohlen.

8.5 Rehabilitation

Der gesetzliche Auftrag der Pflegeversicherung mit dem Grundsatz „Rehabilitation vor Pflege“ und die demografische Entwicklung lassen die geriatrische Rehabilitation, im SGB V und XI als medizinische Rehabilitation aufgeführt an Bedeutung gewinnen.

Ca. 80% der Leistungsempfänger der Pflegeversicherung sind 65 Jahre und älter, so auch Frau Naumann. Insbesondere Personen, die einen Antrag auf Pflegeleistungen stellen, jedoch durch die Gutachter des MDK als nicht pflegebedürftig (Pflegestufe 0) im Sinne des SGB XI eingestuft werden, können eine Zielgruppe für Maßnahmen der geriatrischen Rehabilitation zur Verhütung von Pflegebedürftigkeit sein (BAR, 2006). Ziel der geriatrischen Rehabilitation ist die Erhaltung und Wiederherstellung von:

- Selbstständigkeit
- Selbstverantwortung
- Spezifische Fertigkeiten
- Soziale Integration und
- Lebensqualität (BMFSFJ 2001).

Hintergrund der Überlegungen für präventive und rehabilitative Maßnahmen bei alternden Menschen ist die Entwicklung von Verlusten der Funktionsfähigkeit, d.h. der Entstehung von Beeinträchtigungen bei Aktivitäten des täglichen Lebens und der Teilhabe am Leben in der Gemeinschaft, insbesondere bei Multimorbidität. Die häufigsten Alterserkrankungen können durch Prävention verhindert oder verzögert werden, daher kommt ihnen große Bedeutung zu (BAR 2006; Brandenburg 2004; DZA, 2002). Um medizinische Rehabilitation beantragen zu können, muss bei den antragstellenden Personen Rehabilitationsbedürftigkeit festgestellt werden. Diese zeigt sich in wesentlichen Hinweisen auf manifeste oder drohende Beeinträchtigungen, d. h.:

- Bezug von Leistungen der Pflegeversicherung
- Antragssteller lebt im Pflegeheim
- gesetzliche Betreuung
- Verwendung von Hilfsmitteln (z.. Rollstuhl, Rollator, Inkontinenzhilfen).

Diesen Kriterien zufolge, gehört Frau Naumann zu dem antragsberechtigten Personenkreis der medizinischen Rehabilitation. Eine **Rehabilitationsbedürftigkeit** liegt nicht vor, wenn ausschließlich kurative, pflegerische oder andere Maßnahmen angezeigt bzw. ausreichend sind, z.B.:

- Behandlung durch Hausarzt/Facharzt
- Krankenhausbehandlung
- Verordnung von Heil- und Hilfsmitteln
- Aktivierende Pflege
- Häusliche Einzelfallberatung / Pflegekurse.

Darüber hinaus muss die **Rehabilitationsfähigkeit** gegeben sein. Diese ist gegeben, wenn folgende Kriterien erfüllt sind:

- Stabile vitale Parameter
- Die bestehenden Begleiterkrankungen, Schädigungen und typischen Komplikationen können vom interdisziplinären Team der geriatrischen Einrichtung behandelt werden
- Die allgemeine psychische und physische Belastbarkeit der antragstellenden Person erlaubt eine mehrmals tägliche aktive Teilnahme an rehabilitativen Maßnahmen.

Da Frau Naumann aufgrund ihrer Demenz nicht mehr aktiv an rehabilitativen Maßnahmen teilnehmen kann, wird sie nicht als rehabilitationsfähig eingestuft. Darüber hinaus unterliegt sie einem Ausschlusskriterium der Rehabilitationsfähigkeit. **Ausschlusskriterien** der Rehabilitationsfähigkeit sind:

- Fehlende Zustimmung, Motivation und Motivierbarkeit des Pflegebedürftigen zur Rehabilitation
- Fehlende oder nicht ausreichende Belastbarkeit, die eine aktive Teilnahme verhindert (z.B. nach Frakturen und nach Gelenkoperationen)
- Stuhlinkontinenz, wenn diese Ausdruck einer weit fortgeschrittenen geistigen und körperlichen Erkrankung ist.
- Begleiterkrankungen bzw. Komplikationen, die eine aktive Teilnahme an der Rehabilitation verhindern, z. B.
  - Desorientiertheit
  - Weglauftendenz
  - Eerhebliche Störung der Hör- und Sehfähigkeit
  - Lage und Größe eines Dekubitus
  - Probleme am Amputationsstumpf sowie
  - Schwere psychische Störungen wie schwere Depression oder akute Wahnsymptomatik. (vgl. BAR 2006).

REFLEXIONSFRAGE

Haben Sie in der Praxis schon einmal eine Patientin wie Frau Naumann gepflegt? Wo liegt Ihrer Meinung nach der Schwerpunkt einer solchen Pflege?

LITERATUR

Bundesministerium für Familie, Senioren, Frauen und Jugend (2001): Dritter Bericht zur Lage der älteren Generation: Bonn.

BAR (2006): Arbeitshilfe zur geriatrischen Rehabilitation. Schriftenreihe der Bundesarbeitsgemeinschaft für Rehabilitation, Heft 6.

Brandenburg, H. (2004): Altern in der modernen Gesellschaft; Schlütersche Verlagsgesellschaft: Hannover.

Doenges, M.; Moorhouse, M. F.; Geissler – Murr, A. (2002): Pflegediagnosen und Maßnahmen. Hans Huber Verlag: Bern.

DZA (2002): Expertisen zum Vierten Altenbericht der Bundesregierung Bd. III – Hochaltrigkeit und Demenz als Herausforderung an die Gesundheits- und Pflegeversorgung; Vincentz Verlag: Hannover.

Hasseler, M.; Görres, S. (2005): Was Pflegebedürftige wirklich brauchen…; Schlütersche Verlagsgesellschaft: Hannover.

Höfert; R. (2006): Von Fall zu Fall – Pflege im Recht. Springer: Heidelberg.

Höwler, E. (2006): Verhängnisvolle Kaskade durchbrechen. Pflegezeitschrift 2, 104 – 106; Kohlhammer Verlag: Stuttgart.

Johnson, M.; Bulechek, G.; Butcher, H.; McCloskey Dochterman, J.; Maas, M.; Moorhead, S.; Swanson, E. (2006): NANDA, NOC, and NIC Linkages, 2. Edition. Mosby Elsevier: Philadelphia.

Johnson, M.; Bulechek, G.; Butcher, H.; McCloskey Dochterman, J.; Maas, M.; Moorhead, S. (2001): Nursing Diagnoses, Outcomes, & Interventions. Mosby Elsevier: Philadelphia.

Johnson, M.; Maas, M.; Moorhead, S. (2005): Pflegeergebnisklassifikation (NOC). Übersetzung der 2. Edition Nursing Outcomes Classification. Hans Huber Verlag: Bern.

McCloskey Dochterman, J. / Bulechek, G. M. (2004): Nursing Interventions Classification (NIC), 4. Edition, Mosby Elsevier: Philadelphia.

Niwata, S.; Yamada1, Y.; Ikegami1, N. (2006): Prevalence of inappropriate medication using Beers criteria in Japanese long-term care facilities. BMC Geriatrics 2006: 6:1.

Papaioannou, A.; Bedard, M.; Campbell, G.; Dubois, S.; Ferko, N.; Heckman, G.; Flett, N. (2002): Development and use of a computer program to detect potentially inappropriate prescribing in older adults residing in Canadian long-term care facilities. BMC Geriatrics 2:5.

Rancourt, C. ; Moisan, J. ; Baillargeon, L. ; Verreault, R. ; Laurin, D.; Grégoire, J. – P. (2004) : Potentially inappropriate prescriptions for older patients in long-term care. BMC Geriatrics 4:9.

Rosenbrock, R.; Gerlinger, Th. (2004): Gesundheitspolitik. Eine systemische Einführung. Verlag Hans Huber: Bern.

KAPITEL

9

Géraldine Bläser

Chronische und akute Schmerzen/Palliativpflege

„Ich möchte nicht mehr leben."

Frau Else Rahn, 71 Jahre alt, hat eine Tochter und leidet an Lungenkrebs im Endstadium. Trotz Bestrahlungen und zwei Chemobehandlungen haben sich Metastasen in mehreren Organen ausgebreitet. Der Allgemeinzustand von Frau Rahn hatte sich so verschlechtert, dass die Ärzte eine weitere Chemotherapie ablehnten. Ihr wurde geraten, sich einen Platz im Hospiz zu suchen. Nach der Prognose der behandelnden Ärzte, beträgt die Lebenserwartung von Frau Rahn zwischen 3 und 6 Monaten. Sie reagierte auf die Diagnose zunächst mit Widerstand und suchte mehrere andere Fachkliniken auf. Erst als sie immer wieder die gleiche Diagnose hörte, begab sie sich in ein Hospiz.

Im Hospiz fiel sie zunächst in eine Depression. Sie reagierte kaum auf Kontaktaufnahme. Wurde sie angesprochen, äußerte sie immer wieder und erkennbar ernsthaft die Bitte, ihr dabei zu helfen, sich das Leben zu nehmen. Sie bat Pflegekräfte, freiwillige Helfer und enge Freunde, die sie regelmäßig besuchten, ihr die entsprechenden Medikamente zu beschaffen. Die Pflegekräfte führten längere, vertrauliche Gespräche mit ihr. Frau Rahn war anschließend zunehmend zur Kommunikation und dem Austausch mit den betreuenden Personen bereit. Es gelang ihr, ihre Ängste zu formulieren. Dabei gab sie zu erkennen, dass sie die Tatsache des bevorstehenden Todes akzeptiert, jedoch große Ängste vor dem Prozess des Sterbens hat. Vor allem fürchtet sie die zu erwartenden starken Schmerzen und die Atemnot. Durch die Chemotherapien geschwächt, leidet sie unter ständiger Übelkeit. Außerdem erschreckt sie die Vorstellung, in einer fremden Umgebung zu sterben. Die Gedanken daran versetzen sie in einen Zustand ständiger Angst, Unruhe und Verzweiflung. Sie hat seit mehreren Tagen nicht mehr geschlafen. Ihre Angst vor den Schmerzen und den zu erwartenden Leiden führt zu Suizidgedanken. Nach Angaben ihrer Tochter lebte Frau Rahn stets alleine und war, als Inhaberin und Geschäftsführerin einer größeren Ladenkette, stolz auf ihre Selbständigkeit und Tatkraft gewesen. Sie hat gelernt, Entscheidungen selbstständig zu treffen und sich keine körperlichen oder psychischen Schwächen zuzugestehen.

Sie bittet die Ärzte, sie die letzten Stunden nicht bei Bewusstsein leiden zu lassen. Ein Leben lang habe sie alle wichtigen Entscheidungen getroffen. Es könne doch nicht sein, dass über diese wichtigste Entscheidung andere bestimmen.

9.1 Pflege

Frau Rahn leidet an Lungenkrebs im fortgeschrittenen Stadium. Nach der ärztlichen Prognose beträgt die verbleibende Lebenserwartung höchstens 6 Monate. Nachdem zwei Chemotherapien die Metastasenbildung nicht aufhalten konnten, wurde die Behandlung in der Klinik beendet. Sie befindet sich nun in einem Hospiz und wird palliativ versorgt.

9.1.1 Pflegediagnostik

Aufgrund der Informationen aus der Fallbeschreibung werden für Frau Rahn in Anlehnung an die NANDA Taxonomie II folgende Pflegediagnosen gestellt:

- Schmerz, akut (Doenges et. al. 2003: 630)
- Schmerz, chronisch (Doenges et. al. 2003: 636)
- Unwirksamer Atemvorgang (Doenges et. al. 2003: 167)
- Übelkeit (Doenges et. al. 2003:771)
- Schlafgewohnheiten gestört (Doenges et. al. 2003: 615)
- Angst (Doenges et. al. 2003: 144)
- Soziale Interaktion beeinträchtigt (Doenges et. al. 2003: 448)
- Verzweiflung, Gefahr einer existentiellen(Doenges et. al. 2003: 859)
- Hoffnungslosigkeit (Doenges et. al. 2003: 415)
- Suizidgefahr, hohes Risiko (Doenges et. al. 2003: 731)
- Machtlosigkeit (Doenges et. al. 2003: 500).

Die Hauptursache für die bei Frau Rahn erhobenen Pflegediagnosen sind die chronischen und akuten Schmerzen. Neben der physischen Belastung verursachen sie bei Frau Rahn Angstzustände, die zu Depression und Suizidgedanken führen. Akute und chronische Schmerzen beeinträchtigen ihr physisches und psychisches Wohlbefinden. Sie sind oft Auslöser für die mit dem Sterbeprozess auftretenden Ängste, Depressionen und Suizidgedanken. Daher liegt ein Schwerpunkt der Palliativpflege darin, Schmerzen durch ein konsequentes Schmerzmanagement zu beseitigen oder zumindest zu lindern.

MERKE

„Aufgabe der Pflege im Rahmen des Schmerzmanagements ist es, Frühzeichen des Schmerzes zu erkennen, zu dokumentieren und adäquate Therapien nach ärztlicher Anordnung zu koordinieren oder durchzuführen" (Präambel des Expertenstandards Schmerzmanagement in der Pflege: www.dnqp.de).

Für die Anamnese befragt die Pflegende Frau Rahn ausführlich über ihre Schmerzen:

- Wo schmerzt es?
- Wann tritt der Schmerz auf? (bei bestimmten Bewegungen)
- Tritt er zu bestimmten Tages-, Nachtzeiten (vermehrt) auf?
- Wie fühlt sich der Schmerz an? (dumpf oder stechend)
- Gibt es weitere Symptome, Nebenwirkungen, die zusammen mit dem Schmerz auftreten?
- Was kann die Schmerzen beeinflussen?
- Welche Auswirkungen hat der Schmerz auf Sie?
- Wie lange dauert der Schmerz an?
- Auch wenn der Patient keine Schmerzen spürt, wird die Frage nach Schmerzen in regelmäßigen Abständen wiederholt.

Schmerzassessment

Zusätzlich zu den direkten Antworten des Patienten wenden die Pflegenden für ein erfolgreiches Schmerzassessment verschiedene Messverfahren an.

9

Tab. 9.1 Numerische Ratingskala (NRS) (http://www.uk-koeln.de/Schmerzmanual/TU/eindim.html).

Stärke des Schmerzes										
0	1	2	3	4	5	6	7	8	9	10
Kein Schmerz					Stärkster vorstellbarer Schmerz					

Tab. 9.2 Verbale Ratingskala (http://www.v-ka.de/23,0, schmerzskalen,index,0.htmll).

Intensität des Schmerzes	Einschätzung des Patienten
kein Schmerz	
leichter Schmerz	
mäßiger Schmerz	
starker Schmerz	
maximal vorstellbarer Schmerz	

Beispielsweise kann die Pflegende Frau Rahn eine Skala mit Zahlen von 0 bis 10 geben. In diese Skala trägt Frau Rahn dann selbst ein, wie stark die aktuellen Schmerzen ihrer eigenen Einschätzung nach sind. Die numerische Skala kann schriftlich eingesetzt werden. Bei sehbehinderten Menschen ist auch eine Befragung möglich. Die Pflegende trägt dann die Ergebnisse ein.

Für die Lokalisation der Schmerzen eignen sich Körperskizzen, auf denen der Patient einzeichnet, an welcher Körperstelle der Schmerz auftritt.

MERKE

Nur die Einschätzung der Schmerzsituation durch den Patienten selbst bietet eine zuverlässige Grundlage für das Therapiekonzept

Bei akuten Schmerzen schätzt der Patient die Intensität des Schmerzes ein. Zusätzlich können Faktoren wie Qualität des Schmerzes oder Kenntnisse und Vorbehalte abgefragt werden. Bei nicht nur kurzfristigen Schmerzen wird der Patient gebeten, eine Einschätzung abzugeben über:

- Verstärkende und lindernde Faktoren
- Qualität
- Kenntnisse und Vorbehalte
- Zeitlichen Verlauf der Schmerzen
- Tagesrhythmus der Schmerzen
- Begleitbeschwerden (beispielsweise Übelkeit, Verstopfung, Depressionen, Schlafstörungen, Magenschmerzen, Muskelverspannungen)
- Auswirkungen auf das Alltagsleben
- Psychosoziale Aspekte.

Schmerzen bei älteren Menschen

Ältere Menschen fällt es häufig schwer, Schmerzen zuzugeben. Außerdem können alters- oder krankheitsbedingt (z. B. Demenz) kognitive Einschränkungen vorliegen. Der Betroffene kann dann keine zuverlässigen Angaben über seine Schmerzen machen. In diesen Fällen besteht die Gefahr, dass Schmerzen nicht erkannt werden und eine Verstärkung entsteht. Der Schmerz selbst kann zu einer Verschlechterung des physischen oder psychischen Zustandes führen. Bleiben akute Schmerzen unbehandelt, kann sich der Schmerz verselbständigen. Der Schmerz ist chronisch geworden. Chronisch ist ein Schmerz dann, wenn er länger als 6 Monate anhält oder immer wiederkehrt.

Ist eine zuverlässige Selbsteinschätzung nicht möglich, muss eine Fremdeinschätzung, möglichst durch eine nahe stehende Person, vorgenommen werden. Kann die Pflegekraft eine solche Person nicht hinzuziehen, ist sie auf die eigene aufmerksame Beobachtung des Patienten angewiesen.

Allgemeine Hinweise auf Schmerzen:

- Unruhe, zurückgezogenes oder verändertes Verhalten
- Agressivität
- Reaktion auf Lagerung
- Körperhaltung
- Muskeltonus
- Zähneknirschen
- Mimik
- Schmerzlaute (stöhnen, wimmern, aufschreien)
- Schwitzen
- Herzrasen
- Blutdruck
- Fieber.

Für Menschen mit kognitiven Einschränkungen und insbesondere Demenzkranke wurde die PAINAD

Tab. 9.3 BESD-Skala (Basler et. al. 2006, 20: 519, 526).

Gesichtsausdruck	nein	ja	Punktwert
Lächelnd oder nichtssagend			
Traurig			
Ängstlich			
Sorgenvoll			
Grimassieren			
Körpersprache			
Entspannt			
Angespannt			
Nervös hin und hergehen			
Körpersprache starr			
Nesteln			
Geballte Fäuste			
Angezogene Knie			
Sich entziehen oder wegstoßen			
Schlagen			
Trost			
Trösten nicht notwendig			
Ablenken durch Stimme oder Beruhigen möglich			
Trösten, Ablenken, Beruhigen nicht möglich			
Total/von maximal			X/10

oder BESD-Skala (Beurteilung von Schmerzen bei Demenz) entwickelt. Dadurch wird die Beobachtung von Schmerzausdrücken schematisiert und vergleichbar.

9.1.2 Pflegetherapie

Bevor ein Pflegeplan für Frau Rahn aufgestellt wird, legen die Pflegenden ausgehend von der Hauptdiagnose „Chronische und akute Schmerzen“ die Pflegeziele und Interventionen fest (➢ Tab. 9.4).

Die erforderlichen Pflegeinterventionen für die Pflegediagnose „Chronische Schmerzen“ werden für Frau Rahn in folgendem Pflegeplan dargestellt (➢ Abb. 9.1).

Das gelungene Schmerzmanagement beruht zu einem großen Teil auf dem Medikamentenmanagement. Wichtige pflegerische Aspekte der Schmerztherapie sind:

Tab. 9.4 Pflegediagnose chronische Schmerzen für Else Rahn (Doenges et. al. 2002: 636).

Definition	Ursachen bei Frau Rahn	Symptome
Unangenehme sensorische und emotionale Erfahrung	Chronische physische und psychosoziale Behinderung	• Aussagen über Schmerzen • Verringerte Interaktion • Angst/Verzweiflung • Schlaflosigkeit • Depression • Suizidgefahr.

- Regelmäßige Medikamenteneinnahme nach festem Zeitschema ohne zeitlichen Verzug (unverzügliche Bedarfsmedikation bei auftretenden Schmerzen)
- Orale oder transdermale Applikation bevorzugen
- Individuell abgestimmte Dosierung
- Prophylaxe von Nebenwirkungen
- Zusatzmedikamente für Schmerzspitzen.

Name: Else Rahn		Pflegeplan
Erstellt von:	E.L.	**Ressourcen:**
Datum/HZ:	NN.NN.200X	Else Rahn nimmt ihre Schmerzen wahr und kann sie im Rahmen von Schmerzskalen einschätzen.
Evaluierung:	NN.NN.200X	

Pflegediagnosen	Pflegeergebnis	Interventionen	Evaluierung
Pflegediagnose 1: Akuter Schmerz (8) i/V/m Metastasierung g/d Aussagen über Schmerzen	**Schmerzkontrolle** Wendet Vorsorgemaßnahmen an (2) ➔ (4)	**Schmerzmanagement** - Helfen, Unterstützung in Anspruch zu nehmen und zu gewährleisten; **kontinuierlich, Pflegefachkraft** - Berücksichtigen der Merkmale und Ursachen der Schmerzen bei der Auswahl von Schmerzlinderungsstrategien; **kontinuierlich, Pflegefachkraft** - Auswählen und Durchführen verschiedener Maßnahmen (z.B. pharmakologische, nichtpharmakologische und interpersonale), um eine Schmerzlinderung zu verbessern; **xx.xx.2009, Pflegefachkraft** - Einschätzen der Bereitschaft und Fähigkeit zur Teilnahme; der Vorlieben und der Möglichkeit der Unterstützung durch wichtige Bezugspersonen bei bestimmten Maßnahmen, sowie der Kontraindikationen geplanter Schmerzlinderungsstrategien; **xx.xx.2009; Pflegefachkraft** - Einschränken oder Beseitigen aller Faktoren, die eine Schmerzerfahrung auslösen oder verstärken können (Angst; **kontinuierlich, Pflegekraft**; Müdigkeit, **20:00 Uhr, Pflegekraft**; Monotonie, **ab xx.xx.2009, Pflegefachkraft / Pflegekraft** und mangelndes Wissen; **xx.xx.2009; Fachkraft für Palliativpflege**) - Kontrollieren der Umgebungsfaktoren, die Beschwerden auslösen können (z.B. Raumtemperatur, Licht und Lärm); **kontinuierlich, alle** - Gewährleisten von Informationen über die Schmerzen (z.B. Ursachen, mögliche Dauer und voraussichtliche Beschwerden bei bestimmten Maßnahmen); **xx.xx.2009; Fachkraft für Palliativpflege** - Durchführen einer ausführlichen Schmerzeinschätzung; dazu gehören Lokalisation, Charakteristika, Beginn/Dauer, Häufigkeit, Qualität, Intensität oder Stärke der Schmerzen sowie auslösende Faktoren; **xx.xx.2009; Fachkraft für Palliativpflege** - Entwickeln einer angemessenen Einschätzungsmethode, die die Überwachung von Veränderungen der Schmerzen ermöglicht und die Bestimmung akuter und potentieller Auslösefaktoren unterstützen (z.B. Überwachungsbögen, Schmerztagebuch); **xx.xx.2009; Fachkraft für Palliativpflege** - Evaluieren der Wirksamkeit früher angewandter Schmerzkontrollmaßnahmen; **xx.xx.2009; Fachkraft für Palliativpflege** - Bestimmung der Auswirkung der Schmerzerfahrung auf die Lebensqualität (z.B. auf Schlaf, Appetit, Aktivitätsebene, Wahrnehmungen, Stimmungen, Beziehungen, Leistungsfähigkeit am Arbeitsplatz und Verantwortungsfähigkeit in bestimmten Rollen); **xx.xx.2009; Fachkraft für Palliativpflege** - Einsetzen von therapeutischen Kommunikationsstrategien, mit denen die Schmerzerfahrung anerkannt und Akzeptanz der Reaktionen auf die Schmerzen vermittelt werden sollen; **kontinuierlich, Pflegekraft** - Gewährleisten einer angemessenen analgetischen Versorgung; **kontinuierlich / 6 stdl. Pflegefachkraft, Fachkraft für Palliativpflege** - Achten auf nonverbale Hinweise für schmerzhafte Beschwerden; **kontinuierlich, alle** - Bestimmen, wie häufig die Beschwerden eingeschätzt werden sollen, und den Überwachungsplan dementsprechend durchführen; **xx.xx.2009; Fachkraft für Palliativpflege** - Evaluieren der Wirksamkeit der eingesetzten Schmerzkontrollmaßnahmen durch eine kontinuierliche Einschätzung der Schmerzerfahrung; **xx.xx.2009; Fachkraft für Palliativpflege / Pflegekraft.**	

Abb. 9.1 Pflegeplan für Else Rahn.

TIPPS FÜR DIE PRAXIS

Bei der Medikation nach ärztlicher Verordnung muss die 5-R-Regel beachtet werden:
- Richtige Person
- Richtiges Arzneimittel
- Richtige Dosierung oder Konzentration
- Richtige Applikationsart
- Richtiger Zeitpunkt.

Das Schmerzmanagement erfolgt nach dem Expertenstandard Schmerzmanagement in der Pflege (www.dnqp.de)

Nichtmedikamentöse Schmerzbehandlung

Ergänzend zur medikamentösen Behandlung wird eine nichtmedikamentöse Schmerzbehandlung durchgeführt. Zum Beispiel durch physikalische und ggf. psychotherapeutische Maßnahmen wie:
- Eisanwendung
- Kälteanwendung
- TENS
- Wärmetherapie
- Massage
- Akupunktur, Akupressur
- Atemstimulierende Einreibung
- Aromatherapie
- Ablenkung
- Musik
- Entspannung
- Imagination
- Visuelle Angebote
- Psychotherapie
- Trost und Zuwendung.

Schulung und Beratung der Betroffenen

Um eine Verhaltensmodifikation für Frau Rahn zu erreichen, müssen ihre Selbstkompetenzen gestärkt werden. Zur Stärkung der Selbstkompetenzen der Betroffenen und ihrer Angehörigen gehört das Angebot von Schulungen und Beratungen zur Schmerzeinschätzung zum Schmerzmanagement und zur Medikamenteneinnahme zu einem möglichst frühen Zeitpunkt. Ziel der Schulungen ist es, Frau Rahn eine eigenständige Einnahme der Schmerzmittel zu ermöglichen. Im Endstadium der Erkrankung wird ihr eine selbständige Einnahme der Medikamente voraussichtlich nicht mehr möglich sein. Die Anwendung muss dann von dem ärztlichen und pflegerischen Personal durchgeführt werden. Die Beratung von Frau Rahn bezieht eine Patientenverfügung mit ein.

Dokumentation

Um die Wirksamkeit des Schmerzmanagements einschätzen zu können, muss genau und umfassend dokumentiert werden(vgl. Algorithmus pflegerisches Schmerzmanagement, Anlage A zum Expertenstandard Schmerzmanagement in der Pflege Fachhochschule Osnabrück, Deutsches Netzwerk für Qualitätsentwicklung in der Pflege (Hg.), Auszug aus der abschließenden Veröffentlichung, Expertenstandard Schmerzmanagement in der Pflege bei akuten oder tumorbedingten chronischen Schmerzen unter www.dnqp.de.

MERKE

Erfolgreiches Schmerzmanagement setzt ein genaues Schmerzassessment und dessen konsequente Dokumentation voraus.

Für die Dokumentation kann ein Schmerztagebuch angelegt werden. Die Dokumentation der Schmerzen hilft, Schmerzspitzen vorauszusagen und ihnen therapeutisch vorzubeugen.

In das Schmerztagebuch gehören:
- Einschätzung der Schmerzstärke anhand der Schmerzskala
- Genaue Dokumentation der Medikamenteneinnahme (welche? wieviel? wann?)
- Schmerzmindernde eigene Verhaltensweisen
- Andere Beschwerden
- Gefühle und Gedanken.

MERKE

Die Dokumentation der Schmerzeinschätzung muss zeitnah und lückenlos erfolgen.

Therapie und Verlaufskontrolle des Schmerzes

Ab einer Schmerzintensität von 3/10 entsprechend der Numerischen Ratingskala kommt das Schmerzmanagement zum Tragen.

Die Pflegende holt eine ärztliche Anordnung für eine Medikation ein und setzt sie unverzüglich um. 30 Minuten nach der intravenösen Medikamentengabe und 60 Minuten nach oraler Gabe, erfolgt eine Verlaufskontrolle. Mit den genannten Verfahren wird gemessen, ob die Schmerzintensität größer als 3/10 der NRS ist. Beträgt die Intensität 3/10 oder geringer, werden in regelmäßigen Abständen Verlaufskontrollen wiederholt. Dabei wird immer die Intensität dokumentiert. Gegebenenfalls auch die Qualität, der zeitliche Verlauf, verstärkende oder lindernde Faktoren, Alltagsaktivitäten und Medikamenteneinnahme.

Wird der Grenzwert von 3/10 weiter überschritten, holt die Pflegende erneut eine ärztliche Anordnung für eine Medikation ein, setzt sie unverzüglich um und dokumentiert den Verlauf. Das Verfahren mit erhöhter Dosis wird wiederholt bis eine subjektive Linderung des Schmerzes unter den Grenzwert eintritt.

MERKE
In alle Phasen des Schmerzmanagements sollen dem Patienten nahe stehende Personen mit einbezogen werden, wenn der Patient damit einverstanden ist.

9.1.3 Evaluation/Anpassung

Anhand der NOC-Tabelle wird hier exemplarisch eine Evaluation für das angestrebte Pflegeergebnis Schmerzkontrolle vorgenommen. Die Auswertung

Tab. 9.5 Schmerzkontrolle (Johnson et. al. 2005: 379).

(1605) Schmerzkontrolle Bereich IV: Wissen über Gesundheit und Verhalten Klasse Q - Gesundheitsverhalten Skala (m): Nie demonstriert bis konsistent demonstriert						
Definition: Handlungen zur Beherrschung der Stressoren, die die Ressourcen des Individuums stark belasten.						
Schmerzkontrolle		Nie demonstriert 1	Selten demonstriert 2	Manchmal demonstriert 3	Oft demonstriert 4	Konsistent demonstriert 5
Indikatoren						
160501	Erkennt die ursächlichen Faktoren	1	2	3	4	5
130502	Erkennt den Beginn des Schmerzes	1	2	3	4	5
130503	Wendet Vorsorgemaßnahmen an	1	2	3	4	5
130504	Wendet nicht-analgetische Erleichterungsmaßnahmen an	1	2	3	4	5
130505	Wendet Analgetika angemessen an	1	2	3	4	5
130506	Bemüht sich aufgrund der Warnzeichen um eine entsprechende Versorgung	1	2	3	4	5
130507	Berichtet die Symptome gegenüber einer Fachkraft aus einem Heil- oder Hilfsberuf	1	2	3	4	5
130508	Verwendet verfügbare Ressourcen	1	2	3	4	5
130209	Erkennt die Symptome des Schmerzes	1	2	3	4	5
130510	Verwendet ein Schmerztagebuch	1	2	3	4	5
130511	Berichtet über kontrollierten Schmerz	1	2	3	4	5
130512	Andere (Spezifizieren)	1	2	3	4	5

der Wirksamkeit der Pflegeinterventionen erfolgt außerdem anhand der Dokumentation und auf der Grundlage von Gesprächen mit Frau Rahn. Gegebenenfalls erfolgt eine Anpassung der Maßnahmen.

9.2 Medikamentenlehre

In der Schmerztherapie können verschiedene Maßnahmen zur Anwendung kommen, je nach dem Behandlungsziel im jeweiligen Stadium der Krankheit. Das Behandlungsziel der Basismedikation und Bedarfsmedikation ist:

- Linderung vorhandener Schmerzen
- Schmerzprophylaxe.

Bei der Gabe von Schmerzmitteln müssen die schmerzmittelbedingten Nebenwirkungen wie Übelkeit, Erbrechen, Obstipation, Allergische Reaktionen, Schwitzen, Juckreiz, Harnverhalt, Mundtrockenheit, Myoklonien, Sedierung und Atemdepression mit behandelt werden.

Frau Rahn wird mit einer medikamentösen Therapie nach dem von der WHO 1986 entwickelten 3-Stufen-Modell behandelt. Das Modell beschränkt die Behandlung auf die 3 Medikamentengruppen: **Nicht-Opioide**, **schwache Opioide** und **starke Opioide**, um die mit der fortschreitenden Krebserkrankung auftretenden starken Schmerzen zu lindern. Die Wahl des Schmerzmittels richtet sich dabei nicht nach der Grunderkrankung, sondern nach der Schmerzintensität.

Die Grundsätze des WHO-Stufenplans sind folgende:

- Kombination von peripher und zentral wirksamen Analgetika
- Ausreichend hohe Dosierung entsprechend den vom Patienten subjektiv empfundenen und angegebenen Schmerzen
- Regelmäßige Applikation nach einem festen Zeitplan
- Bevorzugung nichtinvasiver Arzneiformen, d.h. möglichst langer Einsatz von oral, sublingual oder transdermal applizierbaren Analgetika. Auf jeder Stufe sollten gegebenenfalls adjuvante Therapieverfahren eingesetzt werden (vgl. B. Permar, W. Fett: Tumor-Schmerztherapie bei Erwachsenen, Anleitung zur medikamentösen Tumorschmerz-Therapie, Pflegeinterventionen in der Schmerztherapie, Hrsg. Arbeitsgruppe Schmerztherapie im Onkologischen Zentrum Westpfalz, http://www.ozw.de/ozw/content/e1089/e841/e843/e846/script_schmerztherapie.pdf).

DEFINITION

Adjuvantien sind Medikamente, die als untergeordnete Hilfsmittel hinzugefügt werden, ohne selbst Hauptwirkungsträger zu sein

Es gibt verschiedene Möglichkeiten, Schmerzmittel anzuwenden.

MERKE

Eine intramuskuläre Injektion von Schmerzmitteln sollte vermieden werden. Sie ist schmerzhaft, verzögert die Resorption und kann zu Infektionen führen.

Bei alten Menschen können sich die Nebenwirkungen erhöhen, während der analgetische Effekt reduziert ist. Ursache hierfür sind Stoffwechselveränderungen, Nahrungsgewohnheiten oder chronische Erkrankungen. Bei der Auswahl und Dosierung von Opioiden und Analgetika ist bei alten oder dementen Menschen zu berücksichtigen, dass eine eingeschränkte Nierenfunktion, zu einer verzögerten

Tab. 9.6 Applikationsmöglichkeiten von Schmerzmitteln.

Fachbegriff	Übersetzung
Oral	Schlucken
Buccal	An der Wangenschleimhaut
Sublingual	Lutschen, unter Zunge zergehen/schmelzen lassen
Nasal	Schniefen, in die Nase träufeln (Pulver, Tropfen)
Rektal	In den Enddarm stecken/spritzen
Spinal	Injektion in den Liquor
Transdermal	Auf die Haut auftragen (Pflaster, Salben)
Subcutan	Injektion unter die Haut
Intravenös	Injektion in die Vene
Percutan	Aufnahme über die Haut (z.B. einreiben)
Intramuskulär	Injektion in den Muskel

Ausscheidung verschiedener Substanzen führen kann. Dadurch treten Nebenwirkungen von Opioidanalgetika verstärkt auf. Bei vielen alten Patienten führt die abnehmende Funktion des Zentralnervensystems oder eine Herzinsuffizienz zu Schwindel und damit zur Gang- und Standunsicherheit. Opioide können auch zu Schwindel, Sehstörungen und Gangunsicherheit führen. Diese Nebenwirkungen auf das Zentrale Nervensystem sind dann stärker ausgeprägt und können schlechter ausgeglichen werden. Folgende Vorsichtsmaßnahmen sind erforderlich:

- Individuelle Dosistitration („start low, go slow")
- Reduzierung der Initialdosis um 30% - 50%
- Vorsicht bei gleichzeitiger Gabe von Sedativa, Antidepressiva und Neuroleptika
- Nierenfunktion kontrollieren
- Obstipationsprophylaxe durchführen
- Engmaschige Therapiekontrolle
- Reduktion der Polymedikation, Monotherapie bevorzugen
- Kein Codein, kein Morphin (Morphin führt bei eingeschränkter Nierenleistung zu ausgeprägter Sedierung)
- Buprenorphin, Hydromorphon: Mittel der ersten Wahl (vgl. Gustorff, B.: Opioide in der Therapie alter und dementer Patienten in: JATROS Neurologie & Psychiatrie 2008 unter: http://universimed.com/braindays/cd/pdf/muskel/gustorff.pdf).

Opioide können als Injektionsspritzen (z. B. zur kurzfristigen Therapie), und als Tabletten, Kapseln oder Pflaster für die Dauertherapie verabreicht werden. Für das kurzfristige Abfangen von Schmerzspitzen im Rahmen einer Dauertherapie sind Tropfen oder Sticks geeignet. Eine besondere Verabreichungsform von Opioiden ist die intravenöse Gabe über eine so genannte Schmerzpumpe. Das Schmerzmittel wird hierbei unter Umgehung des Magen-Darm Traktes über eine Pumpe kontinuierlich direkt in den Blutkreislauf abgegeben. Dies ermöglicht oftmals eine Reduzierung der Gesamtdosis und damit eine Verringerung der Nebenwirkungen. Eingesetzt werden diese Schmerzpumpen z. B. bei starken Schmerzen nach Operationen aber auch in der Therapie von starken Krebsschmerzen (vgl. Dr. Tietze-Schnur, Expertencheck 22.05.2006, Bundesverband für Ambulantes Operieren e.V., Gesund werden Zuhause).

9.3 Recht

Das Wissen um rechtliche Aspekte und deren Beachtung ist für die Pflege besonders im Zusammenhang mit der palliativen Versorgung von kranken Menschen und dem Sterben von äußerster Wichtigkeit.

9.3.1 Sterbehilfe

Frau Rahn bittet die Pflegekräfte und Ärzte um Medikamente, die ihren Tod herbeiführen. Alternativ möchte sie in einen Zustand versetzt werden, in dem sie nicht mehr bei vollem Bewusstsein Schmerzen und Atemnot durchleben muss. Rechtlich wird bei der Sterbehilfe zwischen aktiver und passiver Sterbehilfe unterschieden. Der Bundesgerichtshof unterscheidet begrifflich zwischen „Hilfe beim Sterben" und „Hilfe zum Sterben". An diese Unterscheidungen knüpfen unterschiedliche Folgen für die Strafbarkeit an.

Passive Sterbehilfe

Passive Sterbehilfe oder „Hilfe zum Sterben" erfasst den Verzicht auf lebensverlängernde Maßnahmen oder deren Abbruch. Sie ist unter bestimmten Voraussetzungen straffrei.

Aktive Sterbehilfe

Aktive Sterbehilfe liegt vor, wenn die Tötung auf Verlangen des Erkrankten vorgenommen wird. Innerhalb der aktiven Sterbehilfe muss danach unterschieden werden, ob die entscheidende Todesursache durch den Patienten oder einen anderen gesetzt wurde. Eine Tötung auf Verlangen ist nach § 216 Abs. 1 StGB strafbar. Ebenso wird derjenige wegen Beihilfe nach § 27 Abs. 1 StGB bestraft, der an dieser Tötung helfend teilnimmt.

Kommen die Ärzte dem Wunsch von Frau Rahn auf vorzeitige Beendigung ihres Lebens nach und injizieren ihr eine zum Tod führende Überdosis Narkosemittel oder schmerzstillende und beruhigende Medikamente, die zu ihrem Tod führen, werden sie wegen Tötung auf Verlangen nach § 216 Abs. 1 StGB oder Tötschlag nach § 212 Abs. 1 StGB bestraft. Die assistierenden Pflegekräfte werden wegen Beihilfe nach § 27 Abs. 1 StGB strafrechtlich zur Verantwortung gezogen.

Etwas anderes gilt dann, wenn diese Injektionen mit dem Ziel gegeben werden, bestehende schwere Schmerzen und Leiden bei Frau Rahn zu lindern. Wird dadurch lediglich als Nebenwirkung der Tod von Frau Rahn unbeabsichtigt schneller herbeigeführt als ohne Behandlung, ist die ärztliche Therapie nicht strafbar. Da keine Haupttat vorliegt, machen sich auch die Pflegekräfte nicht strafbar. Allerdings besteht in der Praxis die Gefahr, dass sich das Ziel der Medikation (schnellerer Todeseintritt oder Schmerzlinderung) nicht immer eindeutig aufklären lassen wird.

Terminale (Palliative) Sedierung

Alternativ bittet Frau Rahn darum, sie wenigstens nicht bei Bewusstsein die Schmerzen und Atemnot durchleiden zu lassen. In diesem Zusammenhang wird die so genannte Terminale Sedierung diskutiert. Darunter versteht man die medikamentöse Einleitung eines Komas bzw. der Bewusstlosigkeit, die fortbesteht bis der Tod eintritt. Der Patient wacht also nicht mehr auf. Die Sedierung selbst setzt jedoch nicht die Todesursache. Sie erfolgt, um den Patienten vor anders nicht kontrollierbarem Leid zu bewahren. Anwendungsbereiche sind zum Beispiel nicht beherrschbare Tumorschmerzen oder die nicht heilbare schwere Atemnot, Erstickungsangst sowie andere schwerste körperliche und seelische Symptome. In der Klinikpraxis wird das Verfahren der terminalen oder palliativen Sedierung teilweise praktiziert. Es existiert jedoch keine höchstrichterliche Rechtsprechung zu dieser Fallkonstellation.

Suizid, Beihilfe zum Suizid

In den Bereich der aktiven Sterbehilfe fällt auch der Suizid, also die Selbsttötung. Diese Fälle bestimmen durch medienwirksame Fallbeispiele (man denke an Prof. Dr. Hackethal oder den früheren Hamburger Justizsenator Roger Kusch) die öffentliche Diskussion über die Sterbehilfe. Rechtlich ist eine Selbsttötung keine Straftat. Daher gibt es auch keine Strafbarkeit wegen Beihilfe. Besorgen also Angehörige für Frau Rahn größere Mengen Medikamente mit dem Wissen, dass sie sich damit das Leben nehmen wird, machen sie sich nicht strafbar. Denn Frau Rahn konnte ihren Entschluss zum Selbstmord vor der eigenhändigen Einnahme jederzeit ändern.

9

Die Situation wird aber dann rechtlich anders bewertet, wenn Frau Rahn selbst körperlich nicht mehr dazu in der Lage ist, die Medikamente einzunehmen. Werden ihr die tödlichen Dosen daher von anderen Personen verabreicht, beispielsweise mittels Injektion, machen sich diese wegen Totschlag nach § 212 Abs. 1 StGB oder Tötung auf Verlangen nach § 216 Abs. 1 StGB strafbar.

MERKE

Selbsttötung ist in Deutschland straffrei.

9.3.2 Körperverletzung wegen unzureichender Schmerztherapie

Die Ärzte sind verpflichtet, Frau Rahn nach den Regeln der aktuellen medizinischen Kunst zu therapieren. In den Expertenstandards Schmerzmanagement ist verbindlich festgelegt, dass das Ziel einer gelenkten Schmerztherapie bei akuten Schmerzen die Schmerzfreiheit ist. Bei chronischen Schmerzpatienten steht eine umfassende Schmerzlinderung im Vordergrund. (Expertenstandards Schmerzmanagement, Präambel). Erfolgt die Schmerztherapie nicht oder nicht ausreichend nach diesen Standards ärztlicher Heilkunst können sich die behandelnden Ärzte wegen Körperverletzung durch Unterlassen nach den §§ 223 Abs. 1, 13 Abs. 1 StGB strafbar machen. Daneben können Frau Rahn oder ihre Erben zivilrechtliche Ansprüche auf Schadensersatz in Form von Geld oder auf Schmerzensgeld einklagen, §§ 823, 253 BGB.

Frau Rahn wird zwar nicht aktiv durch die ärztlichen Handlungen der Schmerztherapie körperlich verletzt. Aber das Strafrecht wendet Strafrechtsnormen unter bestimmten Voraussetzungen auch dann an, wenn eine geforderte Handlung gerade nicht vorgenommen wurde. Diese Strafbarkeit wegen Unterlassung nach § 13 StGB in Verbindung mit dem jeweiligen Straftatbestand setzt voraus, dass der Täter eine besondere Verpflichtung hatte, zu handeln; er also eine Art Garantie dafür übernommen hat, dass der Schaden nicht entsteht. Bei Ärzten ergibt sich die Garantenpflicht aus ihrer beruflichen Funktion und gilt immer dann, wenn sie diese Funktion gerade ausüben.

Therapieren die Ärzte Frau Rahn nicht nach den Standards führt dies dazu, dass sie medizinisch unnötige Schmerzen erleiden muss. Die Schmerzen stellen rechtlich eine Körperverletzung dar, die durch ein fahrlässiges (fahrlässige Körperverletzung § 229 StGB in Verbindung mit § 13 Abs. 1 StGB) oder vorsätzliches Unterlassen (§ 229 StGB in Verbindung mit § 13 Abs. 1 StGB) begangen wurde.

MERKE

Der Patient hat einen Anspruch darauf, dass seine Schmerzen im Rahmen der neuesten medizinischen Möglichkeiten beseitigt, zumindest aber gelindert werden.

9.4 Palliativpflege

Für unheilbar kranke und sterbende Menschen stehen eine effiziente Schmerztherapie und der Erhalt einer bestmöglichen Lebensqualität auch am Ende des Lebens im Vordergrund. Mit dem Fortschreiten einer unheilbaren Erkrankung ist die Lebensqualität der Patienten meist durch Schmerzen und weitere körperliche Beschwerden beeinträchtigt. Dazu kommen oftmals psychische Angstzustände, Depressionen und ungelöste soziale Konflikte. Religiöse Fragen erlangen Bedeutung. In der Palliativpflege tritt der heilende Zweck der Pflege hinter dem Ziel zurück, physische Beschwerden zu lindern und den Menschen durch liebevolle, verständnisvolle Zuwendung und adäquate Pflege in seiner letzten Phase zu begleiten. Nach dem Konzept der integrativen Palliativpflege wird Frau Rahn umfassend medizinisch behandelt und menschlich begleitet werden. Verschiedene Berufsgruppen werden als Team eingebunden. Insbesondere Pflegekräfte, Ärzte, Hospizdienste, Sozialarbeiter, Seelsorger; aber auch Beschäftigungstherapeuten, Musiktherapeuten und andere mit der Sterbebegleitung vertraute Personen. Nicht die Verlängerung der Überlebenszeit um jeden Preis, sondern die Lebensqualität, also die Wünsche, Ziele und das Befinden von Frau Rahn stehen im Vordergrund der Behandlung. Palliativpflege findet in Hospizen, auf Palliativstationen in Krankenhäusern und Altenpflegeeinrichtungen sowie ambulant im familiären Kreis statt. Frau Rahn könnte die noch verbleibende Lebenszeit, z. B. in Absprache mit ihrer Tochter, auch zuhause verbringen.

Seit der Gesundheitsreform ist die Palliativversorgung in dem Leistungskatalog der Krankenkassen enthalten (§ 37b SGBV SGB V). Dadurch hat jeder Versicherte Anspruch auf eine integrative Palliativversorgung in einer Altenpflegeeinrichtung oder der ambulanten Versorgung. Jede Einrichtung der stationären Altenpflege muss das Konzept der Palliativpflege umsetzen. Dazu gehören auch ein passendes Qualitätsmanagement und eine geeignete Organisationsentwicklung.

Der Umfang der integrativen ambulanten Palliativversorgung und die Zusammenarbeit mit den bestehenden ambulanten Hospizdiensten und stationären Hospizen werden durch die Spezialisierte Ambulante Palliativversorgungs-Richtlinie (SAPV-RL) geregelt. Die Versorgung umfasst danach:

- Die Linderung von Symptomen durch Anwendung von Medikamenten oder anderen Maßnahmen
- Apparative palliativmedizinische Behandlungsmaßnahmen (z. B. Medikamentenpumpe)
- Palliativmedizinische Maßnahmen durch entsprechend ausgebildete Ärzte
- Pflegerische Leistungen von Pflegefachkräften mit einer Weiterbildung zu Palliative Care
- Führung eines individuellen Behandlungsplans, vorbeugendes Krisenmanagement, Bedarfsinterventionen
- Ruf-, Notfall- und Kriseninterventionsbereitschaft rund um die Uhr für die betreuten Patienten zur Sicherstellung der erforderlichen Maßnahmen
- Beratung, Anleitung und Begleitung der Patienten und ihrer Angehörigen zur palliativen Versorgung einschließlich Unterstützung beim Umgang mit Sterben und Tod
- Spezialisierte Beratung der betreuenden Leistungserbringer der Erstversorgung
- Psychosoziale Unterstützung im Umgang mit schweren Erkrankungen in enger Zusammenarbeit z. B. mit Seelsorge, Sozialarbeit und ambulanten Hospizdiensten
- Organisation regelmäßiger Fallbesprechungen
- Dokumentieren und Evaluieren der wesentlichen Maßnahmen im Rahmen der SAPV.

Es bestehen zwei Schwierigkeiten bei der integrativen palliativen Versorgung. Zum einen entstehen durch die Zusammenarbeit verschiedener Einrichtungen und Berufsgruppen Schnittstellen, die zu einer Lücke in der Versorgung des Kranken führen können. Gutes Qualitätsmanagement und Organisationsentwicklung sind daher besonders wichtig.

Zum anderen muss der Wechsel der betreuenden und behandelnden Personen mit dem **Bedürfnis des Kranken** nach Konstanz und Vertrautheit der ihn betreuenden Personen in Einklang gebracht werden.

9.5 Geschichte der Hospizbewegung

Mit dem Wort Hospiz wird nicht nur eine konkrete Einrichtung bezeichnet, sondern das Konzept der ganzheitlichen Sterbe- und Trauerbegleitung beschrieben. Die Anfänge der modernen **Hospizbewegung** liegen in den 1960er Jahren vor allem in England und in den Vereinigten Staaten. Mit der Begründung der Hospizbewegung, aus der sich die Palliativpflege entwickelt hat, ist der Name Cicely Saunders eng verknüpft. Die englische Krankenschwester, Sozialarbeiterin und Ärztin gründete das St. Christopher Hospiz, auf deren Grundkonzept die Hospize bis heute beruhen.

Präambel der Bundesarbeitsgemeinschaft Hospiz:

- Im Mittelpunkt steht der Sterbende mit seinen Bedürfnissen und Rechten. Auch die ihm Nahestehenden benötigen Aufmerksamkeit, Fürsorge, Wahrhaftigkeit
- Die Hospizbewegung sieht das menschliche Leben als Ganzes von seinem Beginn bis zum Tode. Sterben ist Leben - Leben vor dem Tod. Die Hospizarbeit zielt vor allem auf lindernde Pflege und Fürsorge, nicht auf lebensverlängernde Therapie. Die lebensbejahende Grundidee schließt aktive Sterbehilfe aus
- Zur Hospizarbeit gehört als wesentlicher Bestandteil der Dienst Ehrenamtlicher. Sie sollen gut vorbereitet, befähigt und in regelmäßigen Treffen begleitet werden

Tab. 9.7 Geschichtliche Entwicklung der Hospizbewegung.

Daten der Hospizbewegung		
Mittelalter	Kirchliche und klösterliche Herbergen wurden als Hospital oder Hospitium bezeichnet. Sie dienten Pilgern, Armen und Asylsuchenden. Daraus leitet sich jedoch nicht das heutige Wort Hospiz ab, sondern Hospital, also Krankenhaus.	
1842	Madame Jeanne Garnier gründet in Lyon ein Hospiz zur Pflege Sterbender.	
1879	Die irischen „Schwestern der Nächstenliebe" eröffnen in Dublin das Hospiz „Our Lady's Hospice for the Care of the Dying".	
1904	Gründung des „Verband Christlicher Hospize" (VCH) in Kassel.	
1967	Dr. Cicely Saunders eröffnet in Sydenham (England) das Hospiz St. Christopher's und begründet in England die moderne Hospizbewegung.	Beginn der modernen Palliativ- und Hospizbewegung
1995	Gründung der Deutschen Hospizbewegung.	
1969	In dem Buch „Über den Tod und das Leben danach" definiert die schweizerisch-amerikanische Psychiaterin und Sterbeforscherin Elisabeth Kübler-Ross (verst. am 24. August 2004) die bis heute anerkannten 5 Phasen des Sterbens: • Nichtwahrhabenwollen und Isolierung • Zorn • Verhandeln • Depression • Akzeptanz.	Beginn der modernen Sterbeforschung
	Johann-Christoph Student, deutscher Arzt, Palliativmediziner und Psychotherapeut, Schüler der Sterbeforscherin Elisabeth Kübler-Ross entwickelte als Wegbereiter und Pionier der deutschen Hospizbewegung und Palliativmedizin, theoretische und praktische Grundlagen für die Hospizarbeit in Deutschland.	
1995	Gründung der Deutschen Hospiz Stiftung Patientenvertretung und Schutzorganisation für Schwerstkranke und Sterbende	http://www.hospize.de/

9

- Professionelle Unterstützung durch ein multidisziplinäres Hospizteam von Ärzten, Pflegekräften, Seelsorgern u. a. Für diese Tätigkeit benötigen sie eine sorgfältige Aus-, Fort- und Weiterbildung, fortgesetzte Supervision und Freiräume für eine persönliche Auseinandersetzung mit Sterben, Tod und Trauer
- Das Hospiz verfügt über spezielle Kenntnisse und Erfahrungen in der medizinischen, pflegerischen, psychischen, sozialen und spirituellen Beeinflussung belastender Symptome, welche das Sterben begleiten können, z. B. in der Schmerzbehandlung und Symptomkontrolle
- Das Hospiz kann eigenständig Aufgaben im bestehenden Gesundheits- und Sozialsystem übernehmen und ggf. in einer engen Kooperation mit den bereits bestehenden Diensten eine kontinuierliche Versorgung sterbender Menschen gewährleisten
- „Sterben zu Hause" zu ermöglichen ist die vorrangige Zielperspektive der Hospizarbeit, die durch teilstationären und stationären Bereich ergänzt wird, wenn Pflege zu Hause nicht zu leisten ist und die Krankenhausbehandlung vermieden werden kann
- Zur Sterbebegleitung gehört im notwendigen Umfang auch die Trauerbegleitung.

Seit 1.4.2007 haben Versicherte der Gesetzlichen Krankenversicherung einen rechtlichen Anspruch auf spezialisierte ambulante Palliativversorgung. Derzeit gibt es in Deutschland 1.500 ambulante Hospizdienste und 162 stationäre Hospize. Hinzu kommen 166 Palliativstationen. Ca. 80.000 Menschen sind ehrenamtlich in der Hospizbewegung tätig. (http://www.hospiz.net/bag/index.html)

REFLEXIONSFRAGE

Wenn Sie in der Situation von Frau Rahn wären, was wäre für Sie das Wichtigste?

LITERATURVERZEICHNIS

Basler, H.-D. et al., Schmerz (2006); 20: 519 – 526, Springer Medizin Verlag: Heidelberg.

Http://www.vfroer.homepage.t-online.de/lebenundsterben/index.htm.

Doenges et. al. (2002): Pflegediagnosen und Maßnahmen. Hans Huber Verlag: Bern

Fachhochschule Osnabrück, Deutsches Netzwerk für Qualitätsentwicklung in der Pflege (Hrsg), Auszug aus der abschliessenden Veröffentlichung, Expertenstandard Schmerzmanagement in der Pflege bei akuten oder tumorbedingten chronischen Schmerzen unter: www.dnqp.de/ExpertenstandardSchmerzmanagement.pdf.

Hansen, L., Zimmer, B., Meier, E.und Siering, U. (2002), Plädoyer für ein integratives Konzept der Sterbebegleitung, Rheinisches Ärzteblatt 12/2002).

Jocham, H.R., Der nationale Expertenstandard: Schmerzmanagement in Pflegeforschung unter http://www.printernet.info/nurs_scien923489-ETERZ/forsch605bnbb.pd.

Johnson, M., et al. (2005): Pflegeergebnisklassifikation-NOC, Huber Verlag: Bern.

Tietze-Schnur, Dr. Expertencheck, 22.05.2006, Bundesverband für Ambulantes Operieren e.V., Gesund werden Zuhause, unter:http://www.operieren.de/content/e3224/e10/e15/e20/e9328

Musterentwurf einer Kooperationsvereinbarung ambulant – stationär Bundesarbeitsgemeinschaft Hospiz e.V.

B. Permar, W. Fett, Tumor-Schmerztherapie bei Erwachsenen, Anleitung

zur medikamentösen Tumorschmerz-Therapie, Pflegeinterventionen in der Schmerztherapie, Hrsg. Arbeitsgruppe Schmerztherapie im Onkologischen Zentrum Westpfalz, http://www.ozw.de/ozw/content/e1089/e841/e843/e846/script_schmerztherapie.pdf.

WEITERFÜHRENDE LITERATUR:

Frenz, L. (1996), Wenn es zu Ende geht. Hilfe beim Sterben,

Falken, Niedernhausen Student, J.-C., Neue Wege der Sterbebegleitung – Die Anfänge der Hospizbewegung in Deutschland, in: Zeitschrift f. Allgem. Medizin 66 (1990) 549–552.

Mürbe, M. Stadler, A.(2007), Berufs-, Gesetzes- und Staatsbürgerkunde, Kurzlehrbuch für Pflegeberufe, Elsevier GmbH, Urban & Fischer Verlag: München.

Godzik, P., Zur Geschichte der Hospizbewegung in Deutschland, unter: http://www.hospiz-bersenbrueck.de/zur_geschichte_der_hospizbewegung.htm

Warnken, C. (2007), Palliativpflege in der stationären Altenpflege, Schlütersche Verlagsgesellschaft: Hannover.

Weissenberger-Leduc, M., Handbuch der Palliativpflege (2002), 3. Auflage, Springer Verlag: Wien.

Klaschik, H. (2006), Palliativmedizin, Grundlagen und Praxis, 4. Auflage, Springer Medizin Verlag: Heidelberg.

KAPITEL

10

Silvia Ernst-Tijero

Aktivitätsintoleranz

„Ich werde nie mehr malen können."

Frau Ilse Steinloch ist 80 Jahre alt und lebt seit drei Jahren im Altenheim. Sie liest gerne und interessiert sich für Malerei, Filme und Musik. Man kann sich gut mit ihr unterhalten. Sie pflegte bis vor kurzem viele Freundschaften in und außerhalb des Altenheims. Bereits im Alter von 50 Jahren wurde bei ihr eine rheumatoide Arthritis diagnostiziert, die in immer wiederkehrenden Schüben Schädigungen in den Finger-, Knie- und Hüftgelenken verursachte. Sie empfand diese Krankheit schon immer als eine schwere Belastung, die sie lange versuchte zu verdrängen. Seit ihr die Diagnose bekannt ist, achtet Ilse Steinloch darauf, möglichst gesund zu leben. Sie bevorzugte bis heute vollwertige Ernährung, bewegte sich viel an der frischen Luft, besuchte einmal im Monat Museen und regelmäßig Musikveranstaltungen.

Seit drei Wochen hat Frau Steinloch wieder anhaltende Schmerzen in den Gelenken, die so stark sind, dass sie am liebsten im Bett bleiben würde. Jede Bewegung schmerzt und sie sagt, sie möchte in Ruhe gelassen werden.

Die Deformation der Fingergelenke schränkt sie beim Malen stark ein und sie kann kleine Gegenstände schlecht fassen. Der Gang zur Toilette ist beschwerlich. In letzter Zeit leidet sie unter Inkontinenz. Dies führt dazu, dass sie abends ein geschlossenes System trägt, was ihr sehr unangenehm ist. An rheumatoider Arthritis erkrankt zu sein, hat Frau Steinloch nie akzeptiert. Heute machen ihr die Bewegungseinschränkungen Angst und durch die andauernden Schmerzen ist sie in letzter Zeit häufig depressiv. Manchmal sitzt sie weinend vor dem Fenster und sagt:„Ich werde nie mehr malen können".

10.1 Pflege

Frau Steinloch war bisher trotz ihrer rheumatoiden Arthritis eine lebensfrohe Frau. Jetzt, nach den erneut auftretenden Krankheitsschüben, fühlt sie sich nicht mehr wohl und beginnt, ein depressives Verhalten zu zeigen. Dadurch hat sich die Pflegesituation geändert und macht die Überarbeitung ihres Pflegeplans erforderlich. Anhand der Pflegeanamnese erarbeitet die Stationsleitung Schwester Dolores gemeinsam mit Frau Steinloch und der zuständigen Pflegekraft, die sie betreut, einen neuen Pflegeplan. Die immer wieder auftretenden Krankheitsschübe gehören zum charakteristischen Krankheitsbild der rheumatoiden Arthritis.

MERKE

Die Rheumatoide Arthritis (Gelenkrheumatismus), auch chronische Polyarthritis, ist eine chronische, schubweise auftretende, progrediente Erkrankung, die mit Störungen des immunologischen Abwehrsystems einhergeht.

Ursachen:

Die genaue Ursache ist unbekannt, da es sich um eine Autoimmunerkrankung handelt. Bei Erkrankungen dieser Art, bildet der Körper Antikörper, die sich gegen körpereiniges Gewebe richten. Die Folge ist eine Entzündung der Gelenkinnenhaut (Synovia).

Symptome:

- Morgensteifigkeit der Hand und Fingergelenke mit Bewegungsschmerz
- Schwellungen, die zur Deformierung der Hände führen können
- Deformierung der Langfinger
- Deformität des Daumens
- Fortschreitende Einschränkung der Bewegungsfunktion.

Diagnostik:

Die Diagnostik wird mit Hilfe von Anamnese, Gelenkuntersuchung, Röntgenaufnahmen und Laborbefunden gestellt.

Therapie:

- Medikamentöse Therapie (Ziele: Herabsetzung der Entzündungsaktivität, Schmerzbeeinflussung)
- Physiotherapie (➤ 10.4)
- Ergotherapie (➤ 10.3)
- Psychosoziale Therapie (➤ 10.5)

Zum rheumatischen Formenkreis gehören weit über 100 Krankheitsbilder mit unterschiedlicher Klinik, Ätiologie, Pathogenese und Prognose, die man vereinfacht wie folgt einteilen kann:

- **Entzündliche Gelenkerkrankungen**
  - Formenkreis der Rheumatoide – Arthritis(RA) (Die Erkrankung von Frau Steinloch)
  - Gruppe der Erkrankungen mit vorwiegender oder potenzieller Beteiligung der Wirbelsäule
  - Reaktive(infektallergische)Gelenkerkrankungen u.a. M. Reiter, Rheumatischer Fieber.
- **Gelenkbeteiligung bei anderweitigen Grunderkrankungen (symptomatische Arthropatien)**
  - Arthropatien bei Stoffwechselerkrankung u.a. Gicht
  - Gelenkbeteiligung bei Darm-, Lungen, Blut, Nerven – und sonstigen Erkrankungen
- **Degenerative Gelenk – und Wirbelsäulenerkrankungen**
  - Arthrosen
  - Rückensyndrome auf degenerativer Basis
- **Weichteilrheumatismus**
  - Muskelrheumatismus,
  - Entzündungen von Sehnenansätzen.

10.1.1 Pflegediagnostik

Die Anamnese wird durch Beobachtungen der Pflegefachkräfte und in Einzelgesprächen mit Frau Steinloch erstellt. Die **pflegerischen Schwerpunkte** liegen in folgenden Bereichen:

- Körperliche Einschränkungen
- Beeinträchtigte Bewegung
- Soziale und emotionale Reaktionen
- Beschäftigungseinschränkungen
- Aktivitätseinschränkungen.

Die Pflegenden führen **die Informationssammlung** über einen Zeitraum von zwei Tagen durch, um den **physischen** und **psychischen Gesundheitszustand** von Frau Steinloch genau erkennen und berücksichtigen zu können. Im Rahmen der Anamnese gehen die Pflegenden auf einzelne Punkte detaillierter ein, insbesondere um den Bereich der eingeschränkten Aktivität und Beschäftigung gezielt mit Ilse Steinloch erarbeiten zu können:

- Schmerzen
- Bewegungseinschränkungen

Tab. 10.1 Pflegediagnose Gefahr einer Aktivitätsintoleranz für Ilse Steinloch (Doenges et.al. 2002: 141).

Definition	Ursachen bei Frau Steinloch	Symptome bei Frau Steinloch
Gefährdung einer Person, eine ungenügende physische oder psychische Kraft oder Energie zu erfahren, um erforderliche oder erwünschte alltägliche Aktivitäten durchzuhalten oder auszuführen.	• Schmerzen • Angst • Depression • Allgemeine Schwäche • Kognitive Defizite/ Gemütszustand	• Äußerungen über Müdigkeit oder Schwäche • Äußerung, dass Aktivität nicht erwünscht ist und/oder kein Interesse daran besteht • Abnorme Veränderungen von Puls (Frequenz, Rhythmus oder Qualität) als Reaktion auf Aktivität und Belastung • Abnorme Blutdruckveränderung (diastolischer Blutdruck > 15 mmHg) oder fehlende Blutdruckanpassung als Reaktion auf Aktivitäten und Belastungen • Blässe, Zyanose.

- Angst
- Depressive Stimmung.

Von besonderem Interesse sind:

- Häufigkeit und Ausmaß der Schmerzen (➤ Tab. 9.1, ➤ Tab. 9.2, ➤ Tab. 9.3)
- Grad der Bewegungseinschränkung sowie Pflege- und / oder Alltagssituationen, in bzw. nach denen das Ausmaß an Bewegungseinschränkungen zunimmt (z. B. ins Bett, Aufstehen, Transfer, beim Essen, An- Auskleiden, waschen, u.a.)
- Die Frage, wovor und wann Ilse Steinloch Angst hat
- Die Situationen, die ihre depressive Stimmung auslösen, verstärken oder verbessern.

Aufgrund der Anamnese stellt das Pflegeteam in Anlehnung an die NANDA Taxonomie II folgende Pflegediagnosen:

- Beschäftigungsdefizit (Doenges et. al. 2002: 179)
- Gefahr einer Aktivitätsintoleranz (Doenges et. al. 2002: 141)
- Gefahr eines Immobilitätssyndroms (Doenges et. al. 2002: 437) (➤ Kap. 8).

Die Gefahr einer Aktivitätsintoleranz wird als wichtigste Diagnose eingestuft und hier exemplarisch behandelt.

10.1.2 Pflegetherapie

Die Pflegenden legen den pflegetherapeutischen Schwerpunkt für Frau Steinloch auf die eingeschränkte Beweglichkeit. Aufgrund der erhobenen Daten wird für Frau Steinloch ein Therapieplan ausgearbeitet (➤ Abb. 10.1).

Weitere mögliche Pflegeinterventionen für Frau Steinloch:

- Die Bereitschaft von Ilse Steinloch ermitteln, die Auswahl und Häufigkeit der Aktivität zu erhöhen
- Ilse Steinloch unterstützen, die persönliche Bedeutung von gewohnter Aktivität (z. B. Arbeit) zu ermitteln und / oder die Lieblingsbeschäftigungen zu erkennen und zu benennen
- Ilse Steinloch unterstützen bei der Auswahl von Aktivitäten entsprechend der körperlichen, psychischen und sozialen Fähigkeiten
- Ilse Steinloch unterstützen, die Ressourcen und Möglichkeiten zu berücksichtigen und nicht die Defizite
- Ilse Steinloch unterstützen, Ressourcen zu erkennen und zu erhalten, die für die ausgewählte, gewünschte Aktivität erforderlich sind
- Ilse Steinloch unterstützen, Transport- / Transfermöglichkeiten zu den Aktivitäten zu erhalten
- Ilse Steinloch unterstützen, Vorlieben hinsichtlich der Aktivitäten zu benennen
- Ilse Steinloch unterstützen, bedeutende Aktivitäten zu identifizieren / zu benennen
- Ilse Steinloch unterstützen, in den Tagesablauf spezielle Zeiträume für die Aktivitäten / Ablenkungen zu planen
- Ilse Steinloch und ihre Angehörigen hinsichtlich der Bedeutung von körperlicher, sozialer, religiöser und kognitiver Aktivität für die Aufrechterhaltung der „Funktionsfähigkeit" und Gesundheit
- Ilse Steinloch unterweisen, wie gewünschte oder verordnete Aktivität durchgeführt werden kann
- Ilse Steinloch unterstützen, die Umgebung der gewünschten Aktivität anzupassen

Name: Ilse Steinloch		Pflegeplan	
Erstellt von:	E.L.	**Ressourcen:** Ilse Steinloch hat viele Interessen und möchte insbesondere wieder malen.	
Datum/HZ:	NN.NN.200X		
Evaluierung:	NN.NN.200X		
Pflegediagnosen	Pflegeergebnis	Interventionen	Evaluierung
Pflegediagnose: Gefahr einer Aktivitätsintoleranz **Risikofaktoren:** Äußerungen von Müdigkeit Äußerungen, dass Aktivität nicht erwünscht ist, bzw. kein Interesse daran besteht	**Energieerhaltung**	**Beschäftigungs-/ Aktivitätstherapie** - Mit Ergo- und Physiotherapeuten Aktivitätsprogramm planen und dessen Umsetzung beobachten; **xx.xx.2009, Plegefachkraft und Ergotherapie; xx.xx.2009, Pflegefachkraft und Physiotherapie; ab xx.xx.2009** - Die Bereitschaft ermitteln, die Auswahl und Häufigkeit der Aktivität zu erhöhen; **xx.xx.2009, xx.xx.2009, xx.xx.2009; Pflegefachkraft** - Unterstützung von Fr. Steinloch., die persönliche Bedeutung von gewohnter Aktivität (z. B. Arbeit) zu ermitteln und / oder die Lieblingsbeschäftigungen zu erkennen und zu benennen; **xx.xx.2009; Pflegefachkraft** - Unterstützen bei der Auswahl von Aktivitäten entsprechend der körperlichen, psychischen und sozialen Fähigkeiten; **xx.xx.2009, Ergotherapie; xx.xx.2009, Physiotherapie; xx.xx.2009, Pflegefachkraft** - Unterstützen, die Ressourcen und Möglichkeiten zu berücksichtigen und nicht die Defizite; **kontinuierlich, Pflegefachkraft, Ergotherapie, Physiotherapie** - Unterstützen, Ressourcen zu erkennen und zu erhalten, die für die ausgewählte, gewünschte Aktivität erforderlich sind; **ab xx.xx.2009 1x wö. Pflegefachkraft, Ergotherapie, Physiotherapie** - Unterstützen, Transport- / Transfermöglichkeiten zu den Aktivitäten zu erhalten; **bei Bedarf, Pflegekraft** - Unterstützen, in den Tagesablauf spezielle Zeiträume für die Aktivitäten/Ablenkungen zu planen; **xx.xx.2009, Pflegefachkraft, Ergotherapie, Physiotherapie** - Fr. Steinloch. hinsichtlich der Bedeutung von körperlicher, sozialer, religiöser und kognitiver Aktivität für die Aufrechterhaltung der „Funktionsfähigkeit" und Gesundheit aufklären; **xx.xx.2009, Pflegefachkraft** - Fr. Steinloch unterweisen/anleiten, wie die gewünschte oder verordnete Aktivität durchgeführt werden kann; **xx.xx.2009 u. bei Bedarf, Pflegekraft** - Fr. Steinloch unterstützen, die Umgebung der gewünschten Aktivität anzupassen; **xx.xx.2009; Pflegekraft** - Überweisen / Unterstützen der Teilnahme an Gemeindezentren (Angebote im Stadtteil etc.) oder Freizeitprogrammen; **bei Bedarf (je nach Angebot), Pflegekraft** - Bereitstellen von strukturierten, nicht hemmenden und aktiven Gruppenspielen; **Di. u. Fr., jeweils 15:30 – 17:00 Uhr, Ergotherapie** - Fördern von kreativen und ablenkenden Aktivitäten, die gleichzeitig eine Angstreduzierung unterstützen, z. B. **Mo. u. Do. 10:00 – 11:00 Uhr** (Zutreffendes bitte ankreuzen): o Chor (in der Gruppe singen) o Volleyball o Tischtennis o Walking o Schwimmen o Einfache, konkrete Aufgaben o Einfach Spiele o Routineaufgaben o Haushaltsaufgabeno o Körperpflege o Puzzles o Karten o Positives Verstärken bei der Teilnahme an Aktivitäten; kontinuierlich, alle o Fr. Steinloch unterstützen, den Fortschritt hinsichtlich der Zielerreichung zu beobachten; xx.xx.2009; Pflegekraft.	

Abb. 10.1 Pflegeplan für Ilse Steinloch.

- Ersatzaktivität fördern, wenn Frau Steinloch zeitlich oder körperlich (Belastung und Bewegung) eingeschränkt ist
- Überweisen an Gemeindezentren (Angebote im Stadtteil etc.) oder Freizeitprogrammen
- Unterstützung bei regulären körperlichen Aktivitäten (z. B. Gehen, Transfer, Lagern / Drehen, persönliche Pflege)
- Grobmotorische Angebote aufgrund der verminderten Feinmotorik
- Motorikübungen ermöglichen, um die Muskelspannung zu verringern
- Bereitstellen von strukturierten, nicht hemmenden und aktiven Gruppenspielen
- Fördern von kreativen und ablenkenden Aktivitäten, die gleichzeitig eine Angstreduzierung unterstützen
- Positives Verstärken der Teilnahme an Aktivitäten
- Emotionale, körperliche, soziale und religiöse Antworten / Reaktionen auf Aktivitäten beobachten
- Ilse Steinloch unterstützen, den Fortschritt hinsichtlich der Zielerreichung zu beobachten.

10.1.3 Pflegeevaluation

Das Wichtigste für Frau Steinloch ist, dass sie ihre Energie behält, um die gewünschten Aktivitäten durchführen zu können. Ob die durchgeführten Maßnahmen erfolgreich waren, wird anhand der NOC-Tabelle Energieerhaltung ermittelt (> Tab. 10.2).

Interdisziplinäre Zusammenarbeit

Die Pflegeevaluation für Frau Steinloch erfolgt im interdisziplinären Team. An der therapeutischen Zusammenarbeit sind der betroffene Mensch sowie die einzelnen Therapeuten (Physiotherapeuten, Ergotherapeuten, Soziologen, Gerontologen) und Gesprächspartner (Pflegefachkräfte, Vorgesetzte) die unmittelbar mit der Erkrankten zusammenarbeiten beteiligt. Das Ziel einer solchen interdisziplinären Zusammenarbeit ist, dass dem Patienten eine schnelle und zielgerechte Behandlung zukommt. Erkennt ein Therapeut seine Grenzen, überweist er den

Tab. 10.2 Energieerhaltung (Johnson et.al. 2005: 158).

(0002) Energieerhaltung Bereich I: Funktionale Gesundheit Klasse A - Energieerhaltung Skala (e): Überhaupt nicht bis In einem sehr großen Ausmaß						
Definition: Ausmaß der aktiven Beherrschung der Energie zur Initiierung und Nachhaltigkeit von Aktivität.						
Energieerhaltung		Überhaupt nicht 1	In einem geringen Ausmaß 2	In einem mäßigen Ausmaß 3	In einem großen Ausmaß 4	In einem sehr großen Ausmaß 5
Indikatoren						
000201	Hält Aktivität und Ruhe im Gleichgewicht	1	2	3	4	5
000202	Nickerchen in erwartetem Ausmaß	1	2	3	4	5
000203	Erkennt Energiegrenzen	1	2	3	4	5
000204	Wendet Energieerhaltungstechniken an	1	2	3	4	5
000205	Passt den Lebensstil an das Energieniveau an	1	2	3	4	5
000206	Bewahrt eine adäquate Ernährung	1	2	3	4	5
000207	Ausdauerniveau adäquat für Aktivität	1	2	3	4	5
000208	Andere (Spezifizieren)	1	2	3	4	5

Patienten unmittelbar an einen kompetenten Kollegen.

MERKE

Vorteile der interdisziplinären Zusammenarbeit:
- Erhöhte Fachkompetenz durch die Zusammenarbeit mit anderen Therapeuten
- Schnelle Hilfe für den Betroffenen
- Positives Ansehen in der Öffentlichkeit
- Zufriedenheit des Betroffenen und Therapeuten
- Anerkennung des Berufsbildes durch andere Berufsgruppen
- Weiterempfehlung durch zufriedene Bewohner
- Wirtschaftliche Anerkennung
- Menschliche Anerkennung
- Eigene Zufriedenheit.

10.2 Gerontologie/ Gerontopsychiatrie

Frau Steinloch ist nicht nur chronisch krank, sie hat auch bereits ein stattliches Alter. Das bedeutet, dass zu ihrem Krankheitsbild entwicklungsbedingte Faktoren des Alters hinzukommen. Um die Situation von Frau Steinloch verstehen zu können, sind deshalb Kenntnisse aus der Gerontologie bzw. der Gerotopsychiatrie notwendig. Die Gerontologie ist die Wissenschaft vom Altern des Menschen. Sie ist eine noch sehr junge Wissenschaft, die den Sozialwissenschaften zugeordnet wird. „Gerontologie beschäftigt sich mit der Beschreibung, Erklärung und Modifikation von körperlichen, psychischen, sozialen, historischen und kulturellen Aspekten des Alterns und Alters, einschließlich der Analyse von altesrelevanten und alternskonstituierenden Umwelten und sozialen Umwelten“ (Definition von Paul B. Baltes und Margret Maria Baltes (1992: 8).

10

Die Gerontologie umfasst folgende Disziplinen:
- Altenhilfe (Unterstützung, Begleitung und Beratung älterer Menschen in Einrichtungen)
- Altersoziologie oder Gerontosoziologie (soziologische Erforschung)
- Biogerontologie (biologischen Erforschung)
- Demographie (Bevölkerungsentwicklung)
- Geriatrie (Spezielle Richtung der Medizin, die sich auf das Alter spezialisiert hat)
- Gerontopsychiatrie (Diagnose und Therapie psychischer Erkrankung alter Mensch)
- Gerontopsychologie (Psychologische Erforschung)
- Gerontopsychotherapie (Seelische Unterstützung alter Mensch)
- Soziale Gerontologie (Erforschung der sozialen Aspekte).

Aufgaben der Gerontologie:
- Aufklärung, Information, Reflexion der Entwicklung des Alters
- Forschung (Biologische Grundlagen, Soziologischen Entwicklungen, Bevölkerungsentwicklung, Information Austausch durch Medien, Internet, Bücher etc.)
- Prävention, Gesundheitsförderung
- Versorgung, Unterstützung durch andere Disziplinen Institutionen (Geriatrie, Gerontopsychiatrie, ambulante Dienste).

Die **Gerontopsychiatrie** ist ein Fachgebiet der Psychiatrie. Sie beschäftigt sich mit älteren Menschen und ihren psychischen Erkrankungen, die typischerweise erst im Alter auftreten, z.B. Demenzen und Depressionen. Die Bedeutung der Gerontopsychiatrie als Fachgebiet nimmt aufgrund des demografischen Wandels zu, aber auch neue Therapiemöglichkeiten stimulieren das Fach, zum Beispiel Psychotherapie im Alter, neue medikamentöse Behandlungsmöglichkeiten bei Demenz und Depressionen. Frau Steinloch leidet unter starken Schmerzen und ist in ihrer Bewegung eingeschränkt. Sie hat Angst, nicht mehr malen zu können, daher ist es möglich, dass sie mit depressiven Verstimmungen reagiert.

Zu den Hauptkrankheitsbildern der Gerontopsychiatrie gehören:
- Vaskuläre Demenz (➤ 14.2)
- Delir
- Depression
- Schizophrenie.

10.3 Ergotherapie

Eine Möglichkeit, depressive Verstimmungen auszugleichen, ist die Ergotherapie. Die Ergotherapie ist hier eine Fortsetzung der Physiotherapie mit anderen Mitteln (➤ 10.4) Der Patient wird motiviert, ein

Produkt herzustellen, z. B ein Bild zu malen oder ein Gefäß zu töpfern und wird damit von seinem Beschwerden abgelenkt. Zu ergotherapeutischen Maßnahmen gehören auch Bewegungstherapie und Schulung in Alltagspraktiken. Innerhalb der komplexen Betreuungsstrategie bei rheumatischen Erkrankungen, verfolgt die Ergotherapie Ziele, die von keiner anderen therapeutischen Disziplin im vollen Umfang übernommen werden können. Im Fall von Frau Steinloch und ihrer Erkrankung sind folgende Maßnahmen induziert:

- Schulung, Übung und Wiederherstellung bei gestörten Bewegungsabläufen sowie Training der geschwächten Muskulatur
- Unterweisung und Übung im Gebrauch technischer Hilfen und in den Prinzipien des Gelenkschutzes.

Die Schulung der Muskulatur steht im Mittelpunkt der funktionellen Ergotherapie. Sie verfolgt ein Funktionstraining des Bewegungsapparates und läuft parallel mit der Zielstellung der Physiotherapie.

10.4 Physiotherapie

Von den physiotherapeutischen Methoden gehören alle Formen der Bewegungstherapie, insbesondere die Krankengymnastik, zu den aktivierenden Therapieformen. Sie können in Einzel oder Gruppenbe handlungen durchgeführt werden. Entsprechend der Indikation und den Erfordernissen werden diese Maßnahmen von Arzt verordnet (Presber 1994: 341). Die Physiotherapie orientiert sich bei der Behandlung an den Beschwerden und den Funktions- bzw. Aktivitätseinschränkungen des Patienten, die in Form eines Befundes sichtbar gemacht werden. Im Fall von Ilse Steinloch soll durch eine Verbesserung der Muskelfunktion einem Immobilitätssyndrom vorgebeugt werden, was das Hinzuziehen eines Physiotherapeuten erfordert.

Die Physiotherapie nutzt primär manuelle Fertigkeiten des Therapeuten. Gegenfalls werden sie durch natürliche Mittel ergänzt. Dazu zählen Anwendungen von oder im Wasser, von Licht, Luft, Wärme und Kälte sowie Massage, Krankengymnastik und Elektrotherapie.

Die Hauptaufgaben der Physiotherapie sind:

- Regulieren des Muskeltonus
- Durchblutungsförderung
- Schmerzlinderung/-stillung
- Dampfung von Entzündungen
- Funktionsverbesserung des Bewegungsapparates
- Vor –und Nachbehandlung bei chirurgisch – orthopädischen Eingriffen
- Prophylaxen z.B. Kontrakturen
- Rehabilitation
- Einsparung von Medikamenten.

Ziele der Physiotherapie sind darüber hinaus, Eigenständigkeit und Selbstständigkeit des Patienten zu fördern und die Selbstheilungskräfte des Organismus zu aktivieren.

10.5 Soziologie

Die Untersuchung von „Gesundheit" und „Krankheit" im Kontext gesellschaftlicher Rahmenbedingungen und Lebenswelten ist ein zentraler Gegenstand der Soziologie. Es werden prägnante Lebenschancen bzw. deren Risiken untersucht. Eine der wesentlichen Triebkräfte der zunehmenden Differenzierung von medizinischem Handeln und Pflegehandeln ist der Gestaltwandel von den Akutkrankheiten zu den chronisch degenerativen Erkrankungen. Bezogen auf die Bekämpfung von Akutkrankheiten hat das Pflegehandeln eine begleitende und damit abgeleitete Funktion. Der medizinische Eingriff erfolgt mit dem Ziel, Gesundheit so schnell wie möglich wieder herzustellen. Wahrend des medizinischen Eingriffs und kurze Zeit danach ist ein begleitendes Pflegehandeln (Behandlungspflege) erforderlich. Das Pflegehandeln ergänzt den medizinischen Eingriff und ist zeitlich begrenzt. Anders ist die Situation bei chronisch - degenerativen Erkrankungen.

Bei chronischer Erkrankung verliert die Krankheit ihren provisorischen Charakter, sie wird zu einem Dauerzustand (Bauch 2000: 218).

Die rheumatoide Arthritis bei Frau Steinloch ist eine schwere chronische Krankheit (➤ 10.1.1), die insbesondere durch starke Schmerzen und Bewegungseinschränkungen in alle Lebensbereiche eingreifen und die Lebensqualität erheblich beeinträchtigen kann. Sie erfordert von einem Betroffenen aktive Mitarbeit, sowie Umstellungen in der Lebensführung. Die seelische und körperliche Bewältigung der chronischen Krankheit stellt eine enorme Herausforderung dar und wird häufig durch das Leiden während akuter Krankheitsschube erschwert. Viele Betroffene erleben Ängste und Zukunftssorgen, Trauer, Wut, Enttäuschung, Mutlosigkeit und depressive Verstimmungen.

Menschen, die an chronischer rheumatoider Arthritis leiden, müssen lernen, mit verringerten Kräften, eingeschränktem Bewegungsvermögen und zum Teil starken Schmerzen zu leben.

Bestimmte Alltagsverrichtungen können nicht mehr oder nicht mehr problemlos verrichtet werden. Auch bei Frau Steinloch trifft dies zu. Zum Teil muss Hilfe von anderen angenommen werden, viele betroffene Menschen müssen (oder mussten) vorzeitig aus dem Erwerbsleben austreten. Die Frührente ist ein schwerer Einschnitt im Leben und kann Gefühle von Abhängigkeit und Minderwertigkeit auslösen. Dies trifft ebenso auf den Einsatz von Hilfsmitteln wie Gehhilfen oder Rollstuhl zu, denn zu deren Nutzung in der Öffentlichkeit müssen oft große Hemmungen überwunder werden, da sie für manche Menschen Alter und Invalidität erklären.

Wie andere chronisch Kranke finden aber auch viele der an rheumatoider Arthritis leidenden Menschen eine neue Einstellung zum Leben, sie leben bewusster. Gesellschaftliche und individuelle Werte werden hinterfragt und zum Teil neu bewertet, Prioritäten neu gesetzt. Ein Betroffener lernt meist mit neuen Normen, seine Kräfte sinnvoll einzuteilen und ein für ihn angemessenes Gleichgewicht zwischen Ruhe und Aktivität zu finden. Frau Steinloch versuchte für mehrere Jahre, mit ihren seelischen und körperlichen Kräften umzugehen, sie vermeidet Überlastungen und sorgte für Entspannung und Freude, durch das Malen, wodurch sie neue Kräfte schöpft. Dabei bleibt häufig weniger Zeit, um die gewohnten Kontakte im bisherigen Umgang zu pflegen; auch hier ist es nicht einfach, befriedigende Lösungen zu finden. Einige Betroffene ziehen sich zurück, weil sie nicht mehr in gewohnter Weise an Aktivitäten teilhaben können, bzw. wollen; sie möchten nicht aus dem Rahmen oder gar andren zur Last fallen (Fall Frau Steinloch). Hier besteht die Gefahr des sozialen Rückzugs und der Isolation, insbesondere wenn weitere gesundheitliche Probleme oder familiäre Veränderungen (z.B. Tod des Partners) hinzukommen. Im Fallbeispiel von Ilse Steinloch ist der frühere Lebensstil sehr gut beschrieben, die mit fortschreitender Erkrankung einhergehenden sozialen Veränderungen und ihre sich entwickelnde Angst.

Die Mehrheit der von einer rheumatoiden Arthritis betroffenen älteren Menschen leidet längere Zeit an der Krankheit, sodass sie sich in der Regel auf die Erkrankung eingestellt und sie im günstigen Falle angenommen haben. Das Fortschreiten der Krankheit kann jedoch immer wieder seelische Krisen verursachen und eine neue Anpassung erfordern. Sie kann vor allem zur Vermeidung, Verringerung oder Kompensation von Bewegungs- und Funktionseinbußen führen (➤ 10.1.2).

MERKE

Unregelmäßige Aktivitätsschübe bei entzündlich-rheumatischen Erkrankungen erfordern oft eine Unterbrechung der Serie und später einen Neubeginn auf einer tieferen funktionellen Stufe. Der Ergotherapeut, der Psychotherapeut und der Sozialtherapeut sollen sich dieser Möglichkeit stets bewusst sein, um sich selbst und dem Kranken Enttäuschungen zu ersparen.

REFLEXIONSFRAGE

Aus dem Fallbeispiel geht hervor, dass Ilse Steinloch von einem multiprofessionellen Team begleitet wird. Ohne die Zusammenarbeit zwischen Ihnen und den anderen Berufsgruppen wird es nicht möglich sein, Frau Steinloch zu unterstützen. Die Zusammenarbeit verschiedener Berufsgruppen ist zur Behandlung einer Erkrankung unverzichtbar.

Welche Aufgabe übernehmen Sie als Pflegefachkraft, wenn Sie in einem multiprofessionellen Team arbeiten?

LITERATUR:

Andreae, S., Von Hayek, D., Weniger, J. (2006), Altenpflege professionell, Krankheitslehre, Georg Thieme Verlag KG: Stuttgart.

Baltes, Paul B. ; Baltes, Margret M.(1992); Gerontologie; Begriff, Herausforderung und Brennpunkte, in: Paul B. Baltes, Jürgen Mittelstrass (Hrsg.) Zukunft des Alterns

10

und gesellschaftliche Entwicklung, Walter der Gruyter Verlag: Berlin.
Bauch, J. (2000) Medizinsoziologie, R. Oldenburg Verlag: München/Wien.
Charlier, S. (2007), Soziale Gerontologie, Georg Thieme Verlag: Stuttgart . New York.
Doenges et. al.(2002): Pflegediagnosen und Maßnahmen. Hans Huber Verlag: Bern
Ehmann, M., Völkel, I. (2000), Pflegediagnosen in der Altenpflege, Urban & Fischer Verlag: München.
Höwler, E. (2007) Gerontopsychiatrische Pflege, Brigitte Kunz Verlag: Hannover.
Hüter-Becker A., Dölken M., (2008) Prävention, Georg Thieme Verlag: Stuttgart.
Johnson, M., et. al. (2005): Pflegeergebnisklassifikation - NOC, Huber Verlag: Bern.
Presber, W. (1994)- Ergotherapie Grundlagen und Techniken. Ullstein Mosby: Berlin/Wiesbaden.

KAPITEL

11

Yvette Oversberg

Beeinträchtigte körperliche Mobilität

„Alles tut weh!"

Die 82-jährige Erna Baumgart wurde nach abgeschlossener Krankenhausbehandlung wegen einer Oberschenkelhalsfraktur auf eigenen Wunsch ins Pflegeheim entlassen. Sie leidet unter einem Glaukom, chronischer Osteoporose und ist an Morbus Parkinson erkrankt. Aufgrund der Osteoporose ist ihre Mobilität stark eingeschränkt und sie klagt über Schmerzen, vor allem beim Aufstehen sowie über Schmerzen im Nacken, in der Schulter und in den Beinen. Durch die Parkinsonerkrankung ist ihre Beweglichkeit zusätzlich stark eingeschränkt. Sie liegt viel im Bett und ist bereits geschwächt. Ein niedriger Blutdruck führt dazu, dass sie sehr müde ist. Sie benötigt Hilfe bei den täglichen Verrichtungen, vor allem bei der Körperpflege.

Frau Baumgart kann mit Hilfe ihres Rollators wenige Schritte gehen und kommt zur täglichen Andacht in den Gemeinschaftsraum. Für den Rest des Tages zieht sie sich in ihr Zimmer zurück und nimmt ihr Essen auf dem Zimmer ein. Bei einem abendlichen Rundgang wird sie von einer Pflegenden vor ihrem großen Wandspiegel im Sessel sitzend angetroffen. Vor ihr steht der Rollator, ihre Kleidung ist von einem Imbiss verschmutzt. Sie ist sehr aufgelöst. Frau Baumgart berichtet der Pflegenden, im Raum sei eine fremde Person. Ihre Stimme sei zum Rufen zu leise gewesen und die Glocke habe sie in der Aufregung nicht finden können. Sie weint und sagt, dass sie froh ist, dass die Pflegende jetzt da ist.

11.1 Pflege

Frau Baumgart hat Schmerzen und das Bedürfnis, sich zurückzuziehen. Der Umzug in das Pflegeheim war ein einschneidendes Erlebnis, auch wenn sie die Entscheidung selbst getroffen hat. Sie hat die ihr vertraute Umgebung, vertraute Nachbarn, lieb gewonnene Erinnerungen und Gewohnheiten aufgegeben. Sie konnte auch nicht alle Möbel, die ihr ans Herz gewachsen sind, mit in das Heim nehmen. Um Frau Baumgart das Eingewöhnen ins Heim zu erleichtern, versuchen die Pflegenden sie mit all ihren Gewohnheiten, Eigenheiten, Wünschen und Bedürf-

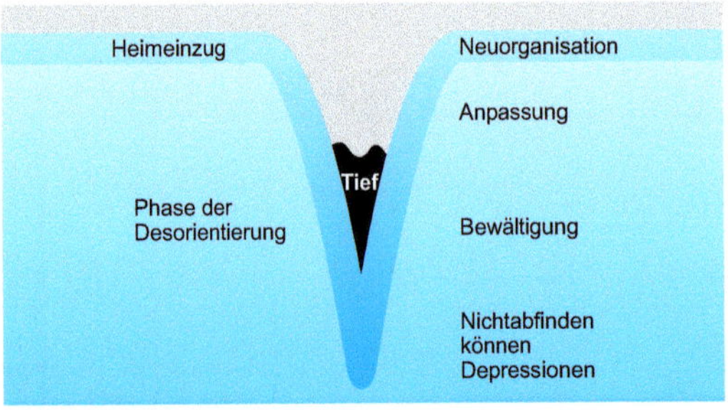

Abb. 11.1 Umzug ins Heim.

nissen, ihrem Charakter und ihrer Lebensgeschichte anzunehmen. Im Anamnesegespräch ermitteln die Pflegenden die körperlichen, geistigen, biografischen, sozialen und emotionalen Aspekte ihrer Persönlichkeit. Frau Baumgart soll sich nicht der „Institution Pflegeheim" anpassen müssen, sondern eine individuelle Pflege erfahren. Die Pflegenden handeln täglich mit Frau Baumgart die geeignete Pflege aus. Wenn Frau Baumgart sich angenommen fühlt, kann eine partnerschaftliche Beziehung zwischen ihr und den Pflegenden entstehen. Es ist ihr dann möglich, sich zu öffnen und sich den Pflegenden anzuvertrauen, zum Beispiel im Umgang mit den täglichen Schmerzen.

Auf Grundlage einer individuell am Patienten ausgerichteten Pflege kann der gesamte Pflegeprozess erfolgreich gestaltet werden (MDS 2005: 16-26). Die Pflegeanamnese ist ein längerer und nie vollständig abgeschlossener Prozess. Neben der Beobachtung sind die Gespräche mit Frau Baumgart im Rahmen der täglichen Verrichtungen ein wesentliches Instrument für die Einschätzung ihres aktuellen Zustands.

11.1.1 Pflegediagnostik

Die chronische **Osteoporose** verursacht bei Frau Baumgart Schmerzen im Rücken mit Ausstrahlung in die Beine sowie eine deutlich tastbare Muskelverhärtung im Nacken- und Schulterbereich. Das **chronische Glaucom** führt dazu, dass Frau Baumgart ihre Umgebung nur verschwommen erkennt und manchmal Halluzinationen hat. Sie bewegt sich in der neuen Umgebung sehr vorsichtig. Die verlangsamten Bewegungen von Frau Baumgart und die kleinen, schlürfenden Schritte sind typische Merkmale des **Morbus Parkinson**, die durch die Osteoporose verstärkt werden. Aus dem Zusammenspiel der unterschiedlichen Krankheitsmerkmale folgt ein hohes Sturzrisiko. Frau Baumgart kommt leicht ins Stolpern. Nacken und Oberkörper sind in typischer Haltung vorgebeugt. Für Frau Baumgart werden in Anlehnung an die NANDA Taxonomie II folgende Pflegediagnosen ermittelt:

- Chronischer Schmerz (Doenges et. al. 2002: 636) (➤ Kap. 9)
- Wahrnehmungsstörung (visuell) (Doenges et. al. 2002: 869-876)
- Beeinträchtigte körperliche Mobilität (Doenges et al. 2002: 517).

Tab. 11.1 Pflegediagnose Beeinträchtigte körperliche Mobilität bei Frau Baumgart (Doenges et. al. 2002: 517).

Definition	Ursachen	Symptome
• Einschränkung der unabhängigen, zielgerichteten physiologischen Bewegung des Körpers oder einer oder mehrerer Extremitäten.	• Schmerz/Angst • Depressive Verstimmung • Neuromuskuläre Beeinträchtigung • Seheinschränkung • Verminderte Knochenfestigkeit.	• Beeinträchtigte Standfestigkeit bei der Durchführung von Alltagsaktivitäten • Veränderung im Gang, verringerte Gehgeschwindigkeit • Bewegungsinduzierter Tremor.

11.1.2 Pflegetherapie

Die Pflege ist an der chronischen Erkrankung und dem hohen Alter von Frau Baumgart ausgerichtet. Im Vordergrund der Interventionen steht die Erhaltung und Verbesserung ihrer Lebensqualität. Die Umsetzung der Interventionen ist abhängig von Frau Baumgarts Bereitschaft mitzumachen. Wenn Sie Interventionen ablehnt, hinterfragen die Pflegenden einfühlsam die Gründe dafür. Das kann Situationen betreffen, in denen Frau Baumgart das Bedürfnis äußert, sich zurückzuziehen oder wenn sie verstärkt Schmerzen empfindet. Die Pflegenden wägen situativ ab, welche Interventionen vorzuschalten sind, um die eigentlich geplanten Interventionen durchführen zu können. So erhält Frau Baumgart z.B. vor der Mobilisation eine Bedarfsmedikation zur Linderung der Schmerzen.

Für eine stetige Mobilisierung spielt auch das Korsett eine wesentliche Rolle. Es dient der Ruhigstellung und Stützung der Wirbelsäule bei akuten Wirbelkörpereinbrüchen. Für die ersten Wochen im Rahmen der Akutbehandlung hat das Korsett seine Funktion erfüllt. Jedoch nimmt es der Muskulatur die Arbeit des Haltens und Ausbalancierens ab. Frau Baumgart wird im Pflegeheim ein Mieder oder auch eine Gummibinde verschrieben, um einen weiteren Schwund der Wirbelsäulenmuskulatur zu vermeiden (Dobnig 2005: 71, Löser 1995: 141-144, Oldhafer, Otto, Zager 1994: 178).

Die Wahl der Speisen und Getränke spielt für das Wohlbefinden und die Lebensqualität chronisch Kranker eine große Rolle. Pflegende wägen jedoch das Alter von Frau Baumgart und die Erhaltung der Lebensqualität gegen die strikte Umsetzung von Ernährungsempfehlungen ab. Frau Baumgart wird von den Pflegenden über kalziumreiche Nahrungsmittel informiert. Ihr wird kalciumreiches Mineralwasser angeboten. Eine salzarme, schmackhafte Ernährung ist durch die Verwendung von Kräutern möglich. Milch(produkte) können als Zwischenmahlzeit angeboten werden. Auf Kaffee, Schwarztee, Alkohol, tierische Eiweiße wie Schweinefleisch, Süßigkeiten und Weißmehl (Kuchen, helle Brötchen) verzichtet Frau Baumgart nur ungern, denn sie sind ein Zeichen von Wohlstand (Andrae 2001: 123, Löser 1995: 73-74, Steeb, M. in: Denzel, Gnamm 2000: 720, 722).

TIPPS FÜR DIE PRAXIS

Calcium-Brausetabletten werden zur besseren Verträglichkeit und Wirkung in ausreichend Flüssigkeit aufgelöst und schluckweise über den Tag verteilt getrunken. Die Wirkung nimmt bei gleichzeitiger Einnahme einer an Eiweiß reichen Mahlzeit (z.B. Fleisch) ab (vgl. Andreae 2001: 122, Dobnig 2005: 66).

<table>
<tr><td colspan="2">Name: Erna Baumgart</td><td colspan="2">Pflegeplan</td></tr>
<tr><td>Erstellt von:</td><td>E.L.</td><td colspan="2" rowspan="3">Ressourcen:
Erna Baumgart spricht gerne mit den Pflegenden über ihre Familie. Sie erhält mehrmals in der Woche Besuch von ihren Kindern. Sie mag Musik. Sie nimmt die ihr angebotene Hilfe an.</td></tr>
<tr><td>Datum/HZ:</td><td>NN.NN.200X</td></tr>
<tr><td>Evaluierung:</td><td>NN.NN.200X</td></tr>
<tr><td>Pflegediagnosen</td><td>Pflegeergebnis</td><td>Interventionen</td><td>Evaluierung</td></tr>
<tr><td>Pflegediagnose:
Beeinträchtigte körperliche Mobilität (3)
i/V/m
degenerativen, muskoloskeletären Veränderungen
g/d
kleine, schlüfernde Schritte, verlangsamte Bewegung</td><td>Fortbewegen:
Gehen (2)
Benötigt unterstützende Person und Hilfsmittel
➔ (4) benötigt Hilfsmittel</td><td>Bewegungstherapie: Gehen
- Bequeme Kleidung anziehen; tgl., Pflegekraft
- Bequemes Schuhwerk anziehen, das Stürzen / Verletzungen vorbeugt; tgl. 15:45h, Pflegekraft und Krankengymnastik
- Niedrige Betthöhe einstellen; immer, alle
- Sitzen im Bett, am Bettrand oder im Stuhl fördern; 2 x tgl. 07:30 Uhr / 14:00 Uhr, Pflegekraft
- Anhalten in einer aufrechten Haltung am Bettrand zu sitzen (Förderung der Körperhaltung); 2 x tgl. 07:30 Uhr / 14:00 Uhr, Pflegekraft
- Bewegungs- / Gehplan mit der Physiotherapie absprechen; xx.xx.2009; Pflegefachkraft
- Initiieren der Startbewegungen; tgl. 15:45h, Pflegekraft + Krankengymnastik und bei Bedarf
- Anleitung Frau Baumgart/der Angehörigen in sicheren Transfer und Gehtechniken; bei Bedarf, Pflegefachkraft
- Beobachtung von Frau Baumgart, welche Gehhilfen sie wie verwendet; kontinuierlich, Pflegefachkraft und Krankengymnastik
- Unterstützung von Frau Baumgart, mit einer spezifischen Anzahl von Pflegepersonen definierte Strecken zu gehen; tgl. 15:45h, Pflegekraft
- Unterstützung in der schrittweisen Erhöhung der Gehstrecken; 1 x wö, Pflegekraft und Krankengymnastik
- Frau Baumgart unterstützen, spontane (über den Mobilisationsplan hinausgehende) Gehübungen durchzuführen; 1 x tgl. nachmittags und bei Bedarf , Pflegekraft.</td><td></td></tr>
</table>

Abb. 11.2 Pflegeplan für Erna Baumgart.

Das Pflegeziel für Frau Baumgart ist die Erhaltung ihrer Mobilität, insbesondere, das Gehen. Der Pflegeplan baut darauf auf.

11.1.3 Evaluation

Die therapeutischen Maßnahmen zur Erhaltung und Verbesserung der Gehfähigkeit von Frau Baumgart werden von den Pflegenden im Zusammenhang mit ihrem Wohlbefinden gesehen. Einfluss auf dieses Wohlbefinden und damit ihre Möglichkeiten, die Maßnahmen durchzuführen haben das Ausmaß an Schmerzen und das Bedürfnis nach Sicherheit, nach sozialem Rückzug und Alleinsein. Frau Baumgart wird von den Pflegenden darauf aufmerksam gemacht, dass eine Mobilisation/ Bewegungstherapie anfänglich zu vermehrten Schmerzen führen kann. Dies lässt sich

Tab. 11.2 Fortbewegung: Gehen (Johnson et. al. 2005: 189).

(0200) Fortbewegung: Gehen Bereich I: Funktionale Gesundheit Klasse C - Mobilität Skala (c): Abhängig, beteiligt sich nicht bis Vollständig unabhängig						
Definition: Fähigkeit, von einem Ort zum anderen zu gehen.						
Fortbewegung: Gehen		Abhängig, beteiligt sich nicht 1	Benötigt unterstützende Person und Hilfsmittel 2	Benötigt unterstützende Person 3	Unabhängig mit einem unterstützenden Hilfsmittel 4	Vollständig unabhängig 5
Indikatoren						
000201	Trägt das Gewicht	1	2	3	4	5
000202	geht mit effektivem Schritt	1	2	3	4	5
000203	Geht in langsamer Geschwindigkeit	1	2	3	4	5
000204	Geht in mittlerer Geschwindigkeit	1	2	3	4	5
000205	Geht in hoher Geschwindigkeit	1	2	3	4	5
000206	Geht Stufen hinauf	1	2	3	4	5
000207	Geht Stufen hinunter	1	2	3	4	5
000208	Geht Steigungen hinauf	1	2	3	4	5
000209	Geht Steigungen hinab	1	2	3	4	5
000210	Geht kurze Strecken (weniger als ein Häuserblock, weniger als 200 m)	1	2	3	4	5
000211	Geht mittlere Strecken (zwischen einem und fünf Häuserblocks, (zwischen 200 m und 1000 m)	1	2	3	4	5
000212	Geht weite Strecken (fünf Häuserblocks und mehr, 1000 m und mehr)	1	2	3	4	5
000213	Andere (Spezifizieren)	1	2	3	4	5

dadurch begründen, dass die verspannten Muskelgruppen reaktiviert werden (Löser 1995: 67).

Ein wesentliches Instrument der Evaluation ist die Beobachtung. Die Schmerzsymptomatik und damit verbundenen Einschränkungen in den Aktivitäten können mittels Beobachtung eingeschätzt werden (vgl. DNQP 2004: 18-19, 52) (➤ 9.1.1). Des weiteren lässt sich die psychische Verfassung evaluieren (z. B. Frau Baumgart zeigt Freude, lacht, interessiert sich zunehmend für ihre Umwelt, übernimmt verstärkt Aktivitäten, auch auf die Gefahr hin, z. B. beim Essen zu kleckern, äußert Gefühle, Wünsche und Bedürfnisse). Die Mobilität und damit verbundene Risikofaktoren (Sturzrisiken wie Gang, Gangsicherheit und Kraft) lassen sich mittels Beobachtung ebenfalls erfassen.

Die Pflegenden respektieren einerseits den Wunsch nach Alleinsein, andererseits bieten sie einfühlsame Kontakte, zum Beispiel Gespräche, Beschäftigung, gemeinsame soziale Aktivitäten und auch nonverbale Beziehungsangebote, wie den Arm berühren an. Die Erhaltung der Mobilität ist das wichtigste Pflegeziel bei Frau Baumgart. Die Pflegenden haben die Gehfähigkeit von Frau Baumgart anhand der NOC-Tabelle nach Einzug in das Altenheim eingeschätzt und tun dies nun nach Durchführung der Pflegemaßnahmen wieder. Sie können jetzt feststellen, ob sich in einem bestimmten Zeitraum etwas verändert hat.

11.1.4 Anpassung

Die Anpassung der Pflegeinterventionen ergibt sich aus den Ergebnissen der Evaluation. Bei erfolgreicher Schmerztherapie und Berücksichtigung der Sicherheitsbedürfnisse von Frau Baumgart kann die Mobilisation verstärkt werden.

11.2 Angehörigenarbeit

Die Angehörigen von Frau Baumgart sind der Ansicht, ihre Mutter und Oma würde nicht genügend mobilisiert. Sie wünschen sich, dass weniger Rücksicht auf ihre Stimmungslage genommen wird und sie unter allen Umständen zur Bewegung angehalten wird. Die Pflegenden müssen sich mit den Wünschen und Ansprüchen der Angehörigen auseinandersetzen, denn die Angehörigen übernehmen eine Schlüsselfunktion im Pflegeprozess. Sie sind oftmals das letzte Bindeglied zur „Außenwelt" des Bewohners, zu dessen Vergangenheit und Gegenwart. Angehörige beeinflussen die Qualität der Pflege und Betreuung des Bewohners über ihre eigenen Einstellungen, Erfahrungen, Wünsche und Meinungen. Problematisch ist, dass das pflegefachliche Wissen, wie der Bewohner zu pflegen ist, von der Vorstellung des Angehörigen abweichen kann (Schmidt, in: Otto, Bauer 2005: 599, 607).

Der Leidensweg des Pflegebedürftigen, seine Gebrechlichkeit und der Rollenverlust zehren auch an Angehörigen. Im Umgang mit Angehörigen bietet sich das „aktive Zuhören" als professionelle Kommunikationsmethode an (Leptihn 2007: 46). Die Begegnung mit Achtung, Respekt und Wertschätzung im Kontakt mit Angehörigen, ist die Grundlage für eine konstruktive Zusammenarbeit. Wie im Fall von Frau Baumgart, die sich selbst dazu entschlossen hat, in ein Heim zu ziehen, erleben die Angehörigen die von ihnen nicht geplante Aufnahme des Bewohners in ein Heim oft zum ersten Mal. Sie haben viele rechtliche und bürokratische Fragen zu klären. Außerdem müssen Angehörige den Heimeinzug emotional verarbeiten, denn einerseits relativiert sich die Belastungssituation, andererseits stellt sich aber das Gefühl ein, versagt zu haben" (Schmidt, in: Otto, Bauer 2005: 577).

Im Rahmen von Angehörigenarbeit ist die Transparenz der Leistungen, die Pflegende vertraglich vereinbart erbringen, wesentlich. Zur Information kann ein Flyer dienen, der die Leistungsbeschreibungen und Konzepte der Einrichtung enthält. Gerade im stationären Bereich haben Angehörige oftmals sehr viel höhere Leistungserwartungen, als die pflegebedürftigen Menschen selbst (Leptihn 2007: 45). Jeder vierte Angehörige trägt mit dem Heim aufgrund ungeklärter Vorstellungen und Einschätzungen einen unterschwelligen oder offenen Konflikt aus. Nur bei jedem dritten Angehörigen sind die gegenseitigen Erwartungen zum Heim abgestimmt. Ist dies der Fall, gelingt die Integration des Bewohners besser (Schmidt, in: Otto, Bauer 2005: 597).

Der stetige Kontakt zu den Angehörigen wird von Pflegenden und andere Berufsgruppen über aktuelle Informationen am schwarzen Brett, die Heimzeitung, einen Tag der offenen Tür, Feste, Angehörigenabende, Angehörigenbeirat und Beratung (vgl. Leptihn 2007: 30-33) gehalten (Schmidt, in: Otto, Bauer 2005: 605, 607). Es sind außerdem Schulungsangebote, Einladungen zu Gottesdiensten, Andachten, Ausflügen und Projekten (zum Beispiel Gartengestaltung, Gemeinsames Kochen) denkbar. Ein weiterer Baustein im Rahmen von Angehörigenarbeit ist ein funktionierendes Beschwerdewesen einschließlich der Beschwerdeprävention. Pflegende und andere Mitarbeiter sehen Beschwerden als Chance zur Verbesserung der Pflegequalität und sind in entsprechender Gesprächsführung geschult. Die Mehrheit der Angehörigen wird einen „Kummerkasten" nicht nutzen, aber er verdeutlicht ihnen doch die Offenheit der Einrichtung gegenüber der Meinung der Angehörigen. Erfahrungsgemäß nutzen Angehörige die schriftliche Beschwerde oft nur, um sich „Luft" zu machen. Ein Großteil der Angehörigen sucht eher das persönliche Gespräch. Regelmäßig durchgeführte Angehörigenbefragungen geben Pflegenden eine Rückmeldung über ihre Arbeit, zu den Einschätzungen, Wünschen und Meinungen der Angehörigen, auch derer, die sich sonst nicht zu Wort trauen. (Leptihn 2007: 20-21).

Pflegende beziehen Angehörige auf freiwilliger Basis in einfache Pflegetätigkeiten, den Tagesablauf (zum Beispiel wann ein günstiger Zeitpunkt für Besuche aus Sicht des Bewohners ist) und die Gestaltung der Pflegeplanung ein. In diesem Rahmen kann auch die Biografiearbeit fortgeführt werden. Außerdem wird der Kontakt zu den Angehörigen intensiviert und die Leistungstransparenz der Einrichtung verbessert (Leptihn 2007: 37-41, 55).

11.2.1 Biografiearbeit

Die Biografiearbeit ist besonders bei der Pflege chronisch Kranker die Grundlage einer erfolgreichen Pflegetherapie (➤ 11.1). Die Mitwirkung der Angehörigen ist dabei sehr wertvoll. Biografiearbeit setzt Vertrauen der Angehörigen voraus (Leptihn 2007: 17-18). Der Kontakt zwischen Pflegenden und Angehörigen wird durch die gemeinsame Biografiearbeit intensiviert. Angehörige können die Biografiearbeit durch persönliche Fotos und Gegenstände der Bewohner in den einzelnen Lebensphasen, die sie zur Verfügung stellen, unterstützen. Die Gegenstände verdeutlichen das Leben des Bewohners. Pflegende erlangen aufgrund der tiefer gehenden Informationen mehr Verständnis für den Bewohner. Dies hat wesentlichen Einfluss auf die weitere Beziehung und Kommunikation mit dem Bewohner. (Meißner, Buder 2007: 6).

11.2.2 Soziale Netzwerke

Ein Umzug ins Heim bedeutet oftmals den Abbruch zu bestehenden Kontakten. Da der Mensch ein Gemeinschaftswesen ist und in einem Geflecht von Beziehungen zu anderen Menschen lebt, ist es die Aufgabe von Pflegekräften, dem Heimbewohner zu ermöglichen, noch bestehende soziale Kontakte aufrecht zu erhalten (Hartwanger 2007: 42) (➤ 6.2.5).

Heime werden nicht nach der Nähe zum letzten Wohnort ausgesucht. Viele Heime liegen am Stadtrand und sind damit für den Heimbewohner selbst, aber auch seine Angehörigen schwer erreichbar. Das Heim muss deshalb sein Interesse an der Mitarbeit der Angehörigen deutlich vertreten. Die Pflegenden sammeln mit den Angehörigen zusammen wichtige Informationen über den Betroffenen. Diese gemeinsame Biografiearbeit fördert den Kontakt zu den Angehörigen. Sie fühlen sich aktiv einbezogen und stehen dem Heimeinzug weniger hilflos gegenüber. Durch die Biografiearbeit werden auch andere, für den Heimbewohner wichtige Kontaktpersonen erfasst. Z. B., in welchen Vereinen der Bewohner bisher tätig war, welche ehrenamtlichen Aufgaben wahrgenommen wurden, welche Gewohnheiten (z. B. Stammtisch) und Interessen pflegte der Bewohner? Im nächsten Schritt wird gemeinsam überlegt, welche bisherigen Kontakte auch im Heim gepflegt werden können, sei es über eine Einladung, Fahrdienst (eventuell auch von Angehörigen organisiert), per Telefonate oder für manchen Bewohner gar über das Internet. Pflegende und Angehörige unterstützen den Bewohner bei der Aufnahme neuer Kontakte auch innerhalb des Heimes, z.B. durch Vorstellung gegenüber anderen Bewohnern und Personal. Im Rahmen der Vorstellung können Gemeinsamkeiten etwa in den Interessen benannt werden. Es wird geprüft, inwieweit Ausflüge oder Spaziergänge zu vertrauten Orten seitens des Bewohners möglich sind. Durch die vertrauensvolle Zusammenarbeit wissen Angehörige ihre Nächsten gut aufgehoben. Im Rahmen der Kontaktpflege wird immer das aktuelle Bedürfnis des Bewohners nach Geselligkeit auf der einen und Rückzug auf der anderen Seite ermittelt und berücksichtigt (Hartwanger 2007: 42).

11.3 Psychologie/ Kommunikation

Menschen mit chronischer Osteoporose, chronischem Schmerz, Parkinson und Späterblindung leiden häufig unter einer Reihe von Begleiterkrankungen. Oft sind sie vor allem psychischer Natur. Bei Frau Baumgart äußert sich dies in depressiver Verstimmung, dem Gefühl anderen zur Last zu fallen, Schamgefühl (z.B. aufgrund der Einschränkungen im Alltag), Desorientierung aufgrund von Halluzinationen und einem sozialem Rückzug (Denzel, Gnamm 2000: 746, DNQP 2004: 30, Pearce, Smith 2001: 32). Daneben können Aggressionen wie Nörgeln, Schimpfen bis hin zu Gewaltausbrüchen auftreten. Sie sind oftmals ein Ausdruck von Ohnmacht und Teil der Krankheit (Denzel, Gnamm 2000: 749, Löser 1995: 90-95). Die Pflegenden haben in ihrer Ausbildung gelernt, Aggressionen nicht persönlich zu nehmen. Sie bieten in all diesen Situationen ihre Hilfe an. Oft reicht ein „einfach da sein“, oder Zuwendung in Form von aktivem Zuhören. Die Anerkennung der Gefühle und Eingehen auf die Sorgen vermitteln Frau Baumgart ein Gefühl von Akzeptanz und angenommen zu werden. Aufgebautes Vertrauen und Offenheit wiederum fördern die Integration von Frau Baumgart in die neue Umgebung. Kommunikation ist ein wesentlicher Teil der Pflege. Die Pflegenden beobachten daher gezielt und fragen sich z. B., welche nonverbalen Signale Frau Baumgart in Körperhaltung und Gestik aussendet.

Auf der Grundlage ihrer Beobachtungen bauen die Pflegenden die Beziehung zu Frau Baumgart auf. In der Sinnesfunktion Sehen beeinträchtigte Personen spüren, ob Pflegende sich „echt“ verhalten, oder die Zuwendung nur gespielt ist (Weinberger 1994: 39-42). Oftmals verstehen sich bestimmte Pflegende mit bestimmten Bewohnern besonders gut („haben einen Draht zueinander“). Es ist sinnvoll, dies bei der Planung der Bezugspflege zu berücksichtigen. Die Pflegenden sind empathisch durch einfühlendes, aktives Zuhören. Sie können den Schilderungen von Frau Baumgart durch ein Nicken und Spiegeln der Gefühle (z.B. mit den Worten: „Sie kommen heute gar nicht zur Ruhe.“) folgen. Aktionismus gibt Frau Baumgart weniger das Gefühl, ernst genommen zu werden und beunruhigt sie eher (Denzel, Gnamm 2000: 254-255). Pflegende finden das richtige Maß von Nähe und Distanz; bedrängen Frau Baumgart nicht (z.B. um bestimmte Interventionen durchzuführen), wahren die Intimsphäre, akzeptieren das Bedürfnis, sich zurückziehen. Auf der anderen Seite steht für Frau Baumgart immer das Angebot zum Gespräch, zur Hilfe und Unterstützung. (Denzel, Gnamm 2000: 743).

In einer einfühlsamen Kommunikation geben die Pflegenden keine Ratschläge, die Situation von Frau Baumgart wird nicht heruntergespielt, auch der Beitrag eigener Erfahrungen ist hier fehl am Platz (Weinberger 1994: 57). Zuwendung und Anteilnahme können dazu beitragen, Schmerzen zu lindern (Löser 1995: 58, 103). Äußert Frau Baumgart negative und belastende Gefühle, versuchen Pflegende nicht, die Probleme von Frau Baumgart zu lösen. Auch hier sind Trost und Zuwendung das Mittel der Wahl. Pflegende vermitteln Frau Baumgart ein Gefühl aufgefangen zu werden durch einfache nonverbale Kommunikation, z. B. eine Hand reichen, den Arm streicheln usw. Das ist insbesondere sinnvoll, wenn Frau Baumgart gar nicht viel reden möchte (Denzel, Gnamm 2000: 253, Löser 1995: 122-126). Manchmal reicht auch ein kurzes aber bewusst entspanntes Stehenbleiben, ein Verweilen, ein sanftes Berühren des Armes.

REFLEXIONSFRAGE

Die Angehörigen von Frau Baumgart sind sehr besorgt um ihre Mutter und Oma. Von den Pflegenden fordern sie einen verstärkten Einbezug in das Heimgeschehen und eine intensivere Mobilisierung von Frau Baumgart ein. Sie begründen ihre Entscheidung damit, dass Frau Baumgart, zu ihrem Glück eben „überredet“ werden muss. Wie argumentieren Sie gegenüber den Angehörigen? Werden Sie den Pflegeplan überdenken?

LITERATUR

Andreae, S., Hayek v., D., Weniger, J. (2001), Krankheitslehre für Altenpflegeberufe, Georg Thieme Verlag: Stuttgart.

Brem-Gräser, L. (1993), Handbuch der Beratung für helfende Berufe, Band 3, Ernst Reinhardt Verlag München: Basel.

Denzel, S., Gnamm, E. (2000), Kommunizieren können. In: Altenpflege in Ausbildung und Praxis, 4. Auflage, Georg Thieme Verlag: Stuttgart.

Deutsches Netzwerk für Qualitätsentwicklung in der Pflege (DNQP) (2004), Nationaler Expertenstandard Schmerzmanagement, Osnabrück.

Deutsches Netzwerk für Qualitätsentwicklung in der Pflege (DNQP) (2005), Nationaler Expertenstandard Sturzprophylaxe, Osnabrück.

Dobnig, H. (2005), Vorbeugung und Behandlung von Osteoporose, Kneipp-Verlag GmbH: Leoben.

Doenges, M., Moorehouse, M., Geissler, A. (2002), Pflegediagnosen und –massnahmen, Hans Huber Verlag: Bern.

Hartwanger, A. (2002), Helfendes Hören, Altenpflege, Vincentz Verlag: Hannover.

Hartwanger, A. (2007), Gemeinsam statt einsam, Altenpflege, Vincentz Verlag: Hannover.

Johnson, M., Maas. M. L., Moorhead S. (2005), Pflegeergebnisklassifikation NOC, Huber Verlag: Bern.

Leptihn, T. (2007), 50 Tipps für die Angehörigenarbeit in der Altenpflege, 2. Auflage, Brigitte Kunz Verlag: Hannover.

Löser, A. (1995), Osteoporose. Vorsorge – Therapie – Pflege, Schlütersche Hannover.

Medizinische Dienste der Spitzenverbände der Krankenkassen e.V. MDS (2005), Grundsatzstellungnahme Pflegeprozess und Dokumentation: Handlungsrichtlinien zur Professionalisierung und Qualitätssicherung in der Pflege.

Meißner, A., Buder, E. (2007), Mit Leben gefüllt, Altenpflege, Vincentz Verlag: Hannover.

Oldhafer, M., Otto, A., Zager, A. (1994), Krankengymnastische Behandlung der Osteoporose, Georg Thieme Verlag: Stuttgart.

Otto, U., Bauer, P. (2005), Mit Netzwerken professionell zusammenarbeiten, Band 11, Deutsche Gesellschaft für Verhaltenstherapie: Tübingen.

Pearce, J., M., S., Smith, T. (2001), Parkinson - Krankheit. Rat & Hilfe für den Alltag, Dorling Kindersley Verlag GmbH: München.

Weinberger, S. (1994), Klientenzentrierte Gesprächsführung, 6. Auflage, Beltz Verlag: Weinheim und Basel.

KONTAKTADRESSEN

www.osteoporose.de
www.osteoprose.org

KAPITEL

12 Gefahr von Gewalttätigkeit

Kerstin Freund

Herr Flusi vermisst seine Frau.

Herr Erwin Flusi ist 85 Jahre alt und lebt im Seniorenstift zur grünen Henne. Seit sieben Jahren leidet er an Asthma. Wenn er sich aufregt, verschlechtert sich sein Zustand. Im Winter regt er sich besonders häufig auf, da es immer wieder zu Streitigkeiten zwischen ihm und den Pflegekräften kommt. Meist geht es darum, dass sein Zimmer überheizt ist und er das Lüften verweigert.

Bevor er ins Seniorenstift umzog, wurde Herr Erwin Flusi von seiner Frau rund um die Uhr sehr liebevoll und aufopfernd umsorgt. Immer wieder äußert er den Pflegekräften gegenüber, dass seine Frau ihn viel besser versorgt hat. Die Pflegekräfte würden ihn mit seinen Schmerzen und seiner Erkrankung nicht ernst nehmen. Obwohl er sich den Oberkörper selbst waschen könnte, verweigert er dies. Es ist November und in der vergangenen Nacht gab es Bodenfrost.

Als Altenpflegerin Yasmin Malutsche heute Morgen zum Dienst kommt, ist die Stimmung im Stationszimmer sehr angespannt. Bei der Übergabe teilt Susanne Mendler, die Stationsleitung mit, Miriam habe sich schon wieder krank gemeldet. „Und sie hat keine Grippe“, sagt Frau Mendler. „Gestern hat sie noch rumgetönt, dass sie keine Lust mehr hat, ständig mit so wenig Personal zu arbeiten. Sie bräuchte mal eine Auszeit. Ja, was glaubt die denn! Jetzt müssen wir wieder zu dritt den ganzen Wohnbereich bewältigen. Yasmin, du sollst nach dem Frühstück auf dem Wohnbereich drei aushelfen; die sind nur zu zweit.“ „Das schaffe ich nicht bis zum Frühstück. Ich habe 14 Personen zu versorgen und Herrn Flusi dabei“, klagt Yasmin. Mit den Worten, „Ich kann es auch nicht ändern“, verschwindet die Stationsleitung. Yasmin überkommt ein Gefühl der Hilflosigkeit. Sie weiß, dass sie aufgrund der engen Personaldecke nicht auf die Bedürfnisse von Herrn Flusi eingehen kann. „Eigentlich ist es sein Recht“, denkt sie, „aber ich habe einfach keine Zeit dafür. Wenn er doch nur einmal, einfach nur das machen würde, was ich ihm sage, so wie alle anderen auch.“

Als sie das Zimmer von Herrn Flusi betritt, kommt ihr eine Wand hitziger, dunstiger Luft entgegen. Es riecht nach Schweiß und Urin. Erwin Flusi ruft: „Mach sofort die Tür zu, es ist kalt und zieht. „Yasmin lässt die Tür weit offen, geht zum Fenster und macht es auf. „Mach sofort das Fenster zu!“ schreit Erwin Flusi sie an. Yasim geht wortlos auf ihn zu, zieht ihm den Schlafanzug aus, setzt ihn auf den Toilettenstuhl, fährt ihn ins Bad ans Waschbecken und legt alle Waschutensilien bereit. Erwin Flusi bekommt einen hochroten Kopf, seine Augen verkleinern sich zu engen Schlitzen, er ballt seine Fäuste, und fängt an schwer zu atmen. „Mein Asthmaspray.“ Erwin Flusi greift nach dem Zahnbecher und wirft diesen nach Yasmin.

12.1 Pflege

Pflegende sind oft mit einem großen Ausmaß an Arbeit konfrontiert und müssen zusätzlich Krankheitsausfälle kompensieren. Immer wieder kommt es zwischen Bewohnern und Pflegekräften zu Gewalthandlungen.

Pflegeeinrichtungen sind Institutionen, die in organisierter Form Aufgaben der Gesellschaft wahrnehmen und Verhaltensmuster beinhalten, die nur in dieser Gemeinschaft eine bestimmte Geltung haben. Es kommt vor, dass sich in Pflegeeinrichtungen Verhaltensmuster entwickeln, die nicht mehr kritisch wahrgenommen werden. Die Ursachen für Gewalt, die von Pflegekräften ausgeht, können beispielsweise in personeller und zeitlicher Knappheit und Überforderung liegen. Bewohner werden gewalttätig, wenn sie sich vernachlässigt fühlen, ihre Angehörigen vermissen oder mit dem Zimmernachbarn nicht zurechtkommen. In Pflegeeinrichtungen kommen Menschen aus unterschiedlichen Schichten der Gesellschaft zusammen, mit unterschiedlichem Charakter, unterschiedlichen Vorlieben. Sie müssen den Anweisungen des Pflegepersonals folgen und sich den vorgegebenen Strukturen anpassen.

MERKE

Derzeit gibt es keine einheitliche generalisierbare Definition von Gewalt. Alle Definitionen, sagen jedoch aus, dass es sich um eine direkte physische Handlung mit schädigendem Charakter handelt. „Gewalt [umfasst] jene Handlungen und Unterlassungen […], die gravierende negative Auswirkungen auf die Lebenssituation und Befindlichkeiten des älteren Menschen haben“ (BMFSFJ, zit. n. Buchinger 2004).

Ursachen von Gewalttätigkeit

Ursachen für Aggression und Gewalt finden sich sowohl in der Gesellschaft als auch in der

Erziehung, die dem Einzelnen seine Normen und Werte vermittelt. Wie der geschilderte Fall zeigt, tragen die strukturellen Bedingungen der Arbeitssituation in der Pflege zur Entstehung von Gewalt bei. Der Alltag von Yasmin wird durch Zeitdruck, Hektik, Ablaufstrukturen, Sollerfüllung, Oberflächlichkeit und Rationalität geprägt. Als begünstigende Faktoren in Pflegeeinrichtungen führt Buchinger (2004) auf, dass negatives Verhalten auf Seiten des Herrn Flusi Auslöser für eine gleichartige Reaktion bei Altenpflegerin Yasmin sein kann. Dabei ist es zunächst unerheblich, ob Yasmin oder Herr Flusi dieses negative Verhalten, wie Unzufriedenheit, Provokation, Gereiztheit, verbale und/oder körperliche Aggression, zeigt. **Ursachen für die Gewalttätigkeit bei Herrn Flusi:**

- Seine Lebensgeschichte
- Die bedrohliche Situation; die sich durch das Gefühl der Verunsicherung einstellt, weil seine Frau nicht mehr da ist
- Eine Lebenskrise
- Einsamkeit
- Schmerzen
- Angst und Unbehagen
- Die Unfähigkeit, Stress zu bewältigen.

Weitere mögliche Ursachen sind gerontologisch-biologische Veränderungen, z.B. durch die Beeinträchtigung und den Funktionsverlust der Sinnesorgane hervorgerufene Unsicherheit, Retardierung, Missverständnisse, fehlende Kooperation, soziale Isolation, Erschrecken und rasche Ermüdbarkeit (Buchinger 2004).

Mögliche Ursachen der Gewalttätigkeit bei Yasmin:

1. **Physisch-psychischer Zustand**
   a. Depressionen aufgrund der kontinuierlichen Konfrontation mit Leid, Krankheit und Tod
   b. Psychische Belastung durch Kommunikations- oder Kooperationsbarrieren
   c. Mangelnde Qualifikationsmöglichkeiten
   d. Geringer Handlungsspielraum
   e. Hohes Arbeitstempo
   f. Mangelnde Erholung(smöglichkeiten)
   g. Einnahme von Suchtmitteln
   h. Burnout – Syndrom (➤ 16.2.1)
   i. Helfer – Syndrom sowie
   j. Macht und deren Missbrauch (➤ Kap. 15).
2. **Normen und Werte**
3. **Distanzlosigkeit**
   a. Wunsch des Bewohners nach Nähe, Berührung, Augenkontakt oder Anwesenheit vs. fehlende Bereitschaft der Pflegekraft zu dieser Grenzüberschreitung
   b. Emotionaler Faktor „Mitleid" als Arbeitsmotivation
   c. Pflegekräfte werden als Ersatz – Angehörige betrachtet; dies birgt Konfliktpotenzial, da Pflegehandlung ggf. als monoton oder Automatismen wahrgenommen werden.
4. **Theorie-Praxis-Diskrepanz**
5. **Nonverbale Kommunikation**
   a. Haltungen
   b. Gesten/Gestik
   c. Augenkontakt
   d. Mimik unter Stress
   e. Lautstärke oder Stimmlage.

Pflegende sind sich ihrer nonverbalen Äußerungen oft nicht bewusst, jedoch wirken diese sich auf den Kommunikationsprozess zwischen ihnen und den Bewohnern aus und müssen deshalb bewusst gemacht werden.

12.1.1 Pflegediagnostik

Die Verhaltensweisen von Herr Flusi könnten Yasmin körperlichen oder emotionalen Schaden zufügen. Die Pflegenden stellen die Pflegediagnose Gefahr einer fremdgefährdenden Gewalttätigkeit nach der NANDA Taxonomie II (Doenges et. al. 2002, 372).

Tab. 12.1 Pflegediagnose Gefahr einer fremdgefährdenden Gewalttätigkeit für Erwin Flusi (Doenges et. al. 2002, 372).

Definition	Risikofaktoren	Symptome
„Risiko, dass eine Person Verhaltensweisen zeigt, die anderen körperlichen, emotionalen und/oder sexuellen Schaden zufügen könnte"	• Wirft mit Gegenständen nach Yasmin • Droht und beschimpft Yasmin • Aggressive Körperhaltung: – Hochroter Kopf – Augen verkleinern sich zu Schlitzen – Schweres Atmen – Geballte Fäuste	• Entfallen, da ein Risiko auf eine mögliche Situation hinweist, die entstehen wird, sollte nicht interveniert werden

12.1.2 Pflegetherapie

Folgende Pflegeergebnisse werden bei Herrn Flusi angestrebt:

- Kontrolle von Aggression
- Kontrolle von Trieben.

Folgende Pflegeinterventionen werden durchgeführt:

- Assistenz bei der Kontrolle von Aggressionen
- Umweltmanagement: Gewaltprävention
- Training zur Impulskontrolle.

Im Pflegeplan für Herrn Flusi (➤ Abb. 12.1) werden die notwendigen Interventionen beschrieben.

12.1.3 Pflegeevaluation

Nachdem die Pflege entsprechend der Pflegeplanung umgesetzt wurde, werden die ermittelten Informationen zu aggressionsauslösenden Situationen für Herrn Flusi benannt und in der Pflegeanamnese festgehalten. Außerdem werden die Interventionen benannt, die es ermöglichen, Herrn Flusi in der Phase der Eskalation professionell zu begegnen und präventiv zu handeln, d.h. die Eskalation bzw. den Übergang in die nächste Stufe zu verhindern.

Altenpflegerin Yasmin muss für sich reflektieren, welchen Beitrag sie zur Gesamtsituation und dem aggressiven Ausbruch von Herrn Flusi geleistet hat und wie sie dies zukünftig ändern wird. Mit Hilfe der

Name: Erwin Flusi		Pflegeplan	
Erstellt von:	E.L.	**Ressourcen:** Erwin Flusi reagiert positiv auf Zuwendung.	
Datum/HZ:	NN.NN.200X		
Evaluierung:	NN.NN.200X		
Pflegediagnosen	Pflegeergebnis	Interventionen	Evaluierung
Pflegediagnose 1: Gefahr einer fremdgefährdenden Gewalttätigkeit **Risikofaktoren:** Angespannte Körperhaltung, geballte Fäuste, greift nach Zahnbecher und bewirft Pflegekraft.	**Kontrolle von Aggression** Nie demonstriert (2) ➔ oft demonstriert (4)	**Assistenz-Kontrolle von Aggression:** - Festlegen angemessener Ausdrucksformen für Ärger; **xx.xx.2009; Pflegefachkraft, Psychotherapeut** - Einschränken von frustrierenden Erfahrungen; **kontinuierlich. ; alle** - Beobachtung von möglichen unangemessenen Reaktionen; **kontinuierlich; alle** - Einleiten frühzeitiger präventiver Intervention; **b. B.; Pflegefachkraft** - Unterstützung, mit Herrn Flusi die Ursache der Aggression zu ermitteln; **Mi., 10:00 Uhr; Pflegefachkraft, Psychotherapeut** - Unterstützung bei der Entwicklung angemessener Reaktionen bei (aufkommenden) Aggressionen; **Mi. 10 Uhr; Psychotherapeut; Mo., Fr. 14:30 Uhr; Ergotherapeut/in; 1 x tgl. (17 Uhr); Pflegefachkraft.** **Umweltmanagement: Gewaltprävention** - Mögliche „Waffen" wegräumen; **1 x tgl., 07:00 Uhr; Pflegefachkraft** - Informationen von Angehörigen und Besuchern im Umgang mit aggressivem Verhalten; **bei jedem Besuch; Pflegefachkraft** - Beobachtung während des Anwendens möglicher Waffen (z. b. Messer); **5 x tgl. Pflegefachkraft, Hauswirtschaft.**	

Abb. 12.1 Pflegeplan für Erwin Flusi.

Tab. 12.2 Kontrolle von Aggressionen (Johnson et. al. 2005: 348).

(1401) Kontrolle von Aggression **Bereich III: Psychosoziale Gesundheit** **Klasse 0 - Selbstkontrolle** **Skala (m): Nie demonstriert bis Konsistent demonstriert**						
Definition: Selbstbeherrschung eines beleidigenden, streitsüchtigen, oder destruktiven Verhaltens gegenüber anderen.						
Kontrolle von Aggression		Nie demonstriert 1	Selten demonstriert 2	Manchmal demonstriert 3	Oft demonstriert 4	Konsistent demonstriert 5
Indikatoren						
140101	Unterlässt verbale Zornesausbrüche	1	2	3	4	5
140102	Unterlässt es, den persönlichen Freiraum anderer zu verletzen	1	2	3	4	5
140103	Unterlässt es, andere zu schlagen	1	2	3	4	5
140104	Unterlässt es, andere zu schädigen	1	2	3	4	5
140105	Unterlässt es, Tiere zu schädigen	1	2	3	4	5
140106	Unterlässt es, Eigentum zu zerstören	1	2	3	4	5
140107	Kommuniziert Bedürfnisse angemessen	1	2	3	4	5

Tab. 12.2 Kontrolle von Aggressionen (Johnson et. al. 2005: 348). (Forts.)

(1401) Kontrolle von Aggression Bereich III: Psychosoziale Gesundheit Klasse 0 - Selbstkontrolle Skala (m): Nie demonstriert bis Konsistent demonstriert						
Definition: Selbstbeherrschung eines beleidigenden, streitsüchtigen, oder destruktiven Verhaltens gegenüber anderen.						
Kontrolle von Aggression		Nie demonstriert 1	Selten demonstriert 2	Manchmal demonstriert 3	Oft demonstriert 4	Konsistent demonstriert 5
140108	Kommuniziert Gefühl angemessen	1	2	3	4	5
140109	Verbalisiert Triebkontrolle	1	2	3	4	5
140110	Bemerkt, wenn er /sie wütend wird	1	2	3	4	5
140111	Bemerkt, wenn er /sie enttäuscht ist	1	2	3	4	5
140112	Identifiziert Situationen, die Feindseligkeit beschleunigen	1	2	3	4	5
140113	Identifiziert die Verantwortlichkeit, die Kontrolle zu behalten	1	2	3	4	5
140114	Bemerkt, wenn er /sie sich aggressiv fühlt	1	2	3	4	5
140115	Identifiziert Alternativen zur Aggression	1	2	3	4	5
140116	Identifiziert Alternativen zu verbalen Zornesausbrüchen	1	2	3	4	5
140117	Macht negativen Gefühlen angemessen Luft	1	2	3	4	5
140118	Hält Vereinbarungen ein, ein aggressives Verhalten einzuschränken	1	2	3	4	5
140119	Bewahrt die Selbstkontrolle ohne Überwachung	1	2	3	4	5
140120	Andere (spezifizieren)	1	2	3	4	5

NOC (Nursing Outcome Classification) wird das Pflegeergebnis Kontrolle von Aggression für Herrn Flusi (Johnson et. al. 2005: 348) exemplarisch ausgewertet. > Tab. 12.2 zeigt die Übersicht.

12.1.4 Pflegeanpassung

Der Pflegeplanung würde nach erfolgreichem „Durchlaufen" der aufgeführten Interventionen die Pflegeintervention „Training zur Impulskontrolle" hinzugefügt werden, um Herrn Flusi darin zu unterstützen, selbst in aggressionsauslösenden Situationen die Kontrolle zu übernehmen und zu behalten. Häufig lassen sich freiheitseinschränkende Maßnahmen nicht vermeiden, wenn die gesundheitliche Sicherheit des Betroffenen oder seiner Mitmenschen gewahrt werden soll. Diese bedürfen jedoch einer ärztlichen Anordnung. Im Folgenden werden Möglichkeiten aus medizinischer und rechtlicher genauer beleuchtet.

12.2 Medizinische Therapie

Eine begleitende Pharmakotherapie mit psychotropen Arzneimitteln, insbesondere bei akuten Erregungszuständen wie bei Herrn Flusi gezeigt, ist oft nicht zu vermeiden. Dabei finden am häufigsten hoch-, mittel- und niederpotente Neuroleptika sowie Beruhigungsmittel vom Benzodiazepin – Typ Anwendung. Empfohlen werden flüssige Darreichungsformen, da diese schnell wirken. Neuroleptika zielen darauf, die psychischen Symptome zu kontrollieren bzw. zu verbessern, ohne die intellektuellen Fähigkeiten oder das Bewusstsein zu beeinflussen. Zu beachten ist, dass Neuroleptika eine sedierende und vegetativ dämpfende Wirkung haben. Dies ist bei pflegerischen Maßnahmen zu berücksichtigen (Mutschler 2001).

Freiheitsentziehende Maßnahmen

Manchmal wird es notwendig, den Betroffenen zu fixieren, um die Sicherheit anderer Personen und seine eigene nicht zu gefährden (vgl. Pflege heute, 4. Aufl., Kap. 34.1). Zu bedenken ist jedoch, dass es sich bei einer Fixierung um eine Freiheitsberaubung nach § 239 StGB handelt, die mit einer Freiheitsstrafe von bis zu 5 Jahren oder einer Geldstrafe verurteilt werden kann. Zu den freiheitsentziehenden Maßnahmen zählen:

- Bettgitter
- Leibgurt im Bett oder am Stuhl
- Einsperren
- Festbinden der Arme, um Herrn Flusi daran zu hindern mit Gegenständen nach anderen Personen zu werfen und Beine
- Abschließen des Zimmers oder der Station, wenn die Öffnung auf Wunsch des Bewohners nicht jederzeit gewährleistet ist
- Medikamente, die in erster Linie die Ruhigstellung des Betreuten bezwecken sowie
- Trickschlösser (Höfert 2006).

In Notwehr/Nothilfe (§ 32 StGB, § 227 BGB) oder Notstandslagen (§ 34 StGB) stellt eine Fixierung keine widerrechtliche Intervention dar. Liegt eine Einwilligung des einsichtsfähigen Betroffenen vor oder wurde zusätzlich eine richterliche Genehmigung einer betreuten Person nach § 1906 BGB eingeholt, ist eine Fixierung ebenfalls keine Freiheitsberaubung. Besondere Sorgfalt ist bei der Dokumentation notwendig. So muss aufgrund der Beweislast, die ärztliche Anordnung schriftlich vorliegen, in der die Indikation der Maßnahme begründet wird und die Notwendigkeit der Zustimmung belegt (Höfert 2006). Nach den möglichen Erstmaßnahmen in einer akuten Situation, wird insbesondere auf eine langfristige und dauerhafte Kontrolle der Situationen hingearbeitet, um zukünftig akute Situationen zu vermeiden und die gesundheitliche Sicherheit der Pflegekräfte und den Mitbewohnern sowie von Herrn Flusi zu gewährleisten. Um dieses Ziel zu erreichen, wird das Pflegeteam durch die Ergotherapeuten unterstützt.

12.3 Ergotherapie

Interventionen der Ergotherapie zielen auf die Verbesserung und Stabilisierung der psychischen Grundleistungsfunktionen von Herrn Flusi wie Antrieb, Motivation, Belastbarkeit, Ausdauer, Flexibilität und Selbständigkeit in der Tagesstrukturierung. Bei fehlender Realitätsbezogenheit oder zur Verbesserung der Selbst- und Fremdwahrnehmung können ebenfalls ergotherapeutische Maßnahmen unterstützend wirken. Schwerpunkt bei Herrn Flusi stellt jedoch die Verbesserung des situationsgerechten Verhaltens, der sozioemotionalen Kompetenz und Interaktionsfähigkeit, die Verbesserung der kognitiven Funktionen sowie eine Verbesserung der psychischen Stabilisierung und des Selbstvertrauens dar (Kubny-Lüke 2003).

Die Interventionen fördern dabei die Eigenverantwortung von Herrn Flusi, in dem dieser zu eigenen, selbst gewählten Aktivitäten angeregt wird. Diese Aktivitäten werden gut organisiert, insbesondere hinsichtlich der Zeiten und Handlungsabläufen, um die Anzahl der Misserfolge zu vermindern und schwierige Aktivitäten vorzubereiten (Bojack 2001). Neben den eher handlungsbezogenen unterstützenden Interventionen, müssen Pflegekräfte in der Lage sein, auftretende Aggression und Gewalt bei Betroffenen und sich selbst frühzeitig zu erkennen und adäquat zu handeln, um eine Eskalation zu vermeiden. Dazu benötigen sie spezifische Kenntnisse aus der Psychologie.

12.4 Psychologie

Um für Herrn Flusi entsprechende Interventionen planen und im Ernstfall einleiten bzw. präventiv handeln zu können, ist es für die Pflegenden notwendig sich mit dem Ablauf einer aggressiven und gewalttätigen Reaktion auseinander zu setzen (vgl. Ekman 2004).

Ablauf aggressiver und gewalttätiger Reaktionen

Auslösendes Ereignis

Das auslösende Ereignis ist individuell verschieden und von der Situation dem aktuellen physischen und psychischen Befinden der Person abhängig (Provokation, unerwartete Änderung im Tagesablauf, starrer Tagesablauf, verletztes Selbstwertgefühl, Eskalation eines länger bestehenden Konfliktes, ggf. mit einer anderen Person etc.). Ein steiler Anstieg der Aggression kann erfolgen.

Eskalation

Jeder Mensch hat eine Alltagsverhaltensgrundlinie oder Aggressionsreizschwelle. Innerhalb bzw. unterhalb dieser Alltagsverhaltensgrundlinie reagiert Herr Flusi beispielsweise adäquat und nicht aggressiv. Das „auslösende Ereignis" bleibt ein normales Ereignis. Das Überschreiten dieser Schwelle kann nicht bewusst gesteuert werden, jedoch die Kontrolle der auftretenden Emotionen. Wird die Alltagsverhaltensgrundlinie verlassen, steigt wie im Fall von Herrn Flusi die Atemfrequenz, die Muskelspannung erhöht sich, die kognitiven Fähigkeiten werden reduziert und Adrenalin wird ausgestoßen. Der Körper bereitet sich auf Kampf oder Flucht vor. Aufgrund der Individualität des Menschen kann eine Eskalation langsamer oder schneller erfolgen. Die damit verbundenen Wellenbewegungen können den Eindruck vermitteln, dass sich Herr Flusi wieder beruhigt. Die Fehleinschätzungen der Gewaltdynamik kann die Deeskalation erschweren. In der Eskalationsphase muss die Pflegekraft Yasmin die Selbstkontrolle behalten, damit sie professionell handeln kann. Durch Fortbildungen, Training und durch das Zurückgreifen auf den eigenen Erfahrungsschatz entwickelt Yasmin mehr Selbstkontrolle und bereitet sich somit auf schwierige Situationen vor. Um die kognitive Leistungsfähigkeit in der Eskalationsphase von Herrn Flusi zu erhalten, kontrolliert Yasmin die eigene Atemfrequenz, um ruhig zu bleiben. Außerdem spricht, denkt und handelt sie bewusst.

Krise

Personen, die sich in einer Krise befinden, müssen schnell entscheiden. Dies kann zu fehlerhaften Verhalten seitens des Betroffenen, d. h, Herrn Flusis, aber auch seitens der Pflegekraft Yasmin führen (Anschreien, zu geringe Körperdistanz, Kampf etc.). Wichtig ist hier den „Othello-Fehler" zu vermeiden (Ekman 2004: 81). Dieser Fehler bezeichnet die Einstellung, dass Gefühle, wie Angst oder hier bei Herrn Flusi, Aggression, **nur eine** Ursachen haben. Dies führt zu Fehlinterpretationen und Entscheidungen (Ekmann 2004: 81). **Deeskalative Verhaltensmöglichkeiten** werden von Yasmin zuvor trainiert, um sie bewusst und reflektiert angewendet zu können. In der dritten Phase wird bedacht, dass Herr Flusi über einen gewissen Zeitraum nicht mehr kognitiv erreichbar ist. In diesem Zeitraum kann Gewalt gegen sich selbst, gegen Gegenstände oder andere Personen stattfinden. Bei engagierten oder unerfahrenen Mitarbeitern wurde festgestellt, dass sie eher dazu neigen, die Selbstkontrolle zu verlieren, wodurch eine Eskalation begünstigt wird.

Entspannung

Erfolgt eine aggressive oder gewalttätige Reaktion, befindet sich Herr Flusi anschließend zunächst im Refraktärzustand. In dieser Zeit ist er kognitiv noch nicht wieder zu erreichen. Die Länge des Refraktärzustandes ist individuell verschieden. Herr Flusi soll genügend Zeit und Raum erhalten, um zur **Entspannung** zu kommen. Die Konflikt- bzw. Gewaltpartner sollten in unterschiedliche Räume gebracht werden, um eine weitere Eskalation zu vermeiden.

Nach-Krisen-Depression

Erst in der fünften Phase kann Herr Flusi wieder kognitiv erreicht werden. Zu diesem Zeitpunkt kann eine **Problemlösung im Gespräch** stattfinden. Die Situation wird von Yasmin oder der Stationsleitung Frau Mendler mit anderen Kollegen oder in einer Supervision reflektiert, um weitere mögliche Konflikte professionell lösen zu können. Eine Deeskalation muss so früh wie möglich stattfinden, wenn sie erfolgreich sein soll. Der Ablauf einer bestimmten aggressiven und gewalttätigen Reaktion ist nicht auf alle schwierigen Situationen zu übertragen. Jeder Mensch verweilt unterschiedlich lang in den jeweiligen Phasen. Aufgrund dieser Tatsache können manchmal nur noch ein Rückzug der Pflegenden und der Schutz der unbeteiligten Personen erfolgen.

Formen der Gewalt

Es wird zwischen struktureller, physischer und psychischer Gewalt unterschieden. Unter struktureller Gewalt werden Organisationsstrukturen verstanden, die Gewalt begünstigen. Dazu zählen, wie im Fallbeispiel von Herrn Flusi Personalmangel oder auch fehlende Hilfsmittel. Die psychische als auch physische Gewaltform kann aktive und passive Ausprägungen annehmen.

Aktive physische Gewalt

- Aggressionen gegenüber Gegenständen und Menschen
- Freiheitsentziehende und freiraumentziehende Maßnahmen
- Sedierende Maßnahmen
- Direkte manuelle Gewalthandlungen
- Einschränkung von Nahrungs- und Flüssigkeitszufuhr
- Absichtliche Inaktivität.

Passive physische Gewalt

- Unterlassen von Pflegeleistungen
- Non-Compliance
- Missachtung von Hygienevorschriften.

Aktive psychische Gewalt

- Beleidigungen
- Beschimpfungen
- Entwertungen
- Bedrohung
- Übertriebene Forderungen
- Ständige Vorwürfe.

Passive psychische Gewalt

- Schweigen
- Mitarbeit verwehren
- Keine Hilfe annehmen
- Auf Ansprache nicht reagieren.

Physiologisches Dismanagement beschreibt das Fälschen von Vitalwerten, Verweigerung oder Unterbinden von Arztkontakten, subjektive Arztbeeinflussung entgegen den Interessen des Bewohners und Über-/Unterdosierung von Bedarfsmedikation.

Gewalt gegenüber Pflegekräften

Grond (2007) betrachtet Gewalt in der Pflege, insbesondere gegenüber Pflegekräften, aus tiefenpsychologischer Sicht. Dieser Sicht zu Folge beginnt ein Streit meist um Nichtigkeiten, die jedoch einen tieferen Hintergrund haben:

- Die Verletzung des Selbstwertgefühls von Herrn Flusi
- Die Scham und Angst vor Niederlagen.

Erfolgte eine unerträgliche Kränkung und Ohnmacht, den anderen, d. h. die Pflegende Yasmin, nicht unter Kontrolle zu haben und nach den eigenen Vorstellungen ändern zu können, entwickelt sich eine narzistische, gekränkte und hilflose Wut bei der pflegebedürftigen Person, hier Herrn Flusi. Eigene ungeliebte Selbstanteile werden dem Streitpartner zu geschrieben. Es findet eine projektive Identifikation statt. Dabei wird ein ungelöster, innerer Konflikt des Pflegebedürftigen Herrn Flusi nach außen auf die Pflegende Yasmin projiziert, um diesen in der Pflegenden zu bekämpfen. Grond (2007) geht soweit, Fremdenhass als Angst vor fremden Anteilen in der eigenen Person und Aggressivität gegenüber Verwirrten als eine Angst vor eigenem Durcheinander zu betrachten. Den Prozess der Konflikteskalation beschreibt Grond (2007) in neun Schritten:

1. Entdifferenzierung der Ausdrucksmittel, wie lautes Reden
2. Verhärtete Standpunkte
3. Druck mit Ultimatum oder Verweigerung und zunehmendes Misstrauen
4. Bruch von Kommunikationsregeln, wie nicht zuhören, entwerten oder beschimpfen
5. Bruch von Vereinbarungen und Loyalität, Missachtung von Abmachungen
6. Drohungen, Einschüchterungen und Sachbeschädigung
7. Tätlichkeiten wie Kratzen und Schubsen
8. Körperverletzung wie Schlagen/Fußtritte bis hin zu
9. Gefährlicher Gewalt mit Waffen.

12.4.1 Gewaltprävention

Bojack (2001) führt als gewaltpräventive Interventionen das *Vermeiden von bedrohlichen Situationen* für Herrn Flusi, ein *gewaltfreies Klima* und das *Erkennen potenziell gefährlicher Situationen* für bzw. durch Herrn Flusi oder die Pflegenden auf:

Bedrohliche Situationen vermeiden

- Situationen erkennen, die für (pflegebedürftige alte) Menschen so bedrohlich werden können, dass sie aggressiv reagieren; z. B.
- Sich nicht verstanden fühlen
- Sich bedrängt fühlen
- Sich nicht verstehen (inhaltlich oder aufgrund von Schwerhörigkeit)
- Sich angegriffen fühlen
- Sich missachtet fühlen
- Sich über-/unterfordert fühlen
- Mit der Gesamtsituation nicht zurechtkommen.

Dies sind Stress auslösende Situationen; Personen reagieren „gestresst“, d. h. sie reagieren nicht mit „normalem“ Verhalten

Gewaltfreies Klima

Ein gewaltfreies Klima entsteht durch ein(e)

- Spezielle Einstellung zur Tätigkeit
  - Pflegende können sich ohne äußeren Druck für die Übernahme von Pflegeaufgaben entscheiden
  - Das Menschenbild prägt entscheidend ihre Einstellung zu (pflegebedürftigen und alten) Menschen
  - Adäquate Ausbildung, Einarbeitung und Auseinandersetzung mit dem Verständnis von Pflege als Grundlage des professionellen Umgangs mit bedrohlichen Situationen
- Spezielles Verhalten und angemessene Reaktionen
  - Verbales Verhalten, z. B. ruhige Sprechweise, keine Demütigungen oder „Tadel“
  - Nonverbales Verhalten: durch Körpersprache, Gestik, Mimik, Bewegungen, Ruhe und Vertrauenswürdigkeit ausstrahlen; keine Macht oder Übermacht demonstrieren
  - Umgang mit Normen, Werten und Bräuchen: z. B. Regeln der Höflichkeit einhalten, Anrede der Person/des Pflegebedürftigen, Bräuche und Normen des Gegenüber beachten
- Angemessenes Umfeld
  - Genügend Raum für den Betroffenen/Pflegebedürftigen und dessen Bedürfnisse zur Verfügung stellen
  - Helle Räume
  - Eigene Gestaltungsmöglichkeiten für den Wohnraum
  - Der Pflegebedürftigkeit angepasste Hilfsmittel zur Verfügung stellen
  - Räume für Besuche und Aufenthalt, Bewegungsräume, Gärten
  - An Bedürfnisse des alten Menschen angepasste Tagesplanung.

Potenziell gefährliche Situationen erkennen

- Ausgelöst durch den alten Menschen
  - Verwirrtheit
  - Bewusstseinsstörungen mit Unruhe oder Schläfrigkeit
  - Erkrankungen der Sinnesorgane mit Störungen beim Hören, Sehen, Sprechen, Fühlen, Schmecken
  - Verwaschene, unklare Aussprache, z. B. nach einem Schlaganfall
  - Besondere Verletzbarkeit psychischer Art, z. B. bei Verwahrlosung
- Ausgelöst durch Pflegende kann es zu Missverständnissen kommen, wenn sie
  - Hektisch sind und Druck machen
  - Die Privatsphäre des Menschen verletzen

- Sich unklar ausdrücken
- Sehr laut sprechen
- Autoritär auftreten
- Unsanft zufassen
- Wenig klare Regeln haben, unsystematisch, unabgegrenzt sind
- Unsicher sind
- Nicht verstanden werden, weil sie zu leise reden, unklar in ihrer Wortwahl sind, zu lange Sätze bilden, zu viele Informationen oder Forderungen auf einmal vermitteln.

Hinweise für die Praxis

Verhalten und Reaktionen im Falle von drohenden aggressiven Ausbrüchen:

- Versuchen, die Ursache des Unbehagens zu erkennen und zu beseitigen, d. h. die Bedürfnisse wahrnehmen
- Klaren Kopf bewahren und innerlich versuchen, Abstand zu gewinnen, z. B. durch tiefes, ruhiges Einatmen oder innerlich bis 10 zählen
- ruhig und sachlich auf den Menschen eingehen, Vorhaltungen und Diskussionen vermeiden
- Möglichkeiten /Freiräume schaffen Spannungen abzubauen
- Bei Pflegebedürftigen: in der Nähe bleiben
- Wenn notwendig, deutlich und bestimmt, aber in ruhigem und freundlichem Ton auf Grenzen hinweisen
- Handlungen vermeiden, die dazuführen, dass sich die Person in die Enge getrieben oder bedroht fühlt
- Hat sich die Lage etwas entspannt, kann es sinnvoll sein, durch einen Themen- oder Raumwechsel oder eine andere Aktivität die Situation weiter zu entspannen
- Lange Auseinandersetzungen vermeiden; Zeit der aktuellen Klärung auf höchstens 15 Min. beschränken.

TIPPS FÜR DIE PRAXIS

Fragen zur Klärung der Situation

Was ist geschehen?
Wodurch wurde es ausgelöst?
Welche Rolle haben die einzelnen Beteiligten?
Welche Gefühle sind im Raum?
Was kann geschehen, um solche Ereignisse in Zukunft zu vermeiden?

Gewaltprävention durch Träger und leitende Mitarbeiter

- Für eine freundliche, zu gewandte Atmosphäre sorgen
- Ausreichend Zeit für die Aufgaben zur Verfügung stellen
- Respektvollen und wertschätzenden Umgang miteinander fördern
- Isolation und Ausgrenzung vermeiden
- Klare Regeln im Umgang mit einander schaffen und starre Vorschriften vermeiden
- Entspannung und Selbstpflege der Mitarbeiter fördern
- Wissen und Können der Mitarbeiter durch regelmäßigen Informationsaustausch und Weiterbildung fördern
- Für Anerkennung sorgen
- Kompetenz und Motivation der Mitarbeiter fördern.

Gewaltprävention durch Pflegefachkräfte

- Achtung der Privat- und Intimsphäre, z. B. Anklopfen beim Betreten des Zimmers
- Respektvoller Umgang mit dem alten Menschen
- Pflegemaßnahmen dem alten Menschen vor der Durchführung erklären
- Den alten Menschen nicht überfordern
- Ausreichende Bewegungsmöglichkeiten anbieten
- Reizkontrolliertes Milieu schaffen (nicht zu viel Lärm)
- Auf Schamgefühl achten
- Für ausreichende Wahrnehmung sorgen (Brille, Hörgerät)

- Den alten Menschen soweit wie möglich selbst bestimmen lassen und ihm eine eigene Ordnung zuerkennen
- Vorbild sein (positiv)
- Supervision, laufende Fallbesprechungen nutzen
- Fortbildungen wahrnehmen.

Pflegekräften muss bewusst sein, dass Gewalt gegenüber Pflegebedürftigen häufig in wiederkehrenden Pflegesituationen auftritt, z.B. im Kontext der Nahrungsaufnahme. In diesen Situationen wird eine betroffene Person, wie Herr Flusi genau zu beobachtet, um frühzeitig den Eskalationszyklus unterbrechen zu können.

12.5 Ernährung

Da die Ernährungs- und Flüssigkeitsaufnahme in der Altenpflege oft ein Streitpunkt zwischen Pflegekraft und Bewohner ist und immer wieder gewalttätiges Verhalten der Pflegekräfte oder Bewohner nach sich zieht, nimmt diese eine besondere Stellung ein. Daher wird empfohlen den **Expertenstandard** zum Thema **der bedarfsgerechten Ernährung und Flüssigkeitszufuhr bei pflegebedürftigen Menschen** zeitnah, nach seiner Veröffentlichung in der Praxis zu implementieren. Derzeit ist der Expertenstandard in der Erprobungsphase (DNQP 2008)

Wie im Fallbeispiel von Herrn Flusi deutlich wird, gibt es Gewalt in Pflegeeinrichtungen weit häufiger als zunächst angenommen wird. Insbesondere die der Form der strukturellen Gewalt, durch Personalmangel und Zeitdruck. Ihr ist vermehrt Berücksichtigung zu schenken, da diese aufgrund von Überforderung oft Auslöser für physische und psychische Gewalt sein kann.

REFLEXIONSFRAGE

Welche Gefühle löst der geschilderte Fall bei Ihnen aus. Wie würden Sie sich verhalten? Erklären Sie, wie sich das Verhalten von Yasmin auf die Situation mit Herrn Flusi ausgewirkt hat.

LITERATUR

Buchinger, S. (2004), Gewalt in stationären Pflegeeinrichtungen – Ansätze sozialpädagogischer Prävention und Intervention -; Bonner Schriftreihe „Gewalt im Alter", Band 11: Bonn.

Bojack, B. (2001), Gewaltprävention. Urban & Fischer Verlag: München.

Brandl, K. (2005), Möglichkeiten zur Gewaltprävention in der Altenpflege. Eine Herausforderung für die Ausbildung, Mabuse Verlag: Bonner Schriftreihe „Gewalt im Alter", Band 12: Bonn.

Doenges, M.; Moorhouse, M. F.; Geissler – Murr, A. (2002), Pflegediagnosen und Maßnahmen. Hans Huber Verlag: Bern.

Ekman, P. (2004), Gefühle lesen. Spektrum Akademischer Verlag: Heidelberg.

Grond, E. (2007), Gewalt gegen Pflegende. Altenpflegende als Opfer und Täter. Hans Huber Verlag: Bern.

Höfert; R. (2006), Von Fall zu Fall – Pflege im Recht. Springer Verlag: Heidelberg.

Johnson, M.; Bulechek, G.; Butcher, H.; McCloskey Dochterman, J.; Maas, M.; Moorhead, S.; Swanson, E. (2006), NANDA, NOC, and NIC Linkages, 2. Edition. Mosby Elsevier: Philadelphia.

Johnson, M.; Bulechek, G.; Butcher, H.; McCloskey Dochterman, J.; Maas, M.; Moorhead, S. (2001), Nursing Diagnoses, Outcomes, & Interventions. Mosby Elsevier: Philadelphia.

Johnson, M.; Maas, M.; Moorhead, S. (2005): Pflegeergebnisklassifikation (NOC), Übersetzung der 2. Edition Nursing Outcome Classification. Hans Huber Verlag: Bern.

Kubny – Lüke, B. (2003), Ergotherapie im Arbeitsfeld Psychiatrie. Thieme Verlag: Stuttgart.

McCloskey Dochterman, J./Bulechek, G. M. (2004), Nursing Interventions Classification (NIC), 4. Edition, Mosby Elsevier: Philadelphia.

Mutschler, E.; Geisslinger, G.; Kroemer, H.; Schäfer – Korting, M. (2001), Arzneimittelwirkung. Lehrbuch der Pharmakologie und Toxikologie. 8. voll. neu bearb. und erw. Auflage. Wissenschaftliche Verlagsgesellschaft: Stuttgart.

KAPITEL

13 Infektionsgefahr (Infektion mit dem Noro Virus)

Verena Hoßfeld

Ein Heimbewohner verstirbt.

Im Altenpflegeheim „Abendstern" leiden einige Bewohner plötzlich unter Übelkeit, starkem Erbrechen und Durchfall. Weil mehrere Personen gleichzeitig erkrankt sind, vermutet das Pflegepersonal, dass die Ursache der Erkrankungen eine ansteckende Infektion ist. Die Mitarbeiter des Pflegeheims führen sofort alle notwendigen Maßnahmen durch, um eine weitere Ausbreitung der Infektion zu verhindern. Zur Diagnostik schicken sie Stuhlproben ins Labor, damit dort der Infektionserreger ermittelt wird. Trotz aller Vorsichtsmaßnahmen kommt es in den nächsten Tagen zu neuen Krankheitsfällen. Weitere Heimbewohner, darunter Elvira Schmeifter und auch einige Personen des Pflegepersonals haben sich angesteckt. Frau Elvira Schmeifter ist 83 Jahre alt, wiegt bei einer Körpergröße von 1,67m nur 47 kg. Sie hat eine Obstipation und ist mittelschwer bettlägerig. Frau Schmeifter leidet an heftigem Brechdurchfall. Dadurch hat sie sehr viel Flüssigkeit verloren und hat Kreislaufprobleme. Bei den meisten Patienten halten die Beschwerden circa drei Tage an Bei Frau Schmeifter und einer weiteren Heimbewohnerin sind die Symptome jedoch so schwer, dass sie im Krankenhaus behandelt werden müssen. Ein Bewohner verstirbt sogar an den Folgen der Erkrankung. Erst nach zwei Wochen kann die Infektionswelle im Altenpflegeheim gestoppt werden. Durch die Laboruntersuchung der Proben steht der Infektionserreger fest: Das Noro-Virus.

13.1 Pflege

Der Noro Virus ist häufig Auslöser von Magen-Darm-Infektionen. Ältere Menschen über 70 Jahre, wie Frau Elvira Schmeifter sind besonders oft betroffen. Grundsätzlich kann eine Infektion mit dem Noro Virus das ganze Jahr über auftreten, eine saisonale Häufung ist jedoch in den Monaten Oktober bis März zu beobachten. Noro Viren haben sich mittlerweile weltweit verbreitet. Ihre Übertragungswege sind vielfältig. Daher kann eine Noro Virus Infektionswelle innerhalb kurzer Zeit viele Personen erfassen. Hiervon betroffen sind insbesondere Gemeinschaftseinrichtungen wie Altenpflegeheime, Kliniken und Kindertagesstätten, wo Menschen in engem Kontakt miteinander stehen. In Pflegeheimen und anderen stationären Einrichtungen sind Ausbrüche von Noro Virus Erkrankungen seit den letzten Jahren ein häufiges Problem.

13.1.1 Pflegediagnostik

Für die (noch gesunden) Bewohner und das Pflegepersonal der Altenpflegeeinrichtung wird die Pflegediagnose Infektionsgefahr nach der NANDA Taxonomie II gestellt (Doenges et. al. 2002: 443).

13.1.2 Pflegetherapie

In der Pflege wird eine Behandlung der Symptome der Noro Virus Infektion durchgeführt. Es gibt derzeit keine Therapie gegen die Ursache der Erkrankung und es stehen keine Medikamente gegen das Noro Virus selbst zur Verfügung. Die wichtigste therapeutische Maßnahme gegen die Noro Virus Infektion ist der Ausgleich des Flüssigkeits- und Elektrolytverlustes. Die Pflegenden sorgen dafür, dass Frau Schmeifter viel trinkt. Ziel hierbei ist es, einen zu großen Flüssigkeitsmangel bzw. eine Exsiccose zu vermeiden. Als Getränke sind beispielsweise Wasser oder Tees geeignet, soweit sie gut verträglich sind. Um den Elektrolytverlust auszugleichen, gibt es spezielle Medikamente. Diese Medikamente sind Pulver, die Salze (Elektrolyte) und Zucker enthalten. Zur Anwendung werden sie in Flüssigkeit aufgelöst und Frau Schmeifter zum Trinken verabreicht.

Tab. 13.1 Pflegediagnose Infektionsgefahr für die Bewohner und das Pflegepersonal des „Abendsterns" (Doenges et. al., 2002: 443).

Definition	Ursachen	Symptome
Ein Zustand, bei dem ein Mensch ein erhöhtes Risiko hat, von pathogenen Organismen infiziert zu werden.	Ungenügende primäre Abwehrmechanismen, wie • Eine veränderte Peristaltik bei älteren Menschen mit Obstipation • Chronische Erkrankungen • Die unzureichende Kenntnis, wie sich vor den pathogenen Keimen geschützt werden kann • Höhere Infektanfälligkeit der Pflegekräfte durch Stress.	• Der Pflegediagnose können keine Symptome zu geordnet werden, da eine Risiko-Pflegediagnose immer auf eine Gefahr hinweist und noch keinen Akutzustand beschreibt; • Maßnahmen sind präventiv ausgerichtet.

Frau Schmeifter benötigt beim Trinken Hilfe und Unterstützung vom Pflegepersonal. Meistens ist der Flüssigkeitsmangel bei älteren Erkrankten jedoch so groß, dass die Gabe von Getränken nicht ausreicht, um verlorene Flüssigkeit und Salze zu ersetzen. Einige Patienten sind zudem extrem geschwächt und können selbst nicht mehr genügend trinken.

Bei vielen Erkrankten ist es daher lebensnotwendig, Flüssigkeit in Form einer Infusionslösung zu ersetzen. Eine ausreichende Flüssigkeitszufuhr kann ausschließlich durch die Gabe von Infusionen gewährleistet werden. Die Altenpflegerin bzw. der Altenpfleger tragen dafür Sorge, dass Frau Schmeifter rechtzeitig Infusionslösungen verabreicht bekommt. Nur so lässt sich eine schwere Exsiccose vermeiden. Wenn Betroffene, wie Elvira Schmeifter, sich in zu stark ausgetrocknetem Zustand befinden, müssen sie möglicherweise stationär in einer Klinik behandelt werden. Eine schwere Exsiccose kann lebensbedrohlich sein.

Zur Behandlung von Beschwerden wie Übelkeit, Durchfall, Fieber und Schmerzen verabreicht das Pflegepersonal Frau Schmeifter spezielle Medikamente. Diese Medikamente haben für die Therapie jedoch eine nachrangige Bedeutung. Die Pflegenden achten weiterhin darauf, dass die Kranken in der Akutphase der Erkrankung Bettruhe einhalten. Insgesamt sind die Möglichkeiten zur Behandlung der Noro Virus Infektion begrenzt. Deshalb ist die Durchführung anderer Bekämpfungsmaßnahmen gegen das Virus von größter Bedeutung. Die Pflegenden, die Frau Elvira Schmeifter versorgen, gehen nach folgendem Pflegeplan zur Infektionsvermeidung vor:

Name: Elvira Schmeifter (und alle Bewohner)		Pflegeplan	
Erstellt von:	E.L.	**Ressourcen:** Pflegekräfte sind aufmerksam und setzen sich mit den Symptomen auseinander.	
Datum/HZ:	NN.NN.200X		
Evaluierung:	NN.NN.200X		
Pflegediagnosen	Pflegeergebnis	Interventionen	Evaluierung
Pflegediagnose: Infektionsgefahr **Risikofaktoren:** Stressbedingte erhöhte Infektanfälligkeit	**Infektions kontrolle:** Ansteckende Erkrankungen Vorhaltung von Materialien zur Eindämmung der Krankheitsausbreitung (2) → (4) Nachhaltige Einführung von Programmen zur Infektionsüberwachung und -kontrolle (1) → (4)	**Management von Infektionserkrankungen:** - Beobachtung aller Risiko – Patienten; **1 x mtl. Pflegefachkraft** - Beobachtung von Umfeld- und Einflussfaktoren, die den Ausbruch der Erkrankung begünstigen; **1 x mtl. (April - September); 1 x wö. (Oktober - März); Pflegefachkraft, Qualitätsmanagementbeauftragter; Hygienebeauftragte/r** - Bereithalten von adäquaten Informationen zum Schutz vor dem Noro – Virus; **Kontinuierlich. 1 x mtl. Oktober. – März; Pflegefachkraft, Hygienebeauftragte/r.**	

Abb. 13.1 Pflegeplan für Elvira Schmeifter.

Tab. 13.2 Wissen Infektionskontrolle (Johnson et. al. 2005: 411).

(1807) Wissen Infektionskontrolle Bereich IV: Wissen über Gesundheit und Verhalten Klasse S - Gesundheitswissen Skala (i): Keine bis umfassend						
Definition: Ausmaß der verstandenen Informationen, die über die Verhütung und Kontrolle einer Infektion vermittelt wurden.						
Wissen Infektionskontrolle		Keine 1	Begrenzt 2	Mäßig 3	Weitgehend 4	Umfassend 5
Indikatoren						
180701	Beschreibung der Übertragungsweise	1	2	3	4	5
180702	Beschreibung der Faktoren, die zur Übertragung beitragen	1	2	3	4	5
180703	Beschreibung von Praktiken, die die Übertragung reduzieren	1	2	3	4	5
180704	Beschreibung von Anzeichen und Symptomen	1	2	3	4	5
180705	Beschreibung von Screening-Verfahren	1	2	3	4	5
180706	Beschreibung von Beobachtungsverfahren	1	2	3	4	5
180707	Beschreibung von Aktivitäten, um die Resistenz gegenüber Infektionen zu erhöhen	1	2	3	4	5
180708	Beschreibung der Behandlung einer diagnostizierten Infektion	1	2	3	4	5
180709	Beschreibung der Folgebehandlung einer diagnostizierten Infektion	1	2	3	4	5
1807010	Andere (Spezifizieren)	1	2	3	4	5

13.1.3 Pflegeevaluation/Anpassung

Im Rahmen der Pflegeevaluation wird nicht nur die individuelle Pflege von Frau Schmeifter überprüft, sondern es wird für die gesamte Einrichtung evaluiert, ob die getroffenen Maßnahmen geeignet waren, eine erneute Infektionswelle zu verhindern. Es kann sich herausstellen, dass die eingeleiteten Maßnahmen eine erneute Infektionswelle verhindern konnten, oder weiterhin Schwachstellen im präventiven Ansatz bestehen. Anhand der NOC-Tabelle Wissen/ Infektionskontrolle kann das Ausmaß der verstandenen Informationen, die über die Verhütung und Kontrolle einer Infektion vermittelt wurden, festgestellt werden (Johnson et. al. 2006:411).

Je nachdem, was die Auswertung der eingeleiteten Maßnahmen ergibt, werden die individuelle Pflege oder die Maßnahmen angepasst.

13.2 Mikrobiologie / Krankheitslehre

Die Mikrobiologie ist ein Teilgebiet der Biologie und beschäftigt sich mit Mikroorganismen, d. h. Lebewesen, die nicht mit bloßem Auge erkannt werden können. Dazu zählen:

- Bakterien
- Protozoen (Urtierchen)
- Pilze
- Ein- und wenigzellige Algen („Mikroalgen")
- Viren.

13.2.1 Das Noro Virus

Das Noro Virus ist ein Lebewesen, das zur Gruppe der Mikroorganismen gehört. Es besteht hauptsächlich aus Eiweißstoffen (Proteinen) und seiner Erbsubstanz RNA. Wie andere Viren, besitzt auch das Noro Virus keinen eigenen Stoffwechsel und benötigt daher für seine Vermehrung einen fremden lebenden Organismus (Wirt). Als Wirtsorganismus für die Vermehrung ist derzeit nur der Mensch bekannt. Das Noro Virus wurde erstmals 1972 entdeckt. Einige Jahre zuvor erkrankten in einer amerikanischen Stadt namens „Norwalk" sehr viele Einwohner an Gastroenteritis, das bedeutet Brechdurchfall. Der Erreger dieser Infektion erhielt damals zunächst den Namen „Norwalk-Virus" und wurde später in „Noro Virus" umbenannt. Es gehört zur Familie der Calciviren. Das Virus ist gegenüber Umwelteinflüssen außerordentlich widerstandsfähig und vermehrt sich sehr schnell. Es zählt heute zu den Infektionserregern, die besonders häufig Brechdurchfälle auslösen.

Übertragungswege

Es gibt verschiedene Übertragungswege für das Noro Virus.

Hierzu gehört die Übertragung:

- Von Mensch zu Mensch
- Durch Nahrungsmittel
- Über Gegenstände und Flächen.

Übertragung von Mensch zu Mensch

Dieser Übertragungsweg ist insbesondere in Pflegeeinrichtungen von größter Bedeutung.

Elvira Schmeifter, die an der Noro Virus Infektion erkrankt ist, scheidet das Virus mit dem Stuhl oder Erbrochenem aus. Die Übertragung erfolgt fäkal und oral. Vermutlich reichen virushaltige Tröpfchen in der Luft, die während des Erbrechens entstehen, für eine Ansteckung schon aus. Die Ansteckungsgefahr ist sehr hoch. Schon durch den Kontakt mit 10 bis 100 Virusteilchen können gesunde Personen infiziert werden.

MERKE

Während der akuten Phase der Erkrankung ist die Infektionsgefahr für andere Menschen am größten.

Aber auch nach der Genesung wird das Virus noch für mehrere Tage bis Wochen von Frau Schmeifter mit dem Stuhl ausgeschieden.

Übertragung über Nahrungsmittel

Die Übertragung des Virus auf Nahrungsmittel kann durch infizierte Personen stattfinden, die mit den Lebensmitteln Kontakt haben. Ist beispielsweise in einem Altenpflegeheim eine Mitarbeiterin des Küchenpersonals an der Noro Virus Infektion erkrankt, so überträgt sie das Virus auf Speisen und Getränke. Diese kontaminierten (durchseuchten) Nahrungsmittel übertragen das Virus weiter.

Übertragung über Gegenstände und Flächen

Gegenständen und Flächen auf denen sich das Virus befinden kann, sind zum Beispiel Türgriffe, Schränke, Betten, Gardinen oder Böden. Für Menschen, die mit kontaminierten Gegenständen und Flächen in Berührung kommen, besteht eine erhöhte Gefahr an der Infektion zu erkranken.

Die Erkrankung

Wenn sich ein Mensch mit dem Noro Virus ansteckt (infiziert), befällt das Virus seinen Dünndarm. Dort hält es sich in der oberen Zellschicht der Dünndarmschleimhaut auf, in den Epithelzellen. Nun findet eine massenhafte Vermehrung des Virus statt, wodurch die Epithelzellen schwer geschädigt werden. Als Folge davon kommt es zu Funktionsstörungen des Dünndarms. Die Zeitspanne von der Ansteckung bis zum Ausbrechen der Erkrankung beträgt ein bis drei Tage. Man bezeichnet diese Zeitspanne als Inkubationszeit.

Beschwerden – Symptome

Beim Ausbruch der Erkrankung treten bei Elvira Schmeifter die Symptome einer akuten Gastroenteritis auf:

- Übelkeit mit heftigem Erbrechen
- Starker Durchfall
- Bauchschmerzen und Krämpfe
- Weitere Beschwerden sind Kopfschmerzen, Muskel- und Gliederschmerzen, manchmal auch Fieber.

Die Beschwerden beginnen meist plötzlich mit schwallartigem Erbrechen und Durchfall.

Krankheitsverlauf

Bei gesunden Menschen verläuft die Infektion in der Regel nicht sehr schwer. Alte Menschen haben jedoch oft zusätzliche Grunderkrankungen und ein geschwächtes Immunsystem. Bei ihnen verläuft die Infektion daher teilweise schwer oder sogar lebensbedrohlich. Wegen dem starken Brechdurchfall verlieren die Patienten große Mengen an Flüssigkeit und darin gelöste Salze (Elektrolyte). Es entsteht ein Mangel an Flüssigkeit und Elektrolyten im Körper und es kommt zu einer Austrocknung. Man bezeichnet dies als Exsiccose.

Bei einer ausgeprägten Exsiccose kann der Stoffwechsel aus dem Gleichgewicht geraten, was im schlimmsten Fall bis zum kompletten Versagen der Kreislauffunktionen führt. Besonders für ältere Personen ist der hohe Flüssigkeits- und Elektrolytverlust sehr gefährlich. Bei normalem Verlauf einer Noro Virus Infektion halten die Symptome 24 bis 72 Stunden, also ungefähr ein bis drei Tagen an. Alte Menschen, wie Frau Schmeifter sind nach der Erkrankung oft noch lange Zeit geschwächt. Grundsätzlich sind alle Personen, die eine Infektion durchgemacht haben, später dadurch nicht vor einer erneuten Ansteckung geschützt. Das bedeutet, es wird keine dauerhafte Immunität erworben.

Meldepflicht

In Gemeinschaftseinrichtungen wie Altenpflegeheimen kann eine Noro Virus Infektionswelle innerhalb weniger Stunden sowohl Bewohner als auch Angehörige des Personals erfassen. Dies führt nicht selten zu Engpässen in der Versorgung und kann sogar die vorübergehende Schließung einer Abteilung oder Einrichtung bedingen. Die Noro Virus Infektion gehört daher zu den meldepflichtige Erkrankungen laut § 6 des Infektionsschutzgesetzes (IfSG). Bei Verdacht auf die Erkrankung muss das zuständige Gesundheitsamt sofort informiert werden, auch wenn der Krankheitserreger noch nicht nachgewiesen ist.

Nachweis des Erregers – Diagnostik

Um das Noro Virus bei erkrankten Personen zu diagnostizieren, ist die Untersuchung von Stuhlproben notwendig. Bei Verdacht auf einen Infektionsausbruch in einem Pflegeheim sollen sofort mehrere Stuhlproben von verschiedenen Erkrankten genommen werden. Die Proben werden in ein Labor geschickt. Dort findet die Ermittlung des Krankheitserregers statt. Das Noro Virus wird in der Regel über seine Erbsubstanz nachgewiesen, man bezeichnet dies als Nucleinsäurenachweis. Wenn der Verdacht besteht, dass die Infektion über Lebensmittel oder Wasser eingeschleppt wurde, ist weiterhin die Untersuchung von Lebensmittel- oder Wasserproben notwendig. Als Proben sind gezielt die Lebensmittel auszuwählen, bei denen die Wahrscheinlichkeit am größten ist, dass sie mit der Übertragung des Virus in Zusammenhang stehen.

13.3 Hygiene (Schwerpunkt: Hygiene in Pflegeeinrichtungen)

Da es derzeit noch keine ursächliche Therapie oder Medikamente zur Behandlung des Noro Virus gibt, sind die Behandlungsmöglichkeiten sehr begrenzt. Umso bedeutender ist der präventive Ansatz.

13.3.1 Bekämpfungs- und Hygienemaßnahmen gegen das Noro Virus

Vorbeugende Maßnahmen – Prävention

Eine Impfung gegen die Noro Virus Infektion steht derzeit nicht zur Verfügung. Das bedeutet, es gibt keine medikamentöse Vorbeugung, um eine Ansteckung zu verhindern. Grundsätzlich sind zur Vorbeugung von Infektionsausbrüchen die in Gemeinschaftseinrichtungen allgemein vorgeschriebenen Hygieneregeln streng einzuhalten.

Maßnahmen bei Ausbrüchen von Noro Virus Infektionen in Altenpflegeheimen

Besteht der Verdacht auf Noro Virus Erkrankungen in einem Pflegeheim, müssen sofort alle notwendigen hygienischen Maßnahmen zur Bekämpfung eingeleitet werden. Ziel dabei ist es, die Ausbreitung der Infektionswelle so schnell wie möglich zu stoppen. Die durchzuführenden Maßnahmen sind sehr umfangreich. Sie betreffen sowohl Bewohner des Pflegeheims, Personal, Besucher, organisatorische Abläufe sowie auch Räumlichkeiten und Gegenstände.

Maßnahmen für erkrankte Personen

- Frau Schmeifter wird unverzüglich von anderen Heimbewohnern isoliert
- Ihre Pflege soll in einem Einzelzimmer stattfinden, mit eigenem WC bzw. Toilettenstuhl
- Sind bereits mehrere Personen erkrankt, muss gegebenenfalls eine Gruppenpflege (auch Kohortenpflege genannt) in abgetrennten Wohnbereichen durchgeführt werden
- Hierbei ist der Kontakt von erkrankten Bewohnern zu gesunden Bewohnern soweit wie möglich einzuschränken beziehungsweise zu vermeiden. Die Bewohner sollen ihren Wohnbereich daher möglichst nicht verlassen
- Falls möglich, sind die Bewohner hinsichtlich korrekter Händedesinfektion zu unterweisen
- Es wird ihnen ein Händedesinfektionsmittel zur Verfügung gestellt, das die Viren abtöten kann.

Maßnahmen für das Pflegepersonal

Die Ansteckungsgefahr durch fäkal-orale Übertragung des Noro Virus ist für das Pflegepersonal extrem hoch. Daher ist die konsequente Durchführung von Hygienemaßnahmen besonders wichtig:

- Bei der Begrüßung des Bewohners ist das Händeschütteln zu unterlassen (kein direkter Körperkontakt!)

- Bei der Pflege und Betreuung der Bewohner müssen Einweghandschuhe und Schutzkittel getragen werden. Zusätzlichen Schutz bieten Einwegkunststoffschürzen
- Bei Kontakt mit Erbrochenem und Pflege von akut erkrankten Personen ist es sinnvoll, einen Mund-Nasen-Schutz zu tragen. Dies dient zur Vermeidung der Einatmung (Inhalation) von Tröpfchen, die Noro Viren enthalten können
- Die hygienische Händedesinfektion soll stets nach Ablegen der Einweghandschuhe erfolgen, direkt vor dem Verlassen des Bewohnerzimmers
- Hierfür ist ein viruswirksames Händedesinfektionsmittel zu verwenden
- Geeignet sind zum Beispiel alkoholische Desinfektionsmittel, wie Ethanol oder 1-Propanol in Konzentrationen von 70 % (V/V)
- Die Händedesinfektion wird mit trockenen Händen durchgeführt, die Einwirkzeit des Desinfektionsmittels soll mindestens zwei Minuten betragen
- Wenn eine betreuende Person in direkten Kontakt mit Erbrochenem oder Stuhl eines Bewohners kommt, gilt der Händehygiene nochmals besondere Beachtung: Für die Dauer der Inkubationszeit und anschließend zwei Wochen lang gründlich Hände waschen, nach jedem Toilettengang sowie vor der Zubereitung von Speisen
- Abtrocknen mit Einmal-Papier-Handtüchern, danach Händedesinfektion
- Innerhalb der Abteilungen bzw. der Stationen des Pflegeheims soll eine feste Zuordnung des Personals erfolgen. Personalbewegungen zwischen betroffenen und nicht betroffenen Bereichen und Räumlichkeiten sind so weit wie möglich einzuschränken
- Nicht unbedingt erforderliche Kontakte von Erkrankten mit Personal vermeiden
- Pflegepersonal, das sich mit dem Noro-Virus angesteckt hat, darf keine betreuenden Tätigkeiten in Gemeinschaftseinrichtungen ausüben (§ 42 IfSG)
- Erkrankte Personen dürfen nicht in Lebensmittelberufen tätig sein
- Erkranktes Personal soll bereits bei geringen Anzeichen von Magen-Darm Beschwerden von der Arbeit freigestellt werden
- Die erneute Aufnahme der beruflichen Tätigkeit nach der Erkrankung darf frühestens zwei Tage nach Abklingen der Symptome in Erwägung gezogen werden.

Maßnahmen für Besucher

- Während einer Noro Virus Erkrankung ist der Kontakt von Patienten mit Besuchern so weit wie möglich einzuschränken
- Besucher müssen sich vor Betreten des Bewohnerzimmers beim Pflegepersonal melden.
- Sie sind auf die hohe Ansteckungsgefahr hinzuweisen, die bei Erbrechen nochmals gesteigert ist (face – to - face - Übertragung)
- Besucher sollen vor Betreten des Zimmers Schutzkleidung erhalten (Handschuhe, Kittel, Mund-Nasen-Schutz). Sie werden weiterhin in der korrekten Händedesinfektion unterwiesen.

Maßnahmen für Abteilungen und Räumlichkeiten

- Innerhalb der Räumlichkeiten eines Altenpflegeheims ist die Bewegung von Patienten, Personal und anderen Bewohnern so weit wie möglich einzuschränken
- Die Benutzung von Gemeinschaftsräumen ist zu untersagen. Dadurch soll die Ausbreitung der Noro Virus Infektion zwischen den einzelnen Abteilungen verringert werden
- Neuaufnahmen in die betroffenen Bereiche sind zu unterlassen
- Dies ist so lange einzuhalten, bis die typischen Beschwerden beim letzten Krankheitsfall seit mindestens 48 Stunden vorüber sind
- Alle Räumlichkeiten, in denen sich erkrankte Personen aufhalten, sind deutlich zu kennzeichnen.

13.3.2 Desinfektions- und Reinigungsmaßnahmen

Für die Übertragung der Noro Virus Infektion ist die Kontamination von Gegenständen und Flächen innerhalb der Räume von großer Bedeutung. Das Virus kann sich zum Beispiel auf Schränken und Türgriffen sowie auf Teppichen und Gardinen befinden. Umfassende Desinfektions- und Reinigungsmaßnahmen sind während eines Noro Virus Ausbruchs und danach notwendig:

- Die Dauer der Desinfektionsmaßnahmen beträgt mindestens bis zwei Wochen nachdem der letzte Bewohner wieder genesen ist. Begründung: Personen, bei denen die Symptome vorüber sind, können das Virus danach noch für circa zwei Wochen lang ausscheiden
- Bei allen Flächen, die mit Patienten in nahem Kontakt stehen, muss täglich eine Scheuerwischdesinfektion stattfinden. Ebenso bei Türgriffen
- Hierzu dürfen nur solche Flächendesinfektionsmittel zum Einsatz kommen, durch die das Noro Virus sicher abgetötet wird. Geeignet dafür sind zum Beispiel Desinfektionsmittel, die Formaldehyd enthalten.
- Sind Flächen oder Gegenstände durch Ausscheidungen wie Erbrochenes kontaminiert, müssen diese sofort gereinigt und desinfiziert werden
- Sanitärbereiche sind teilweise mehrfach täglich zu desinfizieren
- Für die Desinfektions- und Reinigungsmaßnahmen sollen Einmalmaterialien verwendet werden. Dies gilt ebenso für die Entsorgung von Erbrochenem oder Fäkalien.

Maßnahmen beim Umgang mit Gebrauchsmaterial

- Für die Pflege und Betreuung der betroffenen Bewohner sind möglichst Einmalmaterialien zu verwenden, wie Einmalhandschuhe, Einmalschürze, Einmalhandtücher u. a.
- Kontaminierte Abfälle werden direkt im Bewohnerzimmer gesammelt und danach in geschlossenen Behältnissen der Entsorgung zugeführt. Ebenso werden alle anderen Abfälle im Patientenzimmer entsorgt
- Wäsche ist im Zimmer gesondert zu sammeln und als infektiöse Wäsche in einem geschlossenen Wäschesack zur Wäscherei zu geben. Zur Reinigung der Wäsche muss die Temperatur mindestens 60 °C betragen.
- Schutzkittel, die wieder benutzt werden, verbleiben im Bewohnerzimmer
- Schutzkittel, die bei der Pflege kontaminiert wurden, kommen direkt im Zimmer in den Wäschesammler
- Gegenstände zur Wiederverwendung wie zum Beispiel Fieberthermometer oder Stethoskop verbleiben im Bewohnerzimmer.

Weitere Maßnahmen

Beim Auftreten von Noro Virus Erkrankungen in Altenpflegeheimen ist dem zuständigen Gesundheitsamt innerhalb von 24 Stunden Meldung zu machen (§ 6 IfSG). Das gilt ebenso, wenn nur der Verdacht auf eine Noro Virus Infektion vorliegt. Die Information muss beinhalten, wie viele und welche Bewohner betroffen sind. Falls es sich bei den Erkrankten um Personal des Altenpflegeheims handelt, ist auch deren Tätigkeitsbereich anzugeben. Weiterhin ist der Betriebsarzt unverzüglich zu informieren. Andere Personen und Einrichtungen, die mit dem Altenpflegeheim zusammenarbeiten, sind über die Infektion in Kenntnis zu setzen. Hierzu gehören beispielsweise externe Pflegekräfte, Frisöre oder angeschlossene Betriebe wie Kiosk/Cafe. Für die Diagnostik sind 5 bis 10 Stuhlproben in das Labor einzusenden.

Zusammenfassung

Das Noro Virus ist ein Erreger von Brech-Durchfall-Erkrankungen. Die Infektion ist hoch ansteckend. Schon der Kontakt mit wenigen Virus Teilchen reicht für eine Ansteckung aus. Die Erkrankung breitet sich oft explosionsartig aus. Hiervon betroffen sind besonders häufig Gemeinschaftseinrichtungen wie auch Altenpflegeheime. Bei alten Menschen kann die Krankheit teilweise sehr schwer verlaufen. Pflegepersonal sollte bei den betroffenen Bewohnern besonders auf ausreichende Flüssigkeits- und Elektrolytzufuhr achten. Um Ausbrüche von Noro Virus Infektionen zu stoppen, ist die strikte Durchführung aller Hygiene- und Bekämpfungsmaßnahmen von größter Bedeutung.

REFLEXIONSFRAGE

Welche Maßnahmen müssen als erstes ergriffen werden, wenn eine Virus-Infektion bekannt wird? Stellen Sie den vollständigen Ablauf aller Maßnahmen dar.

WEITERFÜHRENDE INFORMATIONEN

Aktuelle Informationen und Richtlinien zur Noro Virus Infektion werden vom Robert Koch Institut (RKI) veröffentlicht. Die Veröffentlichung erfolgt im Epidemiologischen Bulletin und im Internet. Internetadresse: http://www.rki.de

Weiterhin veröffentlichen viele Gesundheitsämter Informationen zum Noro Virus. In Alten- und Pflegeheimen steht in der Regel ein spezieller Hygieneplan zur Verfügung.

KAPITEL

14 Chronische Verwirrtheit

Silvia Ernst-Tijero

Frau Eleonore Säule-Martinez ist am 28. April 1939 in Bad Nauheim – Hessen geboren. Ihren Ehemann Antonio Martinez lernte sie in Spanien kennen, er verstarb vor drei Jahren. Frau Säule-Martinez sprach mit ihrem Ehemann, wenn sie zu Hause waren, nur Spanisch. Die spanische Sprache lernte sie in einem Sprachkurs vor 40 Jahren. Sie hat eine Tochter, die in Spanien lebt. Zu ihrem Bruder und ihren zwei Schwestern pflegt sie nur wenig Kontakt. Frau Säule-Martinez ist an einer vaskulären Demenz im Anfangsstadium, Herzinsuffizienz und Arteriosklerose erkrankt.

Ihr äußeres Erscheinungsbild wirkt sehr ungepflegt, die untere Zahnprothese fehlt.

Eleonore Säule-Martinez geht fünfmal täglich in den 500 Meter entfernten Supermarkt einkaufen. Es stellt für sie ein regelmäßiges Ritual dar. Sie kauft große Menge an Reis, Milch, Kuchen, Kartoffeln, Brot, Süßigkeiten, Obst und Gemüse. Diese Lebensmittel lagert Frau Säule-Martinez samt aller Verpackungsmaterialien in ihrer Wohnung. Den Pflegenden verbietet sie, die verdorbenen Lebensmittel aus der Speisekammer zu entfernen und fängt an, einzelne Lebensmittel auch in ihren Kleiderschränken zu verstecken. Hin und wieder isst sie die verdorbenen Lebensmittel.

Mit fortschreitendem Krankheitsverlauf tritt eine zunehmende Vernachlässigung der Körper- und Wohnungshygiene ein. Gegenüber fremden Personen ist Frau Säule-Martinez skeptisch. In aggressiven Phasen lehnt sie Unterstützangebote aus der Nachbarschaft kategorisch ab. Nachbarn hat sie schon der Wohnung verwiesen und mit ihrem Stock bedroht. Ihre Sprache lässt keinen sinnvollen Inhalt erkennen und besteht überwiegend aus undeutlichen Wortwiederholungen. Wenn sie aufgeregt ist, wechselt Eleonore Säule-Martinez zwischen Spanisch und Deutsch. Die Schränke sind mit Pilzspuren übersät, um das verfaulte Obst kreisen Schwärme von Fruchtfliegen und unter der Spüle sind Kakerlaken zu sehen. Als aus ihrer Wohnung ein unangenehmer Geruch nach verdorbenen Lebensmitteln dringt, verständigen die Nachbarn einen ambulanten Pflegedienst.

14.1 Pflege

Frau Säule-Martinez lebt allein und leidet unter einer vaskulären Demenz. Sie wird von einem ambulanten Pflegedienst betreut. Ihre Lebensweise ist von der Demenz bestimmt. Wie im Fallbeispiel geschildert, ist sie unordentlich gekleidet, sie hortet und versteckt Lebensmittel, die dann verderben, einen unangenehmen Geruch verbreiten und Ungeziefer anziehen. Die Pflege ist durch ihre ablehnende, aggressive Haltung erschwert. Folgende Pflegediagnosen in Anlehnung an die NANDA Taxonomie II sind für Frau Säule-Martinez zutreffend:

- Beeinträchtigte Haushaltsführung (Doenges et. al. 2002: 393)
- Beeinträchtigte verbale Kommunikation (Doenges et. al. 2002: 495)
- Selbstversorgungsdefizit (Doenges et. al. 2002: 661
- Chronische Verwirrtheit (Doenges et. al, 2002: 851).

14.1.1 Pflegediagnostik

Die Einschränkungen im Leben, die Frau Säule-Martinez durch ihre vaskuläre Demenz erfährt und durch die sie ihre Gesundheit in Gefahr bringt, zeigen sich besonders darin, dass sie ihren Haushalt nicht mehr führen kann. Sie hortet und versteckt Lebensmittel, die verderben und Ungeziefer anlocken.

Bei einer diagnostizierten vaskulären Demenz wie im Fall von Frau Säule-Martinez ist eine breit angelegte aktivierende Pflege ist zu unterlassen. Frau Säule-Martinez wird immer wieder zu einfachen Aktivitäten und zur Eigenständigkeit angeregt. Das Hauptproblem im geschilderten Fallbeispiel ist, dass Frau Säule-Martinez 5 × täglich Einkaufen geht, Lebensmittel sammelt und die Wohnung nicht putzt. Die Pflegenden gehen der Frage nach, warum Frau Säule-Martinez Lebensmittel sammelt.

Dies kann zwei Ursachen haben:

- Die Ernährung ist häufig einseitig, weil der Betroffene im Frühstadium der chronischen Verwirrtheit mit dem Einkauf der Nahrungsmittel überfordert ist. Oft werfen Betroffene Nahrungsmittel weg oder verstecken sie, um sie später im verdorbenen Zustand zu sich zu nehmen oder sind der Meinung, das Essen sei vergiftet.
- Die Betroffenen leben in ihrer eigenen Realität, beispielsweise ist es schwer für sie nachzuvollziehen, dass keine Kriegszeit herrscht oder Hungerjahre bestehen und aufgrund dessen keine Notsammlungen notwendig sind.

MERKE

Die Verständnis- und Entscheidungsfähigkeit sowie die Persönlichkeit des Betroffenen bleiben im Anfangsstadium der chronischen Verwirrtheit als Auswirkung einer vaskulären Demenz relativ gut erhalten. Im weiteren Verlauf treten die Merkmale der chronischen Verwirrtheit stärker hervor: Mehrfähigkeitsstörungen, Konzentrationsstörungen, Verlust der Entscheidungsfähigkeit und des abstrakten Denkens, Persönlichkeitsveränderungen und Affektlabilität, d.h. krankhafte Beeinflussbarkeit der Gefühle mit raschem Stimmungswechsel. Es kommen besonders gehäuft starke nächtliche Verwirrtheit und Unruhe vor.

Tab. 14.1 Pflegediagnose chronische Verwirrtheit für Eleonore Säule-Martinez (vgl. Doenges et. al. 2002: 850).

Definition	Ursachen	Symptome
Eine irreversible, seit langem bestehende und/oder progressive schwere Beeinträchtigung von Intellekt und Persönlichkeit, charakterisiert durch eine Verminderung der Denkfähigkeit und der Fähigkeit, Stimuli aus der Umwelt zu interpretieren, und die sich manifestiert durch Störungen von Gedächtnis, Orientierung und Verhalten.	• Alzheimer - Krankheit (Demenz vom Alzheimer - Typ) • Korsakoff - Syndrom • Multiinfarkt - Demenz • Zerebro - vaskuläre Demenz • Kopfverletzung.	• Progressive, seit langem bestehende kognitive Beeinträchtigung • Keine Veränderung im Bewusstseinsgrad • Beeinträchtigte Sozialkontakte • Gedächtnisstörung (Kurzzeit-, Langzeitgedächtnis) • Persönlichkeitsveränderung • Aggression, Regression • Selbstständige Versorgung kann nicht bewältigt werden • Antriebsarmut, Interesselosigkeit • Verlangsamtes Denken • Nachlassen von Aufmerksamkeit und Konzentrationsvermögen.

Frau Säule-Martinez hat vielleicht den Wunsch, so wie sie es aus früheren Zeiten gewohnt war, den Kindern bei einem Besuch etwas zum Essen anzubieten.

Angebote bei verändertem Einkaufsverhalten und Lebensmittelsammeln:

- Eine unverderbliche Notsammlung „für alle Fälle" im gleichen Zimmerschrank
- Dosen zum Einpacken (vor allem Abendbrot) zur Sicherung für die Nacht, diese werden gesäubert und können wieder gefüllt werden
- Das Einkaufen in Begleitung einer Pflegenden (Angehörige, Bekannte) wird in eine regelmäßige Tagesstrukturierung integriert.

14.1.2 Pflegetherapie

Frau Säule-Martinez möchte so lange wie möglich in ihrer häuslichen Umgebung bleiben. Sie wird von einem ambulanten Pflegdienst versorgt. Sie benötigt Hilfe in verschiedenen Bereichen des täglichen Lebens. Notwendige Pflegemaßnahmen werden hier

Name: Eleonore Säule–Martinez		Pflegeplan	
Erstellt von:	E.L.	**Ressourcen:** Eleonore Säule Martinez akzeptiert die Mitarbeiter des ambulanten Pflegedienstes. Sie bewegt sich gerne und hat Kontakt zur Nachbarin.	
Datum/HZ:	NN.NN.200X		
Evaluierung:	NN.NN.200X		
Pflegediagnosen	Pflegeergebnis	Interventionen	Evaluierung
Pflegediagnose: Chronische Verwirrtheit i/V/m zerebro – vaskulärer Demenz. g/d: Aggressionen, unzureichende Selbstversorgung.	**Kognitive Fähigkeit:** Demonstriert Kontrolle über ausgewählte Gelegenheiten und Situationen (1) extrem gefährdet ➔ (3) mäßig gefährdet	**Demenzmanagement** - Einbeziehen der Nachbarn in die Planung, Versorgung und Evaluation der Pflege; **1 x tgl., Pflegekraft** - Identifikation von Verhaltensmustern, die für den Pflegeprozess wichtig sind in den Bereichen Schlaf, Medikamenteneinnahme, Ausscheidung, Essen und Selbstpflege; **xx.xx.2009, Pflegefachkraft** - Ermitteln physikalischer, sozialer und psychologischer biografischer Daten, sowie für den Pflegeprozess bedeutende Gewohnheiten und Rituale; **xx.xx.2009, Pflegefachkraft** - Ermitteln von Art und Ausmaß kognitiver Defizite über die Verwendung standardisierter Assessment – Instrumente; **xx.xx.2009, Fachkraft für Gerontopsychiatrie, Psychiater/Neurologe** - Beobachtung der kognitiven Defizite über die Verwendung standardisierter Assessment – Instrumente; **1 x mtl., Fachkraft für Gerontopsychiatrie** - Identifikation und Ausräumen möglicher Gefahrenquellen; **bei jedem Besuch; Pflegekraft, Nachbarn** - Identifikationskarte mitgeben; **ab xx.xx.2009, Pflegekraft, Nachbarn** - Bereitstellen einer konsistenten Raumgestaltung und Tagesstrukturierung; **ab xx.xx.2009, Pflegekraft** - Herstellen von Blick- und Körperkontakt vor jeder Interaktion; **bei jedem Besuch, alle** - Deutliche Ansprache der Person mit Namen bei der Kontaktaufnahme; langsames Reden, **bei jedem Besuch, alle** - Nur einzelne Anweisungen geben; **kontinuierlich, alle** - Anreden mit klarer, leiser, warmer, respektvoller Stimme, **kontinuierlich, alle** - Verwendung von Ablenkung anstelle von Konfrontation, um das Verhalten zu beeinflussen; **bei Bedarf, Pflegekraft** - Bereitstellen einer bedingungslosen Akzeptanz (Du bist ok.), **kontinuierlich, alle** - Vermeiden von Berührung und Nähe, wenn dies Stress und Angst verursacht; **bei Bedarf, alle** - Bereitstellen von Personen, die ein(e) familiäre(s)/häusliche(s) Atmosphäre (Umfeld) schaffen (z. B. vermeiden von Personalwechsel), **ab xx.xx.2009, Bezugspersonen: Pflegekraft Miriam Kollmayer, Nachbarn Herr und Frau Grenzel** - Bereitstellen von Fingerfood zur Gewährleistung der Ernährung von Personen, die das Essen oder Sitzen (zu den Mahlzeiten) verweigern; **3 x tgl., Essen auf Rädern (Johanniter).**	

Abb. 14.1 Pflegeplan für Eleonore Säule-Martinez.

exemplarisch für die Diagnose chronische Verwirrtheit dargestellt.

14.1.3 Evaluation

Das Ergebnis der Pflege von Frau Säule-Martinez sollte sein, dass sie sich möglichst gut selbst versorgen kann. Die Evaluation der durchgeführten Pflegemaßnahmen orientiert sich an der NOC-Tabelle Kognitive Fähigkeit (➤ Tab. 14.2).

14.1.4 Evaluation / Anpassung

Nachdem die durchgeführten Maßnahmen anhand der Tabelle ausgewertet wurden, wird deutlich, ob sie geeignet sind, das Pflegeziel zu erreichen. Möglicherweise müssen neue Maßnahmen geplant und durchgeführt werden.

14.2 Physiologie und Krankheitslehre

Frau Säule-Martinez leidet unter einer vaskulären Demenz. Um mit der Durchführung der Maßnahmen erfolgreich zu sein, ist es für die Pflegenden wichtig, Kenntnisse des Krankheitsbildes zu haben und Ursachen sowie Auswirkungen einer vaskulären Demenz zu kennen. Die vaskuläre Demenz gehört zu den primären Demenzformen. „Vaskulär" bedeutet gefäßbedingt oder durchblutungsbedingt.

MERKE

Unter einer vaskulären Demenz werden alle demenziellen Störungsbilder zusammengefasst, die durch Hirndurchblutungsstörungen verursacht werden.

Überwiegend handelt es sich um arteriosklerotische Wandveränderungen der Hirngefäße bei ausgeprägtem chronischem Bluthochdruck. Es kommt infolge

Tab. 14.2 Kognitive Fähigkeit (Johnson et. al. 2005: 259).

(0900) Kognitive Fähigkeit Bereich II: Physiologische Gesundheit Klasse J - Kognitive Funktionen Skala (a): Extrem gefährdet bis Nicht gefährdet						
Definition: Fähigkeit, komplexe mentale Prozesse auszuführen						
Kognitive Fähigkeit		Extrem gefährdet 1	Weitgehend gefährdet 2	Mäßig gefährdet 3	Leicht gefährdet 4	Nicht gefährdet 5
Indikatoren						
090001	Kommuniziert deutlich und dem Alter und der Fähigkeit angemessen	1	2	3	4	5
090002	Demonstriert Kontrolle über ausgewählte Gelegenheiten und Situationen	1	2	3	4	5
090003	Aufmerksamkeit	1	2	3	4	5
090004	Konzentration	1	2	3	4	5
090005	Orientierung	1	2	3	4	5
090006	Demonstriert sofortige Erinnerung	1	2	3	4	5
090007	Demonstriert jüngste Erinnerung	1	2	3	4	5
090008	Demonstriert zurückliegende Erinnerung	1	2	3	4	5
090009	Verarbeitet Informationen	1	2	3	4	5
0900010	Gewichtet Alternativen beim Treffen von Entscheidungen	1	2	3	4	5
0900011	Trifft angemessene Entscheidungen	1	2	3	4	5
0900012	Andere (Spezifizieren)	1	2	3	4	5

von Durchblutungsstörungen oder von embolisch oder thrombotischen Gefäßstenosen oder -Verschlüssen im Bereich sehr kleiner Hirnarterien, zu einem Untergang von Nervengewebe im Gehirn. Makroskopisch finden sich kleine umschriebene Zellnekrosen. Es besteht eine Korrelation zwischen dem Grad der Demenz und der Größe der vaskulären Gewebedefekte. In der Regel sind Patienten mit vaskulärer Demenz jünger als der Durchschnitt der Alzheimerkranken. Von der vaskulären Demenz sind mehr Männer als Frauen betroffen.

Ursachen:

- Bei der Multiinfarkt-Demenz führen viele kleine Schlaganfälle aufgrund von zerebroarteriosklerotischen Veränderungen zu kaum sichtbaren Leistungsverlusten, sie bleiben daher meist unbemerkt. Sie schädigen in ihrer Gesamtheit das Gehirn aber so stark, dass es schließlich zum Bild der Demenz kommt.
- Auch einzelne Schlaganfälle, die besonders wichtige Stellen im Gehirn treffen, können zu einer vaskulären Demenz führen
- Eine dritte Ursache der vaskulären Demenz ist die Binswanger-Erkrankung. Bei dieser Krankheit führt ein langjähriger Bluthochdruck zur Schädigung und zum Funktionsausfall vieler kleinster Arterien im Gehirn. In den von diesen Arterien versorgten Hirnarealen kommt es zum Gewebeuntergang.

MERKE

Kranke mit einer vaskulären Demenz zeigen typischerweise schon früh ausgeprägte Persönlichkeit- und Stimmungsveränderungen; der Krankheitsverlauf ist eher schritt- oder schubweise als schleichend. Werden die Gefäßrisiken beseitigt, muss der geistige Abbau nicht zwangsläufig weiter fortschreiten.

Die **chronische Verwirrtheit** ist ein organisch bedingter, irreversibler Verlust von geistigen Fähigkeiten mit fortschreitenden Gedächtnis-, Denk- und Wahrnehmungsstörungen, Persönlichkeitsveränderungen und körperlichem Abbau. Die chronische Verwirrtheit ist keine normale Alterserscheinung. Sie ist immer eine Erkrankung, deren wichtigster Risikofaktor allerdings das Alter ist. Die chronische Verwirrtheit ist abzugrenzen von der akuten Verwirrtheit, die die gleichen Symptome hat, aber prinzipiell reversibel ist. Wesentliches Entscheidungsmerkmal ist die andauernde Symptomatik einer chronischen Verwirrtheit über einen Zeitraum von mindestens sechs Monaten.

Zu den chronischen Demenzformen gehören:

- Demenz von Alzheimer Typ (50% aller Demenzen- Degenerativ)
- Demenz von Vaskulären Typ (Multi-Infarkt-Demenz; 20-30% aller Hirnleistungsstörungen sind gefäßbedingt)
- Frontotemporale Demenz (Pick-Krankheit)
- Lewy-Körperschen-Erkrankung
- Pseudodemenz infolge von Depression
- Degenerative extrapyramidalen Störungen mit Demenz (Morbus Parkinson, Chorea Huntington, Multisystematrophie(MSA))
- Demenz bei anderen Erkrankungen (Alkoholismus, Vitamin-B12-Mangel; Multiple Sklerose (MS); Schweres Schädel-Hirn-Trauma, Infektionen (AIDS, Creutzfeldt-Jakob-Krankheit(CJD).

Klinische Symptome der chronischen Verwirrtheit:

- Denkstörungen:
- Gedächtnisstörungen, wobei zunächst das Kurzzeitgedächtnis betroffen ist
- Beeinträchtigtes Urteils- und Problemlösungsvermögen, zuerst in komplexen, später auch in einfachen Situationen
- Zeitliche und räumliche Orientierungsstörungen
- Sprach- und Wortfindungsstörungen.
- Stimmungsänderungen:
- Passivität und Interesselosigkeit
- Angst und Ängstlichkeit, da vieles nicht mehr erkannt wird und eingeordnet werden kann
- Unangemessene Emotionen, wie plötzliche Aggression oder unbegründete Traurigkeit.
- Verhaltensänderungen:
- Reizbarkeit (insbesondere bei Überforderung), Unruhe, Rückzugsverhalten
- Sammelleidenschaft, Verstecken oder Verlegen von Gegenständen
- Mehrfaches Wiederholen von Fragen, Sätzen oder Handlungen
- Bewegungsdrang und -störung
- Harn- oder Stuhlinkontinenz.

Demenzkranke Menschen verlieren:

- Die Kompetenz die alltäglichen Anforderungen des Lebens zu bewältigen
- Die Kontinuität der Erfahrung

- Die Kongruenz mit anderen
- Die Kommunikationsfähigkeit
- Die Kontrolle der Gefühle und
- Die Konturen der Realität.

MERKE

Die chronische Verwirrtheit ist keine einheitliche Erkrankung, sondern ein komplexes Beschwerdebild, dem unterschiedliche Ursachen zugrunde liegen. Mit etwa 55% aller Fälle ist die Alzheimer-Demenz am häufigsten. An zweiter Stelle steht die vaskulären Demenz (20%), die Mischformen beider Demenzen machen etwa 15% aus.

14.3 Medikamentenlehre

Kann eine Grunderkrankung festgestellt werden, wird diese therapiert. Bei 90% der Betroffenen ist dies jedoch nicht der Fall. Die medikamentöse Behandlung besteht dann aus drei Teilen:

- Die bei älteren Menschen häufig auftretenden internistischen Erkrankungen, z. B. Herzschwäche oder Bluthochdruck, werden konsequent behandelt, um eine hierdurch verursachte Durchblutungsstörung mit Verschlechterung der Hirnfunktion zu vermeiden
- Medikamente, die die Hirnleistung verschlechtern können, werden – wenn möglich – weggelassen oder durch andere Medikamente ersetzt
- Medikamente zur Verbesserung der Gehirnleistung (Antidementiva).

Auch bei gesicherter chronischer Verwirrtheit sollten schwere depressive Verstimmungen medikamentös behandelt werden.

MERKE

Antidementiva: (Nootropika) sind in Einzelfällen relativ eindeutig wirksame Pharmaka, da sie die zerebrale Leistungsfähigkeit verbessern.

Antidepressiva: sind Arzneimittel, die hauptsächlich gegen endogene, depressive Psychosen eingesetzt werden.

Im Krankheitsverlauf ist es oft nicht zu umgehen, Medikamente gegen besonders belastende Verhaltensweisen zu verabreichen z.B. Risperdal® gegen Unruhe, Aggressionen oder Wahnvorstellungen sowie Dipiperon® gegen Schlafstörungen.

Nichtmedikamentöse Therapien haben eine größere Bedeutung:

- Physiotherapie (➤ 10.4)
- Ergotherapie (➤ 14.5)
- Ausgewogene Ernährung.

14.4 Gerontopsychiatrie – Kommunikation

Das Altenhilfesystem wird aufgrund des demografischen Wandels zukünftig einen Schwerpunkt in der Betreuung chronisch Verwirrter legen. Seit dem 1. Juli 2008 haben Pflegebedürftige mit eingeschränkter Alltagskompetenz – in der Mehrzahl demenziell Erkrankte - einen zusätzlichen Anspruch gegenüber ihrer Pflegekasse von bis zu 2400 Euro je Kalenderjahr, der zweckgebunden für Betreuungsleistungen im häuslichen oder stationären Bereich und zur Unterstützung der sie pflegenden Angehörigen abgerufen werden kann. Diese Leistung wird im Gegensatz zum Pflegegeld nicht bar ausgezahlt, sondern gegen Vorlage von Rechnungen für erbrachte Betreuungsleistungen durch die jeweilige Pflegekasse erstattet. Die Feststellung, inwieweit die Alltagskompetenz der betroffenen Personen auf Dauer erheblich eingeschränkt ist, treffen die Medizinischen Dienste der Krankenversicherung. In Anspruch genommen werden können neben zusätzlichen Tages-, Nacht- oder Kurzzeitpflegeangeboten insbesondere Angebote der allgemeinen Anleitung und Betreuung durch qualitätsgesicherte niedrigschwellige Betreuungsangebote, in denen freiwillige Helferinnen und Helfer unter pflegefachlicher Anleitung die Betreuung in Gruppen oder im häuslichen Bereich übernehmen.

Zu diesen Angeboten gehören insbesondere:

- Betreuungsgruppen für Menschen mit demenzbedingten Fähigkeitsstörungen, mit geistigen Behinderungen oder psychischen Erkrankungen
- Helferinnen- und Helferkreise zur stundenweisen Entlastung pflegender Angehöriger im häuslichen Bereich
- Tagesbetreuung in Kleingruppen
- Einzelbetreuung durch anerkannte Helferinnen und Helfer

- Familienentlastenden und familienunterstützende Dienste
- Agenturen zur Beratung und Vermittlung von Betreuungsleitungen für Pflegebedürftige und der sie pflegenden. (SGB XI § 45b Zusätzliche Betreuungsleistung)
- Niedrigschwellige Hilfe- und Betreuungsangebote.

Die Pflege und Kommunikation in Bereich der Gerontopsychiatrie ist eine anspruchvolle und herausfordernde Tätigkeit. Sie setzt pflegefachliche und persönliche Qualifikationen voraus.

Die Pflege in der eigenen Häuslichkeit bekommt bei chronischer Verwirrten eine besondere Bedeutung, die personale und räumliche Orientierung wird dadurch gestärkt.

MERKE

Die Pflege in einem sicheren Milieu ist momentan die wirkungsvollste Therapie chronisch Verwirrter. Ein Ortswechsel in die stationäre Altenpflege kann lange aufgeschoben bzw. vermieden werden, wenn pflegenden Angehörigen gerontopsychiatrisch geschulte Pflegekräfte zur Unterstützung zur Verfügung stehen. Da chronisch Verwirrte im Spätstadium der Erkrankung ihre Emotionen und Empfindungen nicht mehr verbale mitteilen können, nimmt die nonverbale Kommunikation eine hohe Bedeutung ein.

Gerontopsychiatrie

Mit dem Begriff Gerontopsychiatrie wird eine besondere Fachrichtung der geriatrischen Pflege von Menschen ab dem 70sten Lebensjahr beschrieben. Sie umfasst pflegerische Maßnahmen zur Prävention, Therapie, und Rehabilitation von alten Menschen mit psychischen Erkrankungen. Bei dieser anspruchsvollen Pflege liegt der Schwerpunkt im Umgang mit dem Verhalten und den Stimmungslagen von alt gewordenen psychisch Kranken und im Alter psychisch erkrankten Menschen, die im Rahmen des Pflegeprozesses wahrgenommen, beobachtet, interpretiert und dokumentiert werden. Durch Kenntnisse aus dem Bereich der Gerontopsychiatrie kann sich die Pflegefachkraft einen Zugang zur Realitätswahrnehmung von demenziell Erkrankten schaffen.

Kommunikation – der Einsatz von Gedanken, Vorstellungen und Gefühlen – ist die Grundlage zwischenmenschlicher Beziehungen, das Herzstück des Zusammenlebens und des Kontakts, mit anderen Menschen. Demenzkranke werden im Laufe der Zeit unfähig, sich verbal mitzuteilen und unsere Worte zu verstehen. In dem Maße, wie die normalen Kommunikationsfähigkeiten abnehmen, wachsen die Möglichkeiten der nonverbalen Kommunikation. Demente haben die Möglichkeit, die Handlungen, Gesten, Berührungen, Mimik, Wortschöpfungen, Körpersprache und emotionalen Signale anderer Menschen wahrzunehmen. Bei der Arbeit mit Demenzkranken spielt das aktive Zuhören eine große Rolle.

MERKE

Aktives Zuhören: ist eine Fähigkeit, die alle unsere Beziehungen verbessert, insbesondere aber die zu Demenzkranken. Sie trägt entscheidend dazu bei, die von der Erkrankung unangetastete Würde und den unbeeinträchtigten Wert von Menschen zu stärken und anzuerkennen, deren Fähigkeit, Worte zu sprechen und zu verstehen, kontinuierlich nachlässt.

Beispiel

Eine Demenzkranke Frau sagt plötzlich zu ihre Mann: „Peter, vergiss bitte nie, dass ich noch immer hier drin bin."

Wir dürfen nicht vergessen, dass Demenzkranke nach wie vor sehr präsent sind und das Bedürfnis haben, von anderen Menschen wahrgenommen und mit anderen Menschen verbunden zu sein.

14.5 Ergotherapie

Die Ergotherapie ist ein medizinisches Heilmittel und wird bei gesundheitlich beeinträchtigten Menschen mit Bewegungsstörungen, Körperempfindungs- und Nervenleitungsstörungen, psychischen und sozialemotionalen Problemen vom Arzt verordnet. Ziel der Ergotherapie ist es, Menschen dabei zu helfen, ihren Alltag in Beruf, Schule, Kindergarten, Familie und im Freizeitbereich besser bewältigen zu können. Bei der ergotherapeutischen Betrachtungsweise stehen nicht die oberflächlichen Einschränkungen und Krankheitszeichen im Vordergrund, sondern die zugrunde liegenden Ursachen. Da bei einigen Krankheitsbildern keine Ursachen bekannt sind, werden auch Symptomen behandelt. Durch den gezielten Einsatz unterschiedlicher Methoden, wird das Ziel verfolgt, dass der verwirrte alte Mensch den Anforderungen seines Lebens gerecht wird und subjektive Lebensqualität empfindet.

Ergotherapie in der Geriatrie

Hier werden ältere Menschen mit akuten und chronischen Erkrankungen aus den Fachgebieten der Neurologie, inneren Medizin, Orthopädie, Chirurgie und Psychiatrie behandelt. Die meisten alten Menschen mit den oben genannten Störungsbildern leben in Senioren- und Pflegeheimen.

Die Ergotherapie verfolgt folgende Ziele:

- Förderung und Stabilisierung von vorhandenen und verloren gegangenen geistigen, sozialen und körperlichen Fähigkeiten
- Vermeidung/Verminderung von Abhängigkeit und Isolation
- Selbstständigkeit im Alltag
- Erweiterung und Erhaltung des Bewegungsausmaßes aller Gelenke (eigentlich eher Schwerpunkt der Physiotherapie, hier überschneiden sich allerdings die Felder)
- Verbesserung der Handlungs- und Bewegungsplanung und -durchführung
- Förderung der Wahrnehmung in allen Sinnesbereichen
- Nutzung vorhandener Kompetenzen
- Förderung und Stabilisierung von Gedächtnisleitungen, Aufmerksamkeit Konzentration und Orientierung
- Verbesserung und Erhaltung von individueller Lebensqualität.

Es werden die motorischen und sensorischen Fähigkeiten trainiert, sowie die Selbständigkeit im Alter, der Umgang mit Hilfsmitteln und sozial-kommunikative Fähigkeiten. Das Therapieprogramm bei chronischer Verwirrtheit im Alter muss bei jedem Betroffenen individuell gestaltet werden. Die Pflegediagnose „chronische Verwirrtheit" wird bewusst für verschiedene Demenzformen verwendet, die eine ähnliche Symptomatik aufweisen.

Behandlungsziele der Ergotherapie sind:

- Erhaltung und Training verbliebener geistiger Ressourcen
- Hemmung und Kompensation der kognitiven Funktionen
- Hilfe zum Realitätsbezug und zur sozialen Integration

Von Personen mit chronischer Verwirrtheit werden einfache, leicht erlernbare Handlungsabläufe am ehesten verstanden und ungesetzt. Das können industrielle Arbeiten sein, aber auch Tätigkeiten mit Schablonen, Textilien, Pappe etc. Ein Versuch, mittels kreativer, etwas anspruchsvollerer Aufgaben therapeutischen Gewinn zu erzielen, sollte aber bei leichter Demenz unternommen bzw. ausprobiert werden.

MERKE

Es ist individuell zu entscheiden, ob einzeln oder in der Gruppe behandelt werden soll. Einzeltherapie hat den Vorteil, dass die psychomotorischen Funktionen besser eingeschätzt, Schwierigkeiten leichter überwunden, Kontrolle besser stimuliert werden können. Die Nachteile liegen in der Gefahr von Isolation und Rückzugstendenzen sowie mangelnder Kommunikation. Im Allgemeinen ist die Arbeit in kleinen Gruppen am günstigsten, vor allem wenn sie mit gemeinsamen Singen, Spielen und Gespräch verbunden ist.

Die Ergotherapie kann Frau Säule-Martinez helfen, sich wieder daran zu gewöhnen, Handlungsabläufe in der Wohnung durchzuführen und diese gut zu beherrschen. Sie würde dadurch ihre Selbstständigkeit im Alltag behalten.

REFLEXIONSFRAGE

Aus dem Fallbeispiel geht hervor, dass Frau Säule-Martinez aufgrund ihrer Demenz Essen sammelt und die Wohnung verkommen lässt. Was muss Frau Säule-Martinez verstehen können, um mit dem Essensammeln aufzuhören und für die Sauberkeit der Wohnung zu sorgen? Welche kreative Maßnahme schlagen Sie vor, um mit dem Problem von Frau Säule-Martinez umzugehen?

LITERATUR

Andreae, S., Von Hayek, D., Weniger, J. (2006), Altenpflege professionell, Krankheitslehre, Georg Thieme Verlag KG: Stuttgart.

Bowlby Sifton, C. (2004), Das Demenz Buch, Verlag Hans Huber: Bern.

Deutscher Alzheimer Gesellschaft e.V. .(2007) Ratgeber Häusliche Versorgung Demenzkranker: Berlin.

Doenges, Marilynn, E., et. al. (2003), Pflegediagnosen und Maßnahmen, Verlag Hans Huber: Bern.

Ehmann, M., Völkel, I. (2000), Pflegediagnosen in der Altenpflege. Urban & Fischer Verlag: München/Jena.

Grand, E. (2005), Pflege Demenzkranken. Brigitte Kunz Verlag: Hannover.

Hametner, I. (2007), 100 Fragen zum Umgang mit Menschen mit Demenz. Brigitte Kunz Verlag: Hannover.
Johnson et. al. (2005), Pflegeergebnisklassifikation NOC, Verlag Hans Huber: Bern.
Presber, W. (1994) – Ergotherapie Grundlagen und Techniken. Ullstein Mosby: Berlin/Wiesbaden.
Schindler, U (Hrsg). (2003) – Die Pflege demenziell Erkrankter neu erleben- Maeutik im Praxisalltag. Vincentz Verlag: Hannover.

KAPITEL

Kerstin Freund

15 Machtlosigkeit/Chronisch vermindertes Selbstwertgefühl

„Ich kann ja eh' nichts ändern".

Susanne Pfeiler ist 24 Jahre alt und Altenpflegerin bei einem privaten Pflegedienst. Dieser hat seit zwei Jahren wirtschaftliche Schwierigkeiten, was bereits Kündigungen zur Folge hatte. Als Susanne Pfeiler heute nach dem Dienst zu Hause ankommt, weint sie wie so oft in den letzten Monaten. Ihrer Freundin Samantha erzählt sie am Telefon: „Ich halte das nicht mehr aus! Jetzt werde ich schon morgens vor dem Dienst von meinem Pflegedienstleiter angegriffen. Auf dem Tisch im Büro lag ein Zettel auf dem stand: Rufen Sie sofort an, bevor Sie mit der Tour starten. Morgens um 06:15h! Also rief ich Herrn Müller an, obwohl ich mich vor seiner schlechten Laune fürchtete. Er schrie mich am Telefon an, was mir einfallen würde, ihn mitten in der Nacht anzurufen. Ob ich noch ganz bei Trost wäre, oder kein bisschen Verstand hätte. Als ich ihm erwiderte, dass er doch ausdrücklich um einen Anruf gebeten hätte, er hätte mir den Zettel im Büro hinterlegt, schrie er mich an, ob ich nicht in der Lage sei, seine Schrift zu identifizieren. Als ich ihm sagte, er möge bitte in einem anderen Ton mit mir reden, meinte er, jetzt wüsste er ja, welche Personalkosten er als nächstes einspare.

Das war ein toller Start in den Tag; und dann hatte Schwester Monika mir schon wieder keine Übergabe ins Tourenbuch geschrieben. Immer wenn ich Dienst habe ‚vergisst' sie es. Man kann es im Tourenbuch regelrecht sehen. Jeweils an den Tagen, an denen ich den Folgedienst habe, fehlt die Übergabe von ihr. Klar, dass während meiner Tour einiges schief gelaufen ist. Bei einer Patientin war ich zu spät und sie musste ihren Arzttermin um eine Stunde verschieben. Sie war ziemlich sauer. Zu drei Patienten musste ich zweimal fahren, weil der Arzt neue Medikamente angeordnet hatte, die ich erst noch in der Apotheke besorgen musste.

Als ich dann wieder im Büro war, wartete Herr Müller schon auf mich. Die Patienten hatten bereits angerufen und sich beschwert. Als ich versuchte, ihm zu erklären, dass ich keine Übergabe von Schwester Monika bekommen habe und ihm das Übergabebuch zeigen wollte, unterbrach er mich ständig und meinte, er habe sich schon gedacht, dass ich versuchen würde, meine Fehler anderen in die Schuhe zu schieben. Er habe bereits mit Schwester Monika gesprochen und sie habe ihm gesagt, sie hätte mich gestern Abend angerufen und eine telefonische Übergabe gemacht. Er schaute mich herablassend an und sagte, ich bräuchte mir bald keine Gedanken mehr machen. Er drehte sich um und wollte gehen. In der Tür blieb er dann stehen und kam auf mich zu. Er griff nach mir und meinte, ihm fiele noch eine Möglichkeit ein, wie ich meinen Job behalten könnte. Ich bekam große Angst. „Samantha, ich brauche den Job! Mir ist inzwischen alles egal. Ich kann ja eh nichts ändern!"

15.1 Pflege

Susanne Pfeiler fürchtet, ihre Arbeit zu verlieren. Der Vorgesetzte von Susanne Pfeiler hat die Macht, sie zu entlassen. Er ist ihr körperlich überlegen und spielt dies aus. Macht existiert in jeglicher Form der sozialen Beziehung, d. h. von Freundschaft über Feindschaft bis zu einfachen Tauschbeziehungen. Damit kann Macht sowohl in sämtlichen einfachen Alltagssituationen als auch in komplexen Geschäfts- und Gesellschaftsbeziehungen auftreten (Weber 1972).

15.1.1 Pflegediagnostik

Macht und Machtmissbrauch spielen besonders in der Pflege eine große Rolle, denn hier gibt es vielfach asymmetrische Beziehungen. Das heißt ein Beteiligter oder eine Beteiligte ist weniger stark als der/die andere, z. B. durch Krankheit und Abhängigkeit. In manchen Situationen nimmt ein Beteiligter oder eine Beteiligte unbewusst eine schwächere Rolle ein, die es dem andern ermöglicht, Macht auszuüben. Im Fallbeispiel nimmt Susanne Pfeiler die Rolle der Beherrschten ein, Herr Müller die Rolle des Machthabers. Susanne glaubt, keine Wahlmöglichkeit und somit keine Macht zu haben. Susanne Pfeiler äußert in ihrem Telefonat mit Samantha, dass sie keine Möglichkeit hat, ihre Situation zu verändern, da sie auf die Stelle angewiesen ist. Dem zufolge werden für Susanne Pfeiler gemäß der NANDA Taxonomie II folgende Pflegediagnosen gestellt:

- Machtlosigkeit (Doenges et. al. 2002: 500)
- Chronisch geringes Selbstwertgefühl (Doenges et. al. 2002: 668).

Da das Gefühl der Machtlosigkeit bei Susanne Pfeiler vorherrschend ist, wird es hier exemplarisch behandelt.

Tab. 15.1 Pflegediagnose Machtlosigkeit für Susanne Pfeiler (Doenges et. al 2002:500).

Definition	Ursachen	Symptome
Die Wahrnehmung, dass das eigene Handeln keinen wesentlichen Einfluss auf den Ausgang einer Sache haben wird; wahrgenommener Kontrollverlust über eine momentane Situation oder unmittelbares Ereignis.	• Hierarchische Strukturen • Machtmissbrauch • Furcht vor Entlassung • Kommunikationsstörungen • Mobbing.	• Verbale Äußerung, nichts tun zu können • Frustration.

15.1.2 Pflegetherapie

Ein verantwortungsvoller Umgang mit Macht ist für eine gelungene Zusammenarbeit sowohl zwischen Pflegekraft und Patient als auch zwischen Vorgesetzten und Mitarbeitern unumgänglich. Kommt es zu Störungen, kann das weit reichende Folgen nicht nur für die Arbeit, sondern auch für die Gesundheit der Beteiligten haben. Die Pflegemaßnahmen sind darauf abgestimmt, Susanne wieder das Gefühl zu geben, ihre eigene Situation kontrollieren zu können und Hoffnung zu schöpfen. Für Susanne Pfeiler wird exemplarisch das Pflegeergebnis Hoffnung erarbeitet.

15.1.3 Evaluation/Anpassung

Im Rahmen der Evaluation wird überprüft, ob Susanne wieder in der Lage ist, selbstständig persönliche und private Ziele zu formulieren und deren Erreichen handlungsbezogen zu realisieren. Anhand der NOC-Tabelle Hoffnung kann das Ausmaß des Vor-

Name: Susanne Pfeiler		Pflegeplan	
Erstellt von:	E.L.	**Ressourcen:** Susanne Pfeiler ist daran interessiert, ihre Situation zu verbessern, sie nimmt die Angebote wahr.	
Datum/HZ:	NN.NN.200X		
Evaluierung:	NN.NN.200X		
Pflegediagnosen	Pflegeergebnis	Interventionen	Evaluierung
Pflegediagnose 1: Machtlosigkeit i/V/m Machtmissbrauch. g/d: Verbale Äußerungen, Resignation, Weinen	**Hoffnung** - Setzen von Zielen (1) keine verändert sich zu weitgehend (4)	**Vermittlung von Hoffnung:** - Unterstützen, hoffnungsvolle/positive Bereiche im Leben zu identifizieren. **Mo., Do. 14:00 – 15:00 Uhr, Psychotherapeut** - Ausweitung der Bewältigungsmöglichkeiten, **Mo., Do. 14:00 – 15:00 Uhr, Psychotherapeut, Di., Mi., Fr. 16:00 Uhr Ergotherapeut** - Unterstützen Ziele zu planen und zu überprüfen, die sich auf das „Hoffnungsobjekt" beziehen, **1 x tgl. , Pflegefachkraft** - Die Möglichkeit zur Teilnahme an Selbsthilfegruppen bereitstellen, **Mi. 19.30 Uhr, Pflegefachkraft, Johanniter Fahrdienst.** **Erhöhung des Selbstwertgefühls:** - Ermittlung von Kontrollmöglichkeiten über die Situation durch Susanne. **1 x tgl., Pflegefachkraft** - Fördern, die eigenen Stärken zu benennen **Mo., Do. 14:00 – 15:00 Uhr, Psychotherapeut** Beobachten und Überprüfen, ob die vereinbarten Ziele angestrebt und erreicht werden **1 x tägl., Pflegefachkraft.**	

Abb. 15.1 Pflegeplan für Susanne Pfeiler.

Tab. 15.2 Hoffnung (Johnson et. al. 2005: 319).

(1201) Hoffnung Bereich III: Psychosoziale Gesundheit Klasse M - Psychische Wohlbefinden Skala (i): Keine bis Große						
Definition: Vorhandensein eines inneren Zustands von Optimismus , der persönlich befriedigend und lebensunterstützend ist.						
Hoffnung		Keine 1	Begrenzt 2	Mäßig 3	Weitgehend 4	Große 5
Indikatoren						
120101	Ausdruck einer positiven Zukunftsorientierung	1	2	3	4	5
120102	Ausdruck von Vertrauen	1	2	3	4	5
120103	Ausdruck von Lebenswillen	1	2	3	4	5
120104	Ausdruck von Gründen zu leben	1	2	3	4	5
120105	Ausdruck von Sinn im Leben	1	2	3	4	5
120106	Ausdruck von Optimismus	1	2	3	4	5
120107	Ausdruck von Glauben an sich selbst	1	2	3	4	5
120108	Ausdruck von Glauben an andere	1	2	3	4	5
120109	Ausdruck von innerem Frieden	1	2	3	4	5
120110	Ausdruck von Gefühl der Selbstkontrolle	1	2	3	4	5
120111	Demonstration von Lebenshunger	1	2	3	4	5
120112	Setzen von Zielen	1	2	3	4	5
120113	Andere (spezifizieren)	1	2	3	4	5

handenseins eines inneren Zustands von Optimismus überprüft werden (Johnson et. al. 2006: 319).

Anhand der Tab. 15.2 ermitteln die an der Therapie von Susanne Pfeiler beteiligten Personen das Ausmaß der Möglichkeiten von Susanne Pfeiler, persönliche und private Ziele zu formulieren und umzusetzen.

15.2 Soziologie

In der Alltagssprache wird Macht in einen **subjektiven** und einen **objektiven** Bereich unterteilt. Der **subjektive** Bereich umfasst dabei den eigenen Willen, Wünschen, Vorstellungen, Interessen und Präferenzen. Der **objektive** beschreibt funktionale Erfordernisse, Sachzwänge oder vorgegebene Normen (Russell 2001). Nach Weber (1972: 28) bedeutet Macht: „Jede Chance, innerhalb einer sozialen Beziehung den eigenen Willen auch gegen Widerstreben durchzusetzen, gleich worauf diese Chance beruht". Witte und van Quaquebeke (in: Simon 2007) beschreiben Macht als ein asymmetrisches Verhältnis, an dem mindestens zwei Personen beteiligt sind: der Machthaber und der Beherrschte.

Luhmann (2003) spricht im Zusammenhang von Macht davon, dass diese, soziale Situationen ordnet, in der es mehr als eine Handlungsalternative für die beteiligten Personen gibt. Grundvoraussetzung für Macht ist jedoch, dass seitens des Machthabers mehr Alternativen für Handlungen oder Entscheidungen zur Verfügung stehen als dem Beherrschten. Durch diese Überlegenheit des Machthabers kann eine Unsicherheit gegenüber dem Beherrschten, erzeugt bzw. Unsicherheit beseitigt werden. Der Beherrschte weiß im Vorfeld nicht für welche Handlungsmöglichkeit sich der Machthaber entscheidet (Luhmann 2003). Diese Produktion und Reduktion von Unsicherheit ist schlechthin Voraussetzung für Macht (Luhmann 2003). Ziel der Macht ist es die Entscheidungen des Beherrschten zu beeinflussen und damit mögliche Wirkungsketten, unabhängig vom Willen des Beherrschten sicherzustellen. Macht muss von **Zwang** unterschieden werden. Beim Zwang werden die Wahlmöglichkeiten des Gezwungenen auf Null reduziert. Ohne diese Wahlmöglichkeiten verliert Macht ihre Funktion, da die Wahlmöglichkeiten der Zielperson nicht mehr beeinflusst bzw. gesteuert werden können (Luhmann 2003).

Formen der Macht

Weber (1972) unterteilt Macht in acht Formen:

1. Traditionelle Macht, z. B. priesterliche oder königliche Macht
2. Totale Gewalt
3. Revolutionäre Autorität
4. Macht des Wissens
5. Wirtschaftliche Macht
6. Propagandistische Macht
7. Politische Macht
8. Macht hinter den Kulissen.

Diese Formen der Macht werden von Bierhoff (2006) zum einen ergänzt, zum anderen bestätigt. Er unterteilt in **informationale Macht**, die durch überzeugende Inhalte eine kognitive Umstrukturierung zur Folge haben soll. Sie ist sozial unabhängig. Die folgenden aufgeführten Machtformen werden sozial vermittelt und beruhen auf Sanktionen oder auf Merkmalen der Berechtigung zur Machtausübung. So beruhen die Experten- und informationale Macht auf sachlichen Erwägungen, die anderen Beiden auf Gruppendruck. **Belohnung und Zwang** sind für Bierhoff Grundlagen der Macht. Dabei wird eine positive oder negative Bewertung des Verhaltens der betroffenen Person vorgenommen. Problem dieser Machtform ist, dass die beeinflussende Person bei der Zielperson Misstrauen auslöst. Bei der **Expertenmacht**, verfügt die machthabende Person über spezifische Sachkenntnisse, wie zwischen Pflegekräften und Pflegebedürftigen oder Ärzten und Patienten. Diese Form der Macht wird im Allgemeinen akzeptiert. In Streitfällen besteht jedoch das Problem der widersprüchlichen Aussagen von Experten. Wirsing (2007) erweitert diese Machtform um die *Autorität der beruflichen Rolle*. Diese ermöglicht es den Machthabern bestimmte Verhaltensweisen vorzuschreiben oder Verhaltensspielräume einzuengen. Von **Macht der Bezugsgruppe** wird gesprochen, wenn sich die Zielperson mit der beeinflussenden Instanz identifiziert. Es werden normative und Vergleichsfunktionen ausgeübt. Wird die Macht durch formale soziale Strukturen gerechtfertigt, handelt es sich um **legitime Macht**. Der damit verbundene Machtstatus der beeinflussenden Personen wird in aller Regel akzeptiert. Lukes (1974) und Russell (2001) geben der Macht drei Gesichter. Das der **offenen Macht**, der **latenten Macht** und der **strukturellen** oder **kollektiven** Macht.

Die **offene Macht** kann von allen beteiligten Personen wahrgenommen werden und weist sich durch manifeste Interessensgegensätze aus. Bei der **latenten Macht** wird die eigene Machtstellung so genutzt, dass institutionelle Verfahrensregeln, Prozeduren und Desinformationen instrumentalisiert werden können. Ziel ist es, einen offenen Machtkonflikt im Keim zu ersticken. Dies erfolgt zum einen durch Unterdrücken von Themen und Entscheidungsprozessen in Organisationen, um keine Alternativen aufkommen zu lassen sowie um zu verhindern, dass Entscheidungen an anderen Stellen oder von anderen Personen getroffen werden. Zum anderen werden Entscheidungen umgangen, bevor es zu einem Machtkonflikt kommt oder es wird eine Handlung im vorauseilenden Gehorsam unternommen.

Die **strukturelle oder kollektive Macht** stellt eine Manifestation der Macht in Routine, Legitimität, Wertekanon, kulturellen Handlungsmustern und institutionalisierten Abläufen dar. Diese Macht wirkt sich mittelbar auf die Betroffenen aus und wird von diesen nicht wahrgenommen.

Wittich (2006) unterscheidet in der Pflege zwischen zwingender und verweigernder Macht.

So können Pflegende Handlungen gegen den Willen des Pflegebedürftigen realisieren, sofern zwei Bedingungen erfüllt sind:

- Auf der einen Seite müssen die Beherrschten /Betroffenen aufgrund seelischer oder körperlicher Beeinträchtigung nicht in der Lage ein, sich zu wehren und den eigenen Interessen Nachdruck zu verleihen,
- Auf der anderen Seite müssen Pflegende /Machthaber Zugang zu Machtmitteln, wie Sedativa und Fixierung haben; darüber können die Machthaber die Betroffenen dazu nötigen Handlungen zu unterlassen, wie häufiges Rufen oder Klingeln.

Der verweigernden Macht liegt die Abhängigkeit des Betroffenen von den Pflegenden bzw. Machthabern zugrunde. Dabei haben die Beherrschten bzw. Betroffenen meist keine Möglichkeit oder Mittel, um die Erfüllung ihrer Bedürfnisse zu erzwingen, z. B. Toilettengang oder Durst.

Entstehung von Macht und ihre Funktionsweise

Der Entstehung von Macht können in sozialen Kontexten zwei Motive zugrunde liegen. Zum einen ein personalisiertes Machtmotiv, bei dem es dem Machthaber darum geht, sich groß und mächtig zu fühlen, in dem andere, der Beherrschte, klein und gefügig gemacht wird. Dabei wird der andere gegen seinen Willen zu etwas gezwungen. Das sozialisierte Machtmotiv zielt darauf, sich groß zu fühlen, in dem durch den eigenen Einfluss andere Personen besser, stärker und kompetenter werden (Krapp & Weidenmann 2001).

Weber (1972) stellt in diesem Zusammenhang die Frage, wie jemand zum Führer, d. h. Machthaber oder Geführten, d. h. Beherrschten wird. Dem Führer schreibt er dabei eine erbliche Befehlsstellung zu und benennt den revolutionären Führer mit Sendungsbewusstsein. Zum Geführten werden Personen aufgrund von Angst, Solidaritätsgefühl, Bequemlichkeit oder auf der Suche nach Sicherheit.

Wie bereits anfangs ausgeführt, ist Macht omnipräsent. Damit wird sie zu etwas gestalt- und veränderbarem. Popitz (1992) beschreibt diese Machbarkeit von Machtordnungen als einen Glauben des Menschen daran, dass er über das Entwerfen einer „guten" Ordnung, Anteil an einem würdigen Leben erhalten kann. Grundlage dieses Denkens ist die Gewissheit, die Machtordnung anders gestalten zu *können*, es besser machen zu *können*. Eben diese Gewissheit eines Menschen, etwas gestalten zu können, führt bei neuem, sensibilisierten Freiheitsbewusstsein dazu, dass Machtverhältnisse in Frage gestellt werden, was bis zu Machtkämpfen mit dem Ziel der Befreiung führen kann. Der Beherrschte betrachtet Machtausübung als Eingriff in die Selbstbestimmtheit, d.h. jede Form der Fremdbestimmtheit stößt auf den Wunsch und den Anspruch der betreffenden Person sein Recht auf Selbstbestimmung wieder einzufordern. Luhmann (2003) geht davon aus, dass Personen, die miteinander kommunizieren, jeweils Wahlmöglichkeiten haben und diese auch in Kommunikationsprozessen und -aktionen nutzen. Darüber hinaus wissen die beteiligten Personen von den Wahlmöglichkeiten des anderen. Ziel der Einfluss nehmenden Kommunikation ist es, auf eine der beiden Personen so Einfluss zu nehmen, dass diese in ihren Wahlmöglichkeiten dirigiert wird.

Voraussetzung dafür, dass Macht funktioniert, ist, dass beide Partner Wahl- bzw. Handlungsmöglichkeiten des anderen kennen, deren Realisierung sie vermeiden wollen. Soll Macht greifen, ist darüber hinaus eine Rangfolge der Präferenz für die Umsetzung möglicher verbleibender Handlungsmöglichkeiten notwendig. Diese muss insbesondere dem Machthaber bekannt sein, da sein Ziel ist, zu vermeiden, dass die Zielperson auf eine der verbleibenden Handlungsmöglichkeiten zugreift, außer der angestrebten. Diese letztmögliche Handlungsmöglichkeit muss über mögliche Sanktionen gesteuert werden können. Greift die Zielperson auf eine Handlungsmöglichkeit zurück, die dem Machthaber nicht bekannt gewesen ist oder von dieser über Sanktionen nicht beeinflusst werden kann, bricht die Macht zusammen (Luhmann 2003).

Eine besondere Schwierigkeit der Macht besteht nicht nur darin, den Machtunterworfenen dazu zu bewegen, die Anweisungen des Machthabers anzunehmen, sondern auch darin den Machthaber dazu zu bewegen seine Macht auszuüben. Mitunter ist es für den Machthaber einfacher, seine Macht nicht auszuüben, sondern alles „einfach laufen zu lassen".

Ausdrucksformen von Macht in der Praxis

Offen ist noch die Frage, was den Betroffenen dazu veranlasst, die Machtausübung anzunehmen und die gewünschte Handlung zu vollziehen. Luhmann (2003) geht von einer Annahme des Einflusses auf drei Ebenen aus: der zeitlich begründeten Annahme, der sachlich begründeten Annahme und der sozial begründeten Annahme. Bei der **zeitlichen Ebene** wird der Einfluss bzw. die Machtausübung von der Zielperson angenommen, da es eine logische Fortsetzung einer Geschichte ist, in dem bspw. zuvor schon ein Machthaber existierte, der ausgetauscht bzw. ersetzt wird (Heimleitung wird durch eine andere Heimleitung ersetzt).

Die **sachliche Ebene** lässt den Machtempfänger annehmen, dass die Übernahme der des Machtinhaltes sich auf die übernehmende Person überträgt, z. B. in Form einer positiven Reputation (der gute Ruf der Heimleitung übertragt sich auf die Pflegekräfte, die, sofern sie die Macht an- und übernehmen, ebenfalls einen guten Ruf genießen bzw. davon ausgehen dürfen, dass sie einen guten Ruf bekommen können).

Die dritte Ebene, die der **sozial begründeten Annahme** folgt dem Prinzip der Neutralisierung sozialer Unterschiede. Die Machtausübung wird angenommen, weil andere Personen des Systems sie ebenfalls annehmen. Die Führungskompetenz des Machtinhabers wird nicht in Frage gestellt.

Die folgenden Ausführungen zur Ausdrucksform von Macht beziehen sich auf Popitz (1992). Ihm zufolge kann Macht insbesondere durch vier Formen zum Ausdruck kommen:

1. Verletzungskraft, d. h. verletzende Aktionsmacht
2. Instrumentelle Macht
3. Autoritative Macht, welche der „inneren" Macht entspricht
4. Datensetzende Macht.

Auf die datensetzende Macht wird nicht näher eingegangen, da ihr Schwerpunkt die Ausübung von Macht über die Natur beinhaltet (Straßenbau) sowie die technische Handlungsfähigkeit betrachtet. Beides sind für die Pflege zu vernachlässigende Überlegungen.

Verletzungskraft, verletzende Aktionsmacht

Diese Form der Machtausübung beruht auf einer ungleichen Verteilung angeborener Begabungen, wie Muskelkraft, Gewandtheit, Schnelligkeit oder Intelligenz. Die ungleiche Verteilung wird zum einen durch unterschiedliche Möglichkeiten entsprechende Fähigkeiten zu schulen oder zu trainieren verstärkt. Zum anderen stehen den beteiligten Personen nicht die gleichen Möglichkeiten zur Verfügung, sich Mitteln zu bedienen, um die Verletzungseffizienz zu erhöhen, d. h. einem von beiden stehen Mittel zur Verfügung, die es ihm ermöglichen mit der Ausübung der Aktionsmacht einen größeren Schaden beim Betroffenen zu verrichten (➤ Kap.12).

Voraussetzung, um Aktionsmacht ausüben zu können, ist, dass der Mensch in vielfältiger und subtiler Weise verletzbar ist:

- Physische Verletzbarkeit,
- Ökonomische Verletzbarkeit,

- Entzug von Mitteln, die für den Lebensunterhalt notwendig sind
- Diebstahl, Zerstörung und Beschränkung des Zugangs zu Ressourcen
- Verletzbarkeit durch Entzug an der sozialen Teilhabe sowie
- Verlust von Zugehörigkeit mit der Folge von Ausgrenzung und Herabsetzung, ggf. bis hin zur Bedrohung der individuellen Existenz.

Das Prinzip der Aktionsmacht funktioniert auf der Verletzbarkeit des Menschen durch einen anderen, den Machthaber und der gleichzeitigen Unfähigkeit des Betroffenen sich erfolgreich zu wehren. Aktionen zur Minderung der sozialen Teilhabe beziehen sich auf den Bereich der gesellschaftlichen Integrität. Verbale Zurechtweisung bzw. Maßregelung, Verwarnungen oder (Ab-)Mahnungen sind als Vorwarnungen, d. h. Alarmzeichen für einen beginnenden Prozess der Aktionsmacht zu verstehen. Aktionen gegen die soziale Teilhabe beginnen bereits mit Distanzierung, Nichtbemerken – wollen und Kontaktvermeidung. Diese drei Grundformen können eine Steigerung erfahren hin zu Handlungen, die andere herabsetzen oder verspotten, dann eine formelle Status – Degradierung erfolgt, wie bspw. Verweigerung der Aufnahme in eine Gruppe oder der Verweigerung einen Pflegebedürftigen mit Titel (z. B. Dr.) anzusprechen. Am Ende dieses Prozesses zur Minderung der sozialen Teilhabe steht der Ausschluss der Person, die Vertreibung, das Einsperren oder die Entmündigung.

Instrumentelle Macht

Diese Machtform ist auf Dauer ausgerichtet und steuert das Verhalten des Unterlegenen langfristig, in dem die Aktionsmacht zurückgenommen wird und durch Drohungen und Versprechungen ersetzt wird. Die Wirkung von Drohungen und Versprechungen ist über Raum und Zeit dehnbar. Die Drohungen bzw. Versprechungen wirken bei der Person unabhängig von einem Ort und einem festen Zeitpunkt, d. h. die Realisierung der Drohung kann an jedem beliebigen Ort und zu jedem beliebigen Zeitpunkt erfolgen. Die glaubhafte Vermittlung von Gefahr und die Vermittlung einer glaubhaften Chance, dass die Drohung nicht realisiert wird, können soweit instrumentalisiert werden, dass der Betroffene sich permanent unterwirft.

Basis dieser Machtform ist die Möglichkeit des Machthabers dem Unterlegenen etwas geben und nehmen zu können. Als Strategie der instrumentellen Macht dienen der Aufbau und das Bewahren der notwendigen Glaubwürdigkeit von Drohungen und Versprechungen. Die Drohung nimmt den Charakter der **Erpressung** an, die Versprechung den Charakter der **Bestechung**. Wird im Rahmen der instrumentellen Macht auf eine *entweder – oder* bzw. eine *ja oder nein* Formulierung zurückgegriffen, wird von einer Dichotomisierung der Handlungen gesprochen. Die Motive der betroffenen Person, sich konform zu verhalten, sind Angst und Hoffnung. Die Erwartung der Person, was voraussichtlich geschehen wird, d. h., welche Handlung erfolgen wird, steuert das Verhalten bzw. das Handeln der Zielperson. Über diese Machtform wird der Betroffene dauerhaft zu einem Werkzeug fremden Willens gemacht, obwohl er theoretisch im gleichen Sinne handlungsfähig wäre, wie die Macht ausübende Person; beide sind sprechende und denkende Subjekte.

Autoritative Macht, „innere" Macht

Personen, die über eine autoritative Macht verfügen, haben es nicht nötig mit äußeren Vor- und Nachteilen zu operieren, d. h. auf Aktions- oder instrumentelle Macht zurückzugreifen. Diese innere Macht erzeugt bei der Zielperson eine willentliche, einwilligende Folgebereitschaft und wirkt über die Grenzen des Kontrollbereichs hinaus, in dem die betroffene Person, die Kontrolle verinnerlicht hat. Die autoritative Macht steuert außer dem Verhalten auch Einstellungen, Perspektiven und Kriterien des Betroffenen, ebenso wie Wahrnehmung und Beurteilung. Basis dieser Machtform ist die Orientierungs- und Maßstabsbedürftigkeit des Menschen. Dabei ist das Selbstwertgefühl von der Bestätigung der individuellen Maßstabsgerechtigkeit abhängig, d. h. der Suche nach der Gewissheit, nach Zeichen der Bewährung des individuellen Maßstabs und den damit verbundenen Erfolgen. Die Autoritätsbeziehung beruht auf einem zweifachen Anerkennungsprozess:

- Auf der einen Seite die Anerkennung der Überlegenheit anderer als Maßgebende/setzende
- Auf der anderen Seite, auf dem Streben, von diesen Maßgebenden selbst anerkannt zu werden, d. h. Zeichen der Bewährung zu erhalten.

In dieser Autoritätsbeziehung wird die Sicherheit der sozialen Orientierung sowie die Sicherheit des Selbstwertgefühls gewonnen oder verloren.

Soziale Macht

Die dargestellten Ausdrucksformen der Macht werden unter dem Begriff soziale Macht zusammengefasst. Die Wurzeln der sozialen Macht liegen in der vitalen Abhängigkeit des Menschen sowie seiner konstitutiven Handlungsfähigkeit. Die vitale Abhängigkeit gründet auf:

- Der Verletzbarkeit
- Die Sorge um die Zukunft
- Der Maßstabs- und Anerkennungsbedürftigkeit des Menschen
- Das Angewiesen sein auf Artefarkte (bauliche Strukturen, technische Hilfsmittel etc.).

Die konstitutive Handlungsfähigkeit greift auf folgende Fähigkeiten des Menschen zurück:

- Verletzende Aktionen durchzuführen
- Angst und Hoffnung zu erzeugen
- Maßstäbe zu setzen
- Technisch zu handeln.

Alle Machtaktionen können darauf ausgerichtet sein, dauerhafte Machtgefälle zu schaffen; der Geschädigte bzw. der Machtempfänger soll die Konkurrenzfähigkeit verlieren und Fähigkeit, selbst Macht ausüben.

Nachdem die Pflegediagnose anhand der Hintergrundinformationen bzw. Fachkenntnisse gestellt wurde, müssen Pflegefachkräfte Kenntnisse über die Folgen bzw. Auswirkungen von Machtausübung und Einflussnahme aufweisen, um ein entsprechendes Zielverhalten bzw. eine/n angestrebte/veränderte/n Situation/Zustand mit dem Betroffenen gemeinsam zu definieren und wirksame Interventionen planen zu können. Dabei ist es nicht nur wichtig, die Auswirkungen auf den Betroffenen im Blick zu haben, sondern gleichzeitig die Handlungsmotivation des Ausübenden, da diese den Pflegeprozess mit beeinflusst.

Auswirkung der Machtausübung und Einflussnahme bei den Betroffenen

Um die unterschiedlichen Auswirkungen nachvollziehen zu können, ist zunächst eine Unterscheidung zwischen Machtausübung und Einflussnahme notwendig. Bei der Machtausübung werden in Ziele des Machthabers durch Interessensverletzungen der Machtuntergebenen erreicht oder Handlungen umgesetzt bzw. eingefordert. Bei der Einflussnahme werden trotz des Anspruchs auf Zielerreichung durch den Machthaber, die Interessen der Machtuntergebenen gewahrt oder gar gefördert. Die Reaktionen auf Machtausübung und Einflussnahme unterscheiden sich insbesondere in der emotionalen Reaktion.

	Machtausübung	**Einflussnahme**
Emotionale Reaktion des Betroffenen auf:	• Wut • Resignation • Verärgerung • Frustration • Unangenehm • Gefühl, verletzt worden zu sein • Nicht ernst genommen fühlen /werden	• Interessant • Lehrreich • Positiv • Erleichterung • Motivation • Spaß
Emotionale Reaktion des Betroffenen auf (aus Sicht des Ausübenden):	• Trotzig • Verständnislosigkeit • Verärgerung • Beleidigt • Wut • Schwäche • Unverständnis • Ablehnung	• Einsichtig • Überzeugt • Erst skeptisch, dann positiv • Offen • Ehrlich • Kooperativ • Hilfsbereit • Verständnisvoll

Auf verhaltensbezogener Ebene reagieren Betroffene auf Machtausübung oder Einflussnahme mit *Reaktanz* oder erlernter Hilflosigkeit. Dabei fällt die Ausprägung der Reaktion bei Einflussnahme deutlich geringer aus oder tritt teilweise gar nicht ein.

MERKE

Als Reaktanz wird ein motivationaler Zustand verstanden, über den versucht wird eine bedrohte oder verlorene Freiheit zu schützen bzw. wiederherzustellen. Die Stärke der Reaktanz hängt dabei von der Wichtigkeit der Freiheit für den Betroffenen und die Stärke der Freiheitseinschränkung ab. Da Machtausübung eine starke Freiheitseinschränkung darstellt, kann eine ausgeprägte Reaktion von Reaktanz erfolgen.

Bei einer Einflussnahme ist die Freiheitseinengung geringer, da fällt die Reaktion entsprechend abgeschwächt aus, oder unterbleibt ganz. Kann der Widerstand, bei hohem Anpassungsdruck, nicht nach außen erfolgen, kann dies zur erlernten Hilflosigkeit führen. Die erlernte Hilflosigkeit stellt eine Reaktion auf negative Ereignisse dar, die von einer Person erfahren werden müssen, die nicht durch das eigene Handeln oder Verhalten geändert werden können und damit als unkontrollierbar erlebt werden. Dies führt emotional zu Traurigkeit und Depression, was im Verhalten mit Passivität bis hin zu Fatalismus und gedanklicher Abwendung von der Situation zum Ausdruck kommt. Für einen Machthaber heißt dies, dass die Ausübung von Macht zur Hilflosigkeit führt, wenn kein Widerstand möglich ist.

Auswirkung der Machtausübung und Einflussnahme für die Einwirkenden

Macht wird als Potenzial zunächst als etwas sehr erwünschtes betrachtet. In den Auswirkungen und Folgen ist jedoch zwischen Personen mit hohem Machtpotenzial und geringem Machtpotenzial zu differenzieren. Hohes Machtpotenzial ist mit positiven Gefühlen verbunden, wie den Gefühlen der Freude, Stolz und Begehren.

In Konfliktsituationen reagieren Personen mit hohem Machtpotenzial häufig mit Ärger und Verachtung bei gleichzeitigem Gefühl der Überlegenheit. Ihre Aufmerksamkeit liegt auf dem System der Belohnung und Chancen. Daher zeigen sie eher ein zupackendes Verhalten, sie setzen ihre Vorstellungen eher durch und realisieren sie, auch werden Normen eher überschritten. Ein hohes Machtpotential erhöht die Versuchung für den Machthaber, verfügbare härtere Mittel zur Durchsetzung persönlicher Vorstellungen einzusetzen, auch gegen die Interessen anderer. Fügen sich die Betroffenen, werden deren Leistungen eher als eigene, durch Machtausübung erwirkte Leistungen betrachtet. Für diese Machtausübung wird eine Rechtfertigung in der Abwertung der Betroffenen gefunden: die Betroffenen sind unfähig und verdienen es nicht besser. Folge ist, dass die eigene Person als wertvoller betrachtet wird. Dies führt zu einer Distanzierung von den Betroffenen, was wiederum dazu führt, dass der Machthaber zukünftig noch eher dazu neigt, Überlegenheit auszuspielen. Darüber hinaus werden Erfolge der eigenen Person zugeschrieben, während Misserfolge den Umständen zugerechnet werden.

Ein geringes Machtpotenzial ist eher mit einer **negativen Stimmung** verbunden und Gefühlen wie Ehrfurcht, Scham- und Schuldgefühlen. In Konfliktsituationen wird ein Gefühl der Furcht und Angst empfunden und die Aufmerksamkeit ist eher auf mögliche Bedrohungen und Gefahren ausgerichtet, statt wie bei einem hohen Machtpotenzial auf Belohung und Chancen. Im Verhalten zeigen sich diese Personen eher gehemmt, auch Normen werden stärker beachtet. Das Verhalten ist stark von der Situation abhängig. Bei Misserfolgen zweifeln Personen mit geringer Machtposition den eigenen Fähigkeiten und gehen davon aus, dass sie sich unzureichend angestrengt haben.

Scholl formuliert die Aussage, dass Personen in höheren Machtpositionen zur Korruption tendieren. Dies führt er auf die weniger strengen Kontrollen zurück und dem damit verbundenen größeren Spielraum. Auch werden an diese Personen weniger klare Erwartungen herangetragen. Dabei korrumpieren wenig kontrollierte Machtpositionen nicht nur psychisch, sondern führen auch zur materiellen Korruption. Diese wird in organisationale und persönliche Kriminalität unterteilt. Bei der persönlichen Kriminalität steht die persönliche Bereicherung im Vordergrund, während bei der organisationalen Kriminalität geltende Gesetze und Normen gebrochen werden.

Ursache für vermehrte organisationale und persönliche Kriminalität sind mehrdeutige Verhaltensstandards und fehlende Sanktionssysteme. Somit verringern klare Standards und Rechenschaftspflichten illegale Handlungen und beugen organisationale Kriminalität vor. Personen mit hohen Machtpositionen werden sich oft nicht bewusst, was sie mit sich selbst und Betroffenen machen. Häufig reagieren sie bei einer entsprechenden Konfrontation mit Rechtfertigungen.

Auf Grundlage dieser Kenntnisse wählen Pflegefachkräfte mit Susanne Pfeiler Pflegeziele und Interventionen aus. Diese Interventionen müssen wirksam und wirtschaftlich sein und dürfen das Maß des Notwendigen nicht überschreiten (§ 29 SGB XI).

Allgemeiner Umgang mit Macht

Russell (2001) zufolge, gibt es keinen allgemeingültigen Wegweiser im Umgang mit Macht, insbesondere in organisatorischen Strukturen. Jedoch können einige allgemeine Überlegungen im Umgang mit Macht formuliert werden, da die Machtdimensionen erheblichen den alltäglichen Ablauf von Organisationen beeinflusst.

Zum einen führt er das Wissen über die (Ausdrucks)Formen der Macht auf, die es den Pflege- und Führungskräften ermöglicht, dass eigene Handeln gegenüber dem Anderen zu reflektieren. Darüber hinaus empfiehlt er, ein Bewusstsein für das eigene Handeln und die eigenen Interessen zu entwickeln, um die Anfälligkeit zur Ausübung von Macht zu verringern.

Auch Machtkontrollinstanzen, wie Betriebs-, Aufsichts- oder Heimbeirat gehören aus seiner Sicht zu einem Ansatz zur Reduzierung der Gefahr unangemessener Machtausübung. Eine Schwierigkeit liegt hier jedoch darin, dass die aufgeführten Kontrollinstanzen durch Gesetze und Verfassungen sowie von den Machthabern selbst implementiert werden müssen.

15.3 Psychologie

Susanne Pfeiler erlebt, dass ihre Kollegin dem Vorgesetzten gegenüber behauptet, telefonisch eine Übergabe an sie gemacht zu haben, eine Übergabe jedoch nicht stattgefunden hat. Sie versucht damit bewusst, Susanne bei dem Vorgesetzten in ein schlechtes Licht zu rücken, um ihr zu schaden. Darin liegt eine klassische Mobbing Handlung.

15.3.1 Mobbing

Definition:

Als Mobbing wird „eine Reihe von negativen kommunikativen Handlungen [verstanden],

die während einer längeren Zeit (mindestens jedoch während eines halben Jahres mindestens einmal in der Woche) von einer Einzelperson oder mehreren Personen gegen eine bestimmte Person gerichtet sind“ (Kratz 2003).

MERKE

Maßgeblich für Mobbing ist, dass es
- Systematisch
- Gezielt
- Häufig und
- Rechtswidrig in die Persönlichkeit des Menschen eingreift.

Ziel des Mobbings es, die zwischenmenschliche Kommunikation des Gemobbten verkümmern zu lassen, die Zusammenarbeit mit ihm zu vermindern oder gar ganz zu verhindern, sowie soziale Beziehungen abzublocken und das soziale Ansehen nachhaltig zu schädigen (Kratz 2003). ➤ Tab. 15.3 zeigt die Phasen des Mobbings.

Häufigkeit

Dem Mobbing-Report zufolge(Meschkutat et. al., 2002), liegt die Gesamtmobbingquote der Erwerbs-

Tab. 15.3 Phasen des Mobbings (Quelle: Meschkutat et. al. 2002.

Phase	Anzahl der Betroffenen, die diese Phase durchlaufen (%)	Durchschnittliche Dauer der Phase
I. Konflikte, einzelne Vorfälle	73,3%	9,1 Monate
II. Psychoterror setzt ein	89,3%	12,7 Monate
III. Der Fall wird offiziell, arbeitsrechtliche Sanktionen	61,0 %	8,6 Monate
IV. Ausschluss	59,0 %	7,2 Monate

tätigen in Deutschland bei 12,9% bei den Frauen und 9,6% bei den Männern. Alleine 2001 wurden 3,5% der erwerbstätigen Frauen gemobbt und 2,0% der Männer.

Das Alter der Mobbingopfer	
unter 25 Jahre	3,7%
25 – 34 Jahre	2,6%
35 – 44 Jahre	2,6%
45 – 54 Jahre	2,2%
55 Jahre und älter	2,9%

Angehörige von Gesundheitsberufen weisen ein höheres Risiko auf, gemobbt zu werden. Für Gesundheits- und Krankenpflegekräfte besteht ein 1,6 – faches Risiko, für Altenpflegekräfte sogar ein 2,8 – faches Risiko.

Die meisten Betroffenen sagen, dass der Mobbingprozess weniger als 6 Monate angedauert hat (35,5%), jedoch 24,9% mussten das Mobbing ein bis unter zwei Jahre ertragen, 15,2% sechs Monate bis unter ein Jahr. Für jeweils 12,2% dauerte der Mobbingprozess 2 – unter 3 Jahre bzw. 3 und mehr Jahre.

Die durchschnittliche Dauer der Phasen sinkt nach der II. Phase, was bedeutet, dass, ist der Mobbingprozess erst etabliert, der Prozess an Intensität gewinnt, wodurch sich die Dauer der weiteren Phasen verkürzt. Mehr als die Hälfte der Mobbingopfer sind den Mobbinghandlungen mindestens mehrmals wöchentlich ausgesetzt, fast ein Viertel sogar täglich. Nur einer von hundert Personen gelingt es den Mobbingprozess nach der ersten Phase zu beenden, für jeden 7. ist das Mobbing nach der II. Phase beendet, für jeden 5. erst nach der III. Phase. Sechs von zehn Personen durchschreiten jedoch alle vier Phasen des Mobbingprozesses. Gemobbt wird von

3 – 5 Personen	39,3%
6 und mehr Personen	22,3%
zwei Mobbern	19,6%
Einzelmobber	18,7%)

Dabei nehmen die Mobber folgende hierarchischen Positionen ein:

Hierarchische Position des Mobbers	%
Nur Vorgesetzter	38,2
Vorgesetzter und Kollegen	12,8
Nur ein/e Kolleg/in	22,3
Gruppe von Kollegen	20,1
Nur „Untergebene“	2,3
Keine Angaben	4,2

Mobbinghandlungen und deren Auswirkungen

Handlungen

Leymann (1993) hat Mobbinghandlungen benannt, die er in vier Bereiche zusammengefasst hat:

1. Angriffe auf die Möglichkeit, sich mitzuteilen
2. Angriffe auf soziale Beziehungen
3. Angriffe auf das soziale Ansehen
4. Angriffe auf die Qualität der Berufs- und Lebenssituation

Die Gemobbten selbst, geben folgende häufigsten Handlungen an (Meschkutat et. al. 2002):

1. Angriffe auf die Gesundheit
2. Gerüchte und Unwahrheiten
3. falsche Bewertung der Arbeitsleistung
4. Stichelei und Hänseleien
5. Verweigerung wichtiger Informationen
6. massive und ungerechte Kritik der Arbeit
7. Ausgrenzung und Isolierung
8. als unfähig dargestellt
9. Beleidigungen
10. Arbeitsbehinderung
11. Arbeitsentzug

Auswirkungen

Es wird zwischen Auswirkungen auf die Arbeitsleistung, die Gesundheit sowie die private und familiäre Situation unterteilt.

Auswirkungen auf die **Arbeitsleistung** sind (Meschkutat et. al. 2002):

- Demotivation
- Entwicklung von starkem Misstrauen
- Nervosität
- Verunsicherung
- Rückzug
- Gefühl der Ohnmacht
- Innere Kündigung
- Leistung- und Denkblockaden
- Anzweifeln der eigenen Fähigkeiten
- Ängstlichkeit und Angstzustände
- Fehlende Konzentration bei der Arbeit
- Gereiztheit und Aggressivität
- Vermehrte Fehler
- Gefühle der Schuld und/oder für das Mobbing verantwortlich zu sein.

Gesundheitlich zeigen sich mit zunehmender Dauer und Intensität des Mobbingprozesses folgende Symptome (Kratz 2003):

- Allgemeines Unwohlsein
  - Schlafstörungen
  - Kopfschmerzen
  - Migräneanfälle
  - Antriebslosigkeit
  - Herzflattern
  - Magenprobleme
  - Schmerzen im Halswirbelsäulen- und Schulterbereich
- Störungen des seelischen Gleichgewichts
  - Gefühle der Unsicherheit bis zum Verlust des Selbstwertgefühls
  - Konzentrations- und Gedächtnisstörungen
  - Depressive Verstimmungen
- Allgemeine Angstzustände
  - Resignation bis hin zur Verzweiflung
  - Stuhlsäge-Syndrom
  - Statusangst
  - Selbsttötungsideen und schließlich
  - Vollzogener Selbstmord
- Suchtverhalten
  - Exzessiver Kaffeegenuss
  - Wettsucht und Glücksspiele
  - Tabletten-/Alkoholmissbrauch
  - Mager- oder Fettsucht
- Chronische Erkrankungen
  - Magen-/Darmerkrankungen
  - Herz-/Kreislaufstörungen
  - Krebserkrankungen.

In der **privaten und familiären Situation** äußert sich Mobbing in (Meschkutat et. al. 2002):

- Unausgeglichenheit
- Sozialer Isolation
- Streit in der Familie und Partnerschaft
- Allgemeine belastend
- Finanzielle Probleme
- Kraft- und Lustlosigkeit
- Aggressivität
- Thema Mobbing bestimmt das Privatleben
- Depression
- Trennung von Partner/in
- Angst
- Vermindertes Selbstwertgefühl
- Schlafstörungen
- Unzufriedenheit
- Kein Verständnis
- Erzwungener Umzug
- Überforderung
- Positiver Effekt.

Ursachen und Motive für Mobbing

Kratz (2003) sieht die Ursachen für Mobbing auf Seiten des Mobbers und des Mobbingopfers. Dabei ordnet er die Ursachen keiner spezifischen Seite zu:

- Unterschiedliche Interessen und Erfahrungen
- Unterschiedliche Persönlichkeitsstrukturen
- Unterschiedliche Informationsquellen
- Unterschiedliche Informationsverarbeitung
- Missverhältnis zwischen Zielen und den zur Verfügung stehenden Mitteln
- Knappe Mittel und Möglichkeiten
- Gegensätzliche Ziele, Werte und Normen
- Organisatorische Probleme
- Einflüsse von Außen

Der Mobbing-Report führt aus Sicht der Betroffenen folgende Gründe für Mobbing auf (Meschkutat et. al. 2002):

- Unerwünschte Kritik
- Das Opfer als Konkurrenz empfunden

- Neid des Mobbers
- Spannung zwischen Opfer und Vorgesetztem
- Starke Leistungsfähigkeit des Opfers
- Suche nach einem Sündenbock
- Arbeitstil des Opfers
- Mobber möchte den Arbeitsbereich des Opfer an sich ziehen
- Angeblich unzureichende Leistung
- Neu in der Abteilung/Gruppe
- Persönlicher Lebensstil
- Mann/Frau sein
- Aussehen
- Nationalität
- Sexuelle Orientierung
- Sonstige Motive
- 7,9% der Opfer wissen nicht, warum sie gemobbt werden.

Maßnahmen gegen Mobbing

Maßnahmen gegen Mobbing können durch betriebliche Maßnahmen, den Vorgesetzten, den Gemobbten selbst oder die Kollegen erfolgen. Als **betriebliche Maßnahmen** werden insbesondere Schulungen zum Thema Mobbing und Konfliktmanagement für Vorgesetzte, Betriebs- und Personalräte sowie die Beschäftigten empfohlen. Für Vorgesetzte werden darüber hinaus Schulungsthemen zu den Bereichen Führungsverhalten und Motivation aufgeführt. Auch die Institutionalisierung gegen Mobbing über Betriebs und Dienstvereinbarungen, Ernennen von Mobbingbeauftragten oder die Einrichtung einer Schlichtungsstelle werden als mobbingreduzierende Maßnahmen betrachtet(Meschkutat et. al. 2002).

Dem **Gemobbten** wird nahe gelegt

- Eine Situationsanalyse vorzunehmen (mit Führung eines Mobbing – Tagebuches)
- Die eigene „Achillesferse" ausfindig zu machen, um eine entsprechende Verhaltensänderung vornehmen zu können
- Das soziale Netzwerk einzuschalten
- Den Mobber auf sein Tun anzusprechen
- Positiv zu denken
- Selbstbewusst aufzutreten und keine Unsicherheit in der Körpersprache zu zeigen
- Während der Einführungsphase keine Angriffsfläche zu bieten
- Die Gruppennormen zu beachten
- Persönliche Angriffe anzuwehren und ggf.
- Den Rechtsweg zu beschreiten.

Vorgesetzte können Mobbing vorbeugen oder begegnen, in dem sie Konflikte ernst nehmen und frühzeitig intervenieren. Alarmzeichen, wie steigende Krankheitszeiten, zunehmende Fluktuation, das Zerfallen von Teams, sinkende Arbeitsqualität und Arbeitsvolumen, untypische Fehler der betroffenen Person oder deutlichen Leistungsschwankungen sowie eine mangelnde Bereitschaft einzuspringen, zur Kenntnis nehmen und als mögliche Anzeichen verstehen. Das Sicherstellen eines guten Arbeitsklimas sorgt dafür, dass Mobbing keinen Nährboden findet (Kratz 2003). **Kollegen** haben die Möglichkeit sich mit dem Gemobbten zu solidarisieren und die Thematik offen anzusprechen sowie die Mobbinghandlungen anzuprangern. Das Mobbingopfer kann auch zu einem Klärungsgespräch begleitet werden, wenn Rückenstärkung benötigt wird (Kratz 2003).

MERKE

Das **Selbstwertgefühl** beschreibt die „persönliche Beurteilung des Selbstwertes".

Gesetzliche Grundlagen, auf die man sich beim Vorgehen gegen Mobbing stützen kann.

Art. 1, 2 und 3 GG	Würde des Menschen, Benachteiligung
§ 223 StGB	Körperverletzung
§ 185 StGB	Beleidigung
§ 187 StGB	Verleumdung
§ 240 StGB	Nötigung
§ 75 BetrVG	Grundsätze der Behandlung von Betriebsangehörigen
§ 2 Abs. 1 AbSchG	Verhütung arbeitsbedingter Gesundheitsgefahren
§§ 241 Abs. 2, 617 – 619 BGB	Fürsorgepflicht (Nebenpflicht aus dem Arbeitsverhältnis)
§ 253 Abs. 2 BGB, § 611a BGB, § 11 Satz 2 StVG	Schmerzensgeld

15

u. a. §§ 286, 448 und 141 Abs. 1 S. 1 ZPO	Waffengleichheit
§ 612a BGB	Maßregelungsverbot
§ 138 ZPO	Wahrheitspflicht
§ 84 BetrVG	Recht auf Beschwerde

REFLEXIONSFRAGE

Was können Sie tun, um Mobbing zu vermeiden?

15

LITERATUR

Bierhoff, H. – W. (2006), Sozialpsychologie. Ein Lehrbuch. 6. Auflage, Kohlhammer Verlag: Stuttgart.

Doenges, M.; Moorhouse, M. F.; Geissler – Murr, A. (2002), Pflegediagnosen und Maßnahmen. Hans Huber Verlag: Bern.

Höfert; R. (2006), Von Fall zu Fall – Pflege im Recht. Springer Verlag: Heidelberg.

Holzbecher, M.; Braszeit, A.; Müller, U.; Plogstedt, S. (1991), Sexuelle Belästigung am Arbeitsplatz, Schriftenreihe des BJFFG, Stuttgart (zitiert als Dortmunder Studie).

Johnson, M.; Bulechek, G.; Butcher, H.; McCloskey Dochterman, J.; Maas, M.; Moorhead, S.; Swanson, E. (2006), NANDA, NOC, and NIC Linkages, 2. Edition. Mosby Elsevier: Philadelphia.

Johnson, M.; Bulechek, G.; Butcher, H.; McCloskey Dochterman, J.; Maas, M.; Moorhead, S. (2001): Nursing Diagnoses, Outcomes, & Interventions. Mosby Elsevier: Philadelphia.

Johnson, M.; Maas, M.; Moorhead, S. (2005): Pflegeergebnisklassifikation (NOC). Übersetzung der 2. Edition Nursing Outcomes Classification. Hans Huber Verlag: Bern.

Krapp, A.; Weidenmann, B. (2001): Pädagogische Psychologie. 4. Auflage, Beltz Verlag: Weinheim.

Kratz, H. J. (2003): Mobbing. erkennen ansprechen vorbeugen. 3. akt. und erw. Auflage. Wirtschaftsverlag Carl Ueberreuter Verlag: Frankfurt/Wien.

Leymann, H. (1993). Mobbing – Psychoterror am Arbeitsplatz und wie man sich dagegen wehren kann. Rowohlt Verlag: Reinbek.

Luhmann, N. (2003): Macht. 3. Auflage Lucuis & Lucuis. UTB : Stuttgart.

Lukes, S. (1974): Power. A Radical View. Publisher Macmillan: London .

McCloskey Dochterman, J./Bulechek, G. M. (2004): Nursing Interventions Classification (NIC), 4. Edition, Mosby Elsevier: Philadelphia

Meschkutat, B.; Stackelbeck, M.; Langenhoff, G. (2002): Der Mobbing-Report. Schriftreihe der Bundesanstalt für Arbeitsschutz und Arbeitsmedizin. Dortmund/Berlin.

Müller, U.; Schöttler, M. (2004), Lebenssituation, Sicherheit und Gesundheit von Frauen in Deutschland, Schriftenreihe des BFSFJ, Berlin.

Popitz, H. (1992), Phänomene der Macht. Mohr Siebeck: Tübingen.

Russell, B. (2001), Macht. Europa Verlag: Zürich.

Simon, B. (2007), Macht – Zwischen aktiver Gestaltung und Missbrauch. Hogrefe Göttingen.

Sozialgesetzbuch (2008): Bücher I – XII, 36. Auflage, dtv: München.

Weber, M. (1972), Wirtschaft und Gesellschaft. Mohr Siebeck Tübingen.

Wirsing, K. (2007), Psychologie für die Altenpflege. 6. Auflage, Beltz PVU: Basel.

Wittich, A. (2006), Wenn gegen den Willen des Patienten gehandelt wurde - Die psychologische Sicht. Pflege-Ethik-Kolloquium, 30.3.2006.

KAPITEL

16 Unwirksames Coping / Gefahr einer existenziellen Verzweiflung

Ulrike Dahlke

Ich kann nicht mehr.

Julia Braun, 37 Jahre alt, arbeitet seit 18 Jahren als Altenpflegerin. Sie hatte schon als junges Mädchen den Wunsch, anderen Menschen zu helfen und die Arbeit im Seniorenheim empfand sie bisher als erfüllende Tätigkeit.

Mit 23 Jahren bekam Julia ihr erstes Kind, das zweite folgte zwei Jahre später. Ihr Mann Stefan, der als Schreiner arbeitete, konnte sie an den Wochenenden unterstützen und war Dank seiner regelmäßigen Arbeitszeiten auch abends zu Hause, wenn seine Frau Schichtdienst hatte oder für eine Kollegin einsprang, wenn jemand kurzfristig erkrankte. Seit einem Jahr ist Julia Stationsleiterin. Die zusätzliche Verantwortung führt öfter zu schlaflosen Nächten, in denen Julia die Stationsprobleme wälzt und nicht mehr abschalten kann. Es gibt Spannungen zwischen den Altenpflegerinnen ihrer Station. Ungerechtigkeiten in der Aufstellung des Dienstplans werden immer wieder zum Thema und einige Kolleginnen klagen über zu hohe Arbeitsbelastung. Früher nutzte sie die kurzen Arbeitspausen für ein kurzes Schwätzchen mit den Kolleginnen, doch diese gehen ihr nur noch auf die Nerven und so trinkt sie ihren Kaffee lieber alleine. Julia kümmert sich nicht mehr so liebevoll um die Heimbewohner, wie sie es sonst getan hat. Sie erledigt nur noch ihre Pflicht und ist froh, wenn der Feierabend naht. Erkältungen wären früher kein Grund für sie gewesen, der Arbeit fern zu bleiben, doch nun nutzt sie jede Gelegenheit, um einen Tag zu Hause verbringen zu können.

Doch auch hier erwartet sie Arbeit. Die wenige gemeinsame Zeit mit ihrer Familie wird von Julia nicht mehr als erholsam erlebt. Immer häufiger gibt es Streit, die Stimmung in der Familie ist gereizt. Es bleibt kaum noch Zeit für die Pflege von Freundschaften. Früher traf Julia sich regelmäßig mit ihren beiden besten Freundinnen zum Schwimmen und einmal im Monat spielten sie Karten, doch auch hierfür findet sie nun keine Zeit mehr. Die Hausarbeit wächst ihr über den Kopf. Wäscheberge türmen sich, Unordnung breitet sich aus, die Schulleistungen ihrer Kinder lassen nach. Julia verliert den Überblick und fühlt sich, als entgleite ihr ihr Leben. Sie trinkt große Mengen Kaffee, um tagsüber wach zu bleiben und verliert den Appetit. Kopf- und Magenschmerzen gehören mittlerweile für sie zum Alltag und werden mit Schmerzmitteln bekämpft. Körperliche Anspannung und Grübelei lassen Julia abends nicht zur Ruhe kommen. Sie gewöhnt sich an, abends zwei bis drei Gläser Wein zu trinken, um besser einschlafen zu können.

Julia leidet sehr unter dieser Situation, versucht jedoch, ihre verschiedenen Rollen weiterhin zu erfüllen. Bisher war sie immer die „starke Frau" gewesen, der es leicht fiel, Arbeit und Familie miteinander zu vereinbaren. Die Arbeit empfindet Julia immer mehr als Last, eine Pflicht, die zu erfüllen ist. Dies wirkt sich auch auf die Beziehungen zu den Heimbewohnern aus. Julia verhält sich zunehmend gleichgültig ihnen gegenüber. Nun stößt sie auch häufiger auf Ablehnung seitens der Pflegebedürftigen, die sich von ihr nicht gut behandelt fühlen und es unterlaufen ihr vermehrt Fehler bei der Arbeit. Sie entfernt sich auch emotional von Stefan, ihrem Mann, der schon vor zwei Monaten mit Trennung drohte. Julia fragt sich, welchen Sinn ihr Leben noch hat. Sie sieht keinen Ausweg mehr und wünscht sich manchmal, einfach nicht mehr zu existieren.

16.1 Pflege

Julia Braun arbeitet bereits viele Jahre in ihrem Beruf als Altenpflegerin, als sich ihr eine neue Herausforderung stellt: Sie arbeitet nun als stellvertretende Stationsleitung und wird mit zusätzlicher Verantwortung und Konflikten im Berufsleben konfrontiert. Neben dieser zu bewältigenden Aufgabe fordert ihre Familie vollen Einsatz zu Hause. Julia reagiert auf diese Belastung mit destruktiven Bewältigungsstrategien - statt an den Ursachen ihrer somatischen Beschwerden (Verspannungen, Kopf- und Magenschmerzen) zu arbeiten, greift sie zu Schmerzmitteln und trinkt regelmäßig Alkohol. Soziale Kontakte werden vermieden und ihre gereizte Stimmung wirkt sich negativ auf die Beziehung zu ihrer Familie aus, auch die Kontakte im Berufsleben leiden. Hieraus entsteht ein Teufelskreis, da Julia sich durch negatives Feedback und mangelnde Unterstützung noch tiefer in ihre depressive Verstimmung treiben lässt.

Dieser Fall wirft die Frage nach dem Umgang der Pflegenden mit beruflichen Herausforderungen und eigenen Grenzen auf. Sicherlich gerät jeder Pflegende im Laufe seines Berufslebens an Punkte, die ihn mit diesen Fragen konfrontieren. Konstruktive Bewältigungsstrategien müssen entwickelt und Warnsignale eines Burn - Out - Syndroms so früh wie möglich erkannt werden.

16.1.1 Pflegediagnostik

Für Julia Braun können nach der NANDA Taxonomie II die Pflegediagnosen unwirksames Coping und Gefahr einer existenziellen Verzweiflung gestellt werden. (Doenges et. al. 2002: 195, 859). Das unwirksame Coping wird als die Hauptdiagnose betrachtet und exemplarisch behandelt.

16.1.2 Pflegetherapie

Julia Braun ist an einem Punkt angelangt, der sie zwingt, Veränderungen in ihrem Leben vorzunehmen. Nach vielen Jahren eingefahrener Gewohnheiten fällt es den meisten Menschen schwer, diese von heute auf morgen zu ändern. Eine Außenperspektive hilft, die Zusammenhänge besser zu erkennen und Ansatzpunkte für sinnvolle Veränderungen zu finden. Julia könnte eine Beratungsstelle oder einen Psychotherapeuten aufsuchen oder von ihrem Hausarzt einen entsprechenden Vorschlag erhalten. Nun müssen Lösungsmöglichkeiten erarbeitet werden, die ihr helfen, ihren Alltag so bald wie möglich und auch für die Zukunft so zu gestalten, dass sie ihr Leben wieder als lebenswert empfindet und eine erfüllte Tätigkeit ausüben kann.

Es gibt unterschiedliche Ansatzpunkte, an denen Julia im Hinblick auf eine positive Veränderung ihrer Lebensumstände arbeiten kann. Das Ziel ist, dass Julia wieder eine Balance zwischen Arbeit, Familie

Tab. 16.1 Pflegediagnose Unwirksames Coping für Julia Braun (Doenges et. al. 2002: 195).

Definition	Ursache	Symptome
Eine Störung der Anpassungs- und Problemlösefähigkeiten eines Menschen in Bezug auf die Einschätzung von Situationen, die Auswahl geeigneter Reaktionen und die Unfähigkeit, vorhandene Ressourcen zu nutzen.	• Unangemessene verfügbare Ressourcen • Geschlechtsspezifische Unterschiede im Bewältigungsverhalten • Unangemessene soziale Unterstützung hervorgerufen durch spezifische Merkmale der Beziehungsgestaltung • Unangemessene Wahrnehmung der persönlichen Kontroll- und Einflussmöglichkeiten • Überwältigende persönliche Bedrohung • Situations-/entwicklungsbedingte Krisen • Unangemessene Entlastungsmethoden gegenüber Belastungen • Unzureichende Möglichkeiten, sich auf die Belastung vorzubereiten • Unfähigkeit, Kräfte für die Anpassung an eine Situation zu konservieren • Störung der Wahrnehmung in Bezug auf die Art der Bedrohung • Überarbeitung; keine Ferien/Urlaub; zu viele Abgabetermine, ungenügende Entspannung, kaum sportliche Betätigung.	• Schlafstörung, Erschöpfung • Missbrauch von chemischen Substanzen • Klagen über muskuläre / emotionale Anpassung, Appetitlosigkeit • Vorliegen von belastenden Lebensereignissen, Problemen und/oder Stress • Unfähigkeit, den Rollenerwartungen zu entsprechen und/oder Unfähigkeit, grundlegende Bedürfnisse zu erfüllen • Gefühle wie Angst, Beunruhigung, Furcht und / oder Depression, • Verbale Äußerungen über die Unfähigkeit, mit den Problemen zurechtzukommen oder die Unfähigkeit, um Hilfe nachzusuchen • Ärger • Symptome von Julia Braun: • Erschöpfung • Gereiztheit • Schlafstörungen • Appetitlosigkeit • Grübelei • Depressive Verstimmung • Kopf-/Magenschmerzen • Verspannungen • Unfähigkeit, den Rollenerwartungen zu entsprechen • Mangelnde Suche nach Unterstützung • Soziale Isolierung

und Freizeit herstellen kann. Als exemplarisches Pflegeziel wird für Julia wirksames Coping festgelegt (Johnson et. al. 2006: 337). Julia Braun entschließt sich, einen Psychotherapeuten aufzusuchen und erlernt die progressive Muskelentspannnung nach Jakobson.

16.1.3 Evaluation

Julia Braun besuchte ihren Psychotherapeuten regelmäßig über einen Zeitraum von drei Monaten. In den wöchentlichen Therapiesitzungen erlernte sie die progressive Muskelrelaxation, die sie regelmäßig zu Hause übte. Gemeinsam mit ihrem Therapeuten stellte sie einen Zeitplan auf, der ihren Alltag in Ruhephasen, Freizeit mit/ohne Familie, Hausarbeit und Beruf einteilte. Den Konsum von Kaffee, Alkohol und Medikamenten beobachtete sie erst, um ihn dann mehr und mehr einzuschränken.

Im Gespräch mit dem Therapeuten wurden Julia eigene destruktive Denkmuster bewusst, die sie nun kritisch hinterfragen und in konstruktive Gedanken umwandeln konnte. In einigen zusätzlichen Gruppentherapiestunden konnte Julia anhand von Rollenspielen ihre sozialen Kompetenzen verbessern. Hier lernte sie, auch einmal „Nein" zu sagen und ohne Schuldgefühle ihre Interessen und Bedürfnisse mitzuteilen. Anhand folgender Ergebnisklassifikation wird die Wirkung der Interventionen evaluiert.

16.1.4 Anpassung

Nachdem das Ausmaß des Erfolges der Interventionen evaluiert wurde, kann bestimmt werden, ob diese Interventionen weiter durchgeführt werden sollen oder andere Maßnahmen notwendig sind. Julia berichtet nach drei Monaten über eine deutliche Verbesserung ihres psychischen Befindens. Alle Indikatoren, die ein wirksames Coping kennzeichnen,

<table>
<tr><td colspan="2">Name: Julia Braun</td><td colspan="2">Pflegeplan</td></tr>
<tr><td>Erstellt von:</td><td>E.L.</td><td colspan="2" rowspan="3">Ressourcen:
Julia Braun ist aufgeschlossen für Veränderungen und an der Lösung ihrer Probleme interessiert.</td></tr>
<tr><td>Datum/HZ:</td><td>NN.NN.200X</td></tr>
<tr><td>Evaluierung:</td><td>NN.NN.200X</td></tr>
<tr><td>Pflegediagnosen</td><td>Pflegeergebnis</td><td>Interventionen</td><td>Evaluierung</td></tr>
<tr><td>Pflegediagnose:
Unwirksamens Coping
i/V/m
unzureichender Möglichkeit zur Entspannung
g/d
- Erschöpfung
- Gereiztheit
- Schlafstörungen
- Appetitlosigkeit
- Grübelei
- Depressive Verstimmung
- Kopf-/Magenschmerzen
- Verspannungen
- Mangelnde Suche nach Unterstützung
- Soziale Isolierung</td><td>Psychosoziale Kontrolle
- Identifiziert effektive Copingmuster
1 → 2
- Identifiziert ineffektive Copingmuster
1 → 2
- Verbalisiert ein Gefühl von Kontrolle
1 → 2</td><td>Förderung Coping
- Einschätzen der Auswirkungen auf die Lebenssituation, die Rolle und Beziehungen; xx.xx.2009, Pflegefachkraft
- Anregen, eine realistische Beschreibung zur Veränderung der Rolle (des Rollenverhaltens) aufzuführen; xx.xx.2009, Pflegefachkraft
- Die Kenntnisse des Krankheitsverlaufs beurteilen; xx.xx.2009; Pflegefachkraft
- Unterschiedliche Möglichkeiten im Umgang mit der Situation mit Julia Braun beurteilen und diskutieren; xx.xx.2009; Pflegefachkraft
- Eine ruhige / beruhigende Haltung einnehmen; kontinuierlich, alle
- Eine Atmosphäre der Akzeptanz schaffen; kontinuierlich, alle
- Förderung einer realistischen Hoffnung als Möglichkeit mit dem Gefühl der Hoffnungslosigkeit umzugehen; Di. u. Do.; 14:00 Uhr, Psychotherapeut
- Die Entscheidungsfähigkeit von Julia Braun auswerten/überprüfen, xx.xx.2009, Pflegefachkraft
- Verständnis für die Wahrnehmung für Stressoren und/oder stressige Situationen vermitteln; kontinuierlich, alle
- Die Prioritäten/obersten Ziele von Julia Braun ermitteln, xx.xx.2009; Pflegefachkraft
- Die Identifikation mit bestimmten (Lebens) Werten fördern; Mi. 16:00 Uhr, Pflegefachkraft
- Unterstützen angemessene Kurz- und Langzeitziele zu formulieren; xx.xx.2009, Pflegefachkraft
- Den Betroffenen zu Entspannungstechniken anleiten; xx.xx.2009 – xx.xx.2009, Pflegefachkraft
- Julia Braun anregen, das eigene Verhalten zu bewerten/zu evaluieren; Fr. 11:00h, Plegefachkraft; Di. u. Do.; 14:00 Uhr, Psychotherapeut.</td><td></td></tr>
</table>

Abb. 16.1 Pflegeplan für Julia Braun.

Tab. 16.2 Coping (Johnson et. al. 2005: 337).

<table>
<tr><td colspan="7">(1302) Coping
Bereich III: Psychosoziale Gesundheit
Klasse N - Psychosoziale Anpassung
Skala (m): Nie demonstriert bis konsistent demonstriert</td></tr>
<tr><td colspan="6">Definition: Handlungen zur Beherrschung der Stressoren, die die Ressourcen des Individuums stark belasten.</td><td></td></tr>
<tr><td colspan="2">Coping</td><td>Nie demonstriert
1</td><td>Selten demonstriert
2</td><td>Manchmal demonstriert
3</td><td>Oft demonstriert
4</td><td>Konsistent demonstriert
5</td></tr>
<tr><td colspan="6">Indikatoren</td><td></td></tr>
<tr><td>130201</td><td>Identifiziert effektive Copingmuster</td><td>1</td><td>2</td><td>3</td><td>4</td><td>5</td></tr>
<tr><td>130202</td><td>Identifiziert ineffektive Copingmuster</td><td>1</td><td>2</td><td>3</td><td>4</td><td>5</td></tr>
<tr><td>130203</td><td>Verbalisiert ein Gefühl von Kontrolle</td><td>1</td><td>2</td><td>3</td><td>4</td><td>5</td></tr>
<tr><td>130204</td><td>Berichtet von einer Stressabnahme</td><td>1</td><td>2</td><td>3</td><td>4</td><td>5</td></tr>
</table>

Tab. 16.2 Coping (Johnson et. al. 2005: 337). (Forts.)

(1302) Coping Bereich III: Psychosoziale Gesundheit Klasse N - Psychosoziale Anpassung Skala (m): Nie demonstriert bis konsistent demonstriert						
Definition: Handlungen zur Beherrschung der Stressoren, die die Ressourcen des Individuums stark belasten.						
Coping		Nie demonstriert 1	Selten demonstriert 2	Manchmal demonstriert 3	Oft demonstriert 4	Konsistent demonstriert 5
130205	Verbalisiert die Akzeptanz der Situation	1	2	3	4	5
130206	Bemüht sich um Informationen bezüglich Krankheit und Behandlung	1	2	3	4	5
130207	Verändert den Lebensstil in erforderlichem Maße	1	2	3	4	5
130208	Passt sich entwicklungsmäßigen Veränderungen an	1	2	3	4	5
130209	Nimmt verfügbare soziale Unterstützung in Anspruch	1	2	3	4	5
130210	Gebraucht stressreduzierende Verhaltensweisen	1	2	3	4	5
130211	Identifiziert vielfältige Copingstrategien	1	2	3	4	5
130212	Wendet effektive Copingstrategien an	1	2	3	4	5
130213	Vermeidet unpassende stressreiche Situationen	1	2	3	4	5
130214	Verbalisiert einen Bedarf an Unterstützung	1	2	3	4	5
130215	Bemüht sich um professionelle Hilfe, wenn angemessen	1	2	3	4	5
130216	Berichtet von der Verminderung der physischen Stresssymptome	1	2	3	4	5
130217	Berichtet von einer Verminderung negativer Gefühle	1	2	3	4	5
130218	Berichtet eine Zunahme psychischer Ausgeglichenheit	1	2	3	4	5
130219	Andere (Spezifizieren)	1	2	3	4	5

können mit drei bis fünf Punkten versehen werden. Somit ist es nicht notwendig, andere Interventionen in Betracht zu ziehen. Um die Veränderung ihrer Lebensgewohnheiten auch langfristig aufrechterhalten zu können, vereinbart Julia mit ihrem Therapeuten weiterhin regelmäßig Termine, jedoch nun in monatlichen Abständen.

16.2 Psychologie

Menschen sind im Alltagsleben mit vielfältigen Anforderungen konfrontiert. Jeder Bereich, sei es die Familie oder das Berufsleben erfordert die ganze Kraft. Nicht jeder verfügt über die notwendigen Kompetenzen, mit diesen Anforderungen zurecht zu kommen. Die Psychologie hat Methoden entwickelt, die helfen können, das tägliche Leben zu bewältigen.

16.2.1 Copingstrategien

„Coping" ist der englische Begriff für Bewältigung. Verfügt eine Person nicht über die entsprechenden Bewältigungsstrategien, um mit den Anforderungen des Alltags oder belastenden Situationen umzugehen, wird dies als *Copingdefizit* bezeichnet.

So, wie sowohl ein Zuviel als auch ein Zuwenig an Arbeit und Herausforderung als belastend empfunden werden kann, so kann auch ein Zuviel oder Zuwenig an Behütung in der Kindheit negative Folgen hinsichtlich des Copingverhaltens eines Menschen haben. Wird ein Kind zu sehr behütet, erhält es nicht die Gelegenheit, Probleme selbst zu lösen und an Aufgaben zu wachsen. Genauso verhindert zu wenig Behütung eine entsprechende Ausbildung an positiven Bewältigungsstrategien, da das Kind überfordert wird. So entwickeln wir schon früh ein Gefühl dafür, ob wir grundsätzlich die uns gestellten Aufgaben bewältigen können oder nicht. Eine positive Selbsteinschätzung ist unerlässlich, um anstehende Probleme angemessen lösen zu können.

Grundsätzlich können Copingstrategien *problemorientiert* oder *emotionsorientiert* sein.

Wird eine Herausforderung direkt angegangen und auf sie mit Kampf, Verhandlung, Vorbeugung oder Flucht reagiert, handelt es sich um problemorientiertes Coping.

Ist das Ziel nicht, das Problem zu ändern, sondern emotional besser damit zurechtzukommen, wird dies als emotionsorientiertes Coping bezeichnet – hierzu zählt z. B. die Ausübung von Entspannungsverfahren. (Lazarus & Folkman 1884).

Julia Braun verwendet *dysfunktionale Copingstrategien*, die zwar kurzfristig helfen, mit der Herausforderung umgehen zu können, jedoch mittel- und langfristig zu vermehrten Problemen führen. Alkohol und Schmerzmittel werden von ihr eingesetzt, um Symptome zu lindern. Von Familie, Freunden, Kolleginnen und Heimbewohnern distanziert sich Julia emotional. Es gibt keinen wirklichen Ausgleich zu ihrer Arbeit, ihre Hobbies hat sie aufgegeben. Statt sich mit den Problemen an der Arbeitsstelle wirklich auseinander zu setzen, ist Julia froh über jeden Tag, an dem sie aus Krankheitsgründen zu Hause bleiben kann.

Problemorientierte Copingstrategien

Arbeitsplatz

Welche Änderungen sind hier möglich? Kann Julia ihre Stundenanzahl reduzieren? Eventuell ist es sinnvoll, die Verantwortung als Stationsleiterin an jemand anderen abzugeben. Weiterbildung könnte Türen öffnen für andere Arbeitsbereiche, auch ein Arbeitsplatzwechsel kann in Erwägung gezogen werden.

Bisher fanden keine regelmäßigen Supervisionen auf ihrer Station statt. Diese könnten die bestehenden Teamkonflikte transparent machen und für eine Verbesserung der Arbeitsatmosphäre sorgen.

Haushalt

Welche Hilfen stehen hier zur Verfügung? Vielleicht kann eine Vereinbarung mit Julias Mann und den Kindern getroffen werden, einen größeren Anteil dieser Arbeit zu übernehmen. Julia könnte auch jemanden engagieren, der sie bei der Hausarbeit unterstützt.

Soziales Umfeld

Um einen Ausgleich zu ihrem Arbeitsalltag zu haben, wäre die Wiederaufnahme von Hobbies oder das Entdecken neuer Interessen von Vorteil. Die Kartenabende und Schwimmstunden mit Freundinnen dienen nicht nur der aktiven Entspannung, auch die Gespräche wirken Stress reduzierend.

Gemeinsame Aktivitäten mit Mann und Kindern und auch mit Stefan alleine würden sich förderlich auf die Familienatmosphäre auswirken. Hierfür könnte Julia regelmäßig Raum einplanen. Sollten die Probleme in der Ehe weiter bestehen, käme auch eine Eheberatung oder Paartherapie in Betracht.

Emotionsorientierte Copingstrategien

Gedanken
Julia kann im Rahmen einer kognitiven Verhaltenstherapie in Anlehnung an die rational-emotive Therapie von Ellis (Ellis 1982) ihre Gedanken und Einstellungen bezüglich der Arbeit hinterfragen und überprüfen, ob es nicht alternative Sichtweisen gibt. Viel Stress kann durch negative Bewertungen ausgelöst werden, z. B. „Meine Kolleginnen wollen mir das Leben schwer machen." Wird dieser Gedanke erst bewusst gemacht, kann er untersucht und durch einen Alternativgedanken ersetzt werden, z. B. „Meine Kolleginnen haben auch sehr viel zu tun. Sie leiden unter dem Zeitdruck bei der Arbeit, das macht sie manchmal ungerecht." Mit dieser Einstellung wird wesentlich weniger Stress ausgelöst, das heißt, der Körper produziert keine oder weniger Stresshormone und die Stimmung wird nicht negativ beeinflusst. Depression, Angst und Aggression können so positiv beeinflusst werden.

Diese Technik kann natürlich nicht nur am Arbeitsplatz, sondern in jeder Situation Anwendung finden. Sie erfordert die Bereitschaft, sich automatisch auftauchende Gedanken bewusst zu machen und sie dann hinsichtlich ihres Nutzens und Wahrheitsgehalts zu hinterfragen. Denkfehler können so aufgelöst werden und Raum für neue Wahrnehmungen schaffen.

Entspannungsverfahren
Bewusste Entspannung zu lernen fällt häufig schwer, wenn jemand bereits unter einem Burnout-Syndrom leidet. Es ist sinnvoll, in kleinen Schritten mit dem Training zu beginnen. Julia kann ihre Schlafstörungen, Kopfschmerzen, Magen-Darmbeschwerden und auch ihre Stimmung positiv damit beeinflussen. Entspannungsverfahren sind besonders hilfreich, um Erkrankungen vorzubeugen, die durch Stress verursacht werden. Die **Progressive Muskelentspannung (PMR)** nach E. Jacobson ist eine Tiefenmuskelentspannung, die sich leicht erlernen lässt. Durch abwechselnde An- und Entspannung einzelner Muskelgruppen entspannt sich schließlich der gesamte Körper. Durch die gezielte Aufmerksamkeit auf einzelne Muskelpartien kann die Körperspannung unter das Maß normaler Entspannung gesenkt werden. Die Körperwahrnehmung verbessert sich und so kann bewusste Entspannung kann nach einiger Übung jederzeit herbeigeführt werden.

Das **Autogene Training (AT)** nach J. H. Schultz beruht auf Autosuggestionen. Dem Körper werden nacheinander Ruhe, Schwere und Wärme suggeriert und es gibt Formeln, die Herzfunktion und Atmung regulieren, das Sonnengeflecht erwärmen und die Stirn kühlen. Mit steigender Übung vertieft sich die Entspannung und es fällt leicht, sich in jeder Situation zu entspannen. Eine weitere Möglichkeit ist, entspannende **Atemübungen** zu lernen. **Meditation** wirkt beruhigend auf Körper und Geist. Es gibt viele verschiedene Meditationsformen, die entweder passiv (still sitzend) oder aktiv (z. B. Achtsamkeitsübungen im Gehen) ausgeführt werden. Auch fernöstliche Entspannungsmethoden wie **Yoga, Tai Chi** und **Qigong** finden immer mehr Anhänger. Entspannungskurse werden u. a. auch von Volkshochschulen angeboten und von den gesetzlichen Krankenkassen im Rahmen der Stress-Vorsorge bezuschusst.

16.2.2 Burnout – Boreout – Fall Out

Der Arbeitsplatz kann (Mit-)verursacher einer Reihe von Symptomen sein, die unter unterschiedliche Begriffe fallen. Zum Teil schließen sich die Diagnosen aus, zum Teil finden sich mehrere in einer Person vereint. So wird das Boreout - Syndrom häufig als das Gegenteil des Burnout - Syndroms bezeichnet, da hier die Ursache der Symptome nicht in einer Über- sondern einer Unterforderung besteht. Trotzdem gibt es Ähnlichkeiten in den Symptomen, auch können beide Syndrome zum Fall - Out, also zur inneren Kündigung, führen. Es gibt Berufsgruppen, in denen eine Unterforderung und somit ein Boreout so gut wie ausgeschlossen ist – hierzu zählen alle Erziehungs- und Pflegeberufe, in denen die Arbeit mit Menschen im Vordergrund steht. Leidet ein Arbeitnehmer unter Burnout, ist ein Fall - Out, eine typische Begleiterscheinung des Syndroms. Im Laufe der Zeit können sich Symptome bis zur existentiellen Verzweiflung entwickeln (Brinkmann 2006; Rothlin & Werder 2007; Burisch 1994).

HELFERSYNDROM

Dieser Begriff taucht besonders häufig in sozialen Berufen auf. Er bezieht sich auf Menschen, die ihren Selbstwert zu einem großen Teil über das Helfen beziehen. Dadurch, dass sie mehr geben als nehmen und eigene Bedürfnisse vernachlässigen, sind sie besonders Burnout gefährdet.

Burnout

Burnout ist das englische Wort für „ausbrennen". Ein extremer physischer und psychischer Erschöpfungszustand durch berufliche und / oder familiäre Belastungen wird als Burnout - Syndrom bezeichnet. Eine Kombination aus Persönlichkeitsmerkmalen und äußerer Belastung führt zu emotionaler und physischer Erschöpfung und kann sich bis zu einem Zustand existenzieller Verzweiflung entwickeln.

Mögliche Ursachen:

- Hohe Arbeitsbelastung – zeitlich und/oder inhaltlich (schlechte Arbeitsbedingungen, zu hohe Verantwortung, Mitarbeiterkonflikte...)
- Ausgeprägter Idealismus/Helfersyndrom
- Verleugnung eigener Bedürfnisse
- Unzureichende soziale Beziehungen
- Mangelnder Erholungsausgleich

Charakteristische Kennzeichen:

- Körperliche Symptome wie Kopfschmerzen, Verspannungen, Herzbeschwerden, Magen-Darm-Beschwerden
- Konzentrationsschwierigkeiten
- Gereiztheit
- Emotionale Erschöpfung/Abgestumpftheit
- Reduziertes Engagement
- Depressive Verstimmungen
- Innere Leere
- Vermindertes Selbstwertgefühl
- Verlust sozialer Kontakte
- Suchtgefährdung.

Lösungsmöglichkeiten:

- Strategien zur Stressbewältigung
- Berufliche Veränderung
- Änderung Privatleben/Freizeit (Hölzer 2003).

Ein Burnout-Syndrom entwickelt sich in Phasen. 1994 nahm Matthias Burisch folgende Einteilung vor (Burisch 1994):

- **Warnsignale**
  Eine Phase des Überengagements, in der freiwillige Mehrarbeit angeboten wird und Enttäuschungen verdrängt werden.
- **Reduziertes Engagement**
  Desillusionierung führt zur inneren Kündigung, wird auch als Frustrationsphase bezeichnet, Fehlzeiten treten auf.
- **Emotionale Reaktionen und Schuldzuweisungen**
  Die Stimmung verändert sich und je nach Persönlichkeit treten vermehrt Aggression, Reizbarkeit oder Depression auf.
- **Abbau**
  Deutlicher Leistungsabfall, die Arbeitsmotivation ist stark gesunken.
- **Verflachung**
  Gleichgültigkeit stellt sich ein, soziale Kontakte werden abgebrochen, Hobbies aufgegeben.
- **Psychosomatische Reaktionen**
  Körperliche Symptome treten vermehrt auf (Schlafstörungen, Schwächung des Immunsystems, Gewichtsveränderungen).
- **Verzweiflung**
  Das eigene Leben wird als sinnlos empfunden, Suizidgedanken treten auf.

Boreout

Als *Boreout*, das englische Wort für „sich langweilen", wird der Zustand eines Arbeitnehmers bezeichnet, der an seinem Arbeitsplatz unterfordert ist und sich langweilt. Er versucht diesen Zustand mit Hilfe verschiedener Strategien zu verbergen. So werden häufig private Interessen während der Arbeitszeit verfolgt, taucht jedoch ein Vorgesetzter auf, wird emsige Beschäftigung vorgetäuscht (die Bildschirmansicht wird z. B. mit einem Mausklick verändert und weist nun wieder geschäftliche Inhalte auf).

Mögliche Ursachen:

- Quantitative oder qualitative Unterforderung (entweder gibt es zu wenig Arbeit oder die Arbeit ist zu einfach und / oder eintönig, z. B. Routinetätigkeiten wie Zahlen eintippen)
- Der Arbeitnehmer bekommt keine Verantwortung übertragen.

Charakteristische Kennzeichen:
- Gefühl der Nutzlosigkeit
- Unzufriedenheit
- Desinteresse an der eigenen Arbeit
- Müdigkeit
- Langeweile
- Verlust der Lebensfreude bis zur Depression
- Stress kann dadurch entstehen, Arbeit vorzutäuschen, also beschäftigt zu wirken.

Lösungsstrategien:
- Zuerst eine genaue Analyse der Situation: Unterforderung? Desinteresse?
- Firmeninterne Klärung, evtl. Weiterbildung
- Unter Umständen Suche eines neuen Tätigkeitsbereichs. (Rothlin & Werder 2007)

Fall Out

Als *Fall Out* englisch für „herausfallen", wird die so genannte „innere Kündigung" bezeichnet. Der Arbeitnehmer zieht sich bewusst aus dem betrieblichen Geschehen zurück, er engagiert sich nicht mehr und leistet nur noch den minimal notwendigen Einsatz. Hierbei versucht er, nicht aufzufallen, da er seine Arbeitsstelle nicht gefährden möchte. Eine wirkliche Kündigung findet meist deshalb nicht statt, weil keine vergleichbare Stelle verfügbar ist oder Arbeitslosigkeit drohen würde.

Mögliche Ursachen:
- Fehler im Führungsverhalten (z. B. autoritärer Führungsstil)
- Nicht-Erfüllung beruflicher Erwartungen (z. B. fehlende Anerkennung, langweilige Tätigkeit)
- Auseinandersetzungen mit Kollegen oder Vorgesetzten
- Modell der inneren Kündigung bei Kollegen
- Wandlungsprozesse im Unternehmen, die als bedrohlich empfunden und nicht akzeptiert werden
- Burnout
- Fehleinschätzung der eigenen Person und Leistungsfähigkeit
- Phase des Übergangs in den Ruhestand.

Charakteristische Kennzeichen:
- Häufige krankheitsbedingte Fehlzeiten
- Arbeitnehmer zeigen weniger Initiative, z. B. Verbesserungsvorschläge
- Private Interessen werden im Arbeitsalltag verfolgt (z. B. Telefongespräche, Internet)
- Es wird nur noch das Notwendige geleistet (Dienst nach Vorschrift)
- Innere Distanz zur Arbeit (auch zu Klienten, Patienten, falls diese Teil des Aufgabengebiets sind)

Lösungsmöglichkeiten:
- Gespräch mit dem Vorgesetzten suchen
- Verbesserung des Arbeitsklimas durch mehr Offenheit, Zeit für Gespräche
- Anerkennung der geleisteten Arbeit
- Übertragung neuer Aufgabengebiete, die den Interessen mehr entsprechen. (Brinkmann 2006, Brinkmann & Stapf 2005)

16.3 Beratung / Supervision / Coaching

Sobald sich eine übermäßige Arbeitsbelastung abzeichnet, die der einzelne nicht mehr durch eigene Bewältigungsstrategien und Hilfe aus dem sozialen Umfeld in den Griff bekommt, ist es sinnvoll, sich frühzeitig professionelle Hilfe und Unterstützung zu suchen.

Beratung

Der Schwerpunkt der Beratung liegt auf der Darstellung der Möglichkeiten, einen Lösungsweg für ein vorhandenes Problem zu finden. Verschiedene Wege können dem Ratsuchenden vorgestellt werden, die Entscheidung, welchen dieser Wege er gehen möchte, liegt jedoch bei ihm. Steht im Falle von Burnout die Belastung am Arbeitsplatz im Vordergrund, sind Berufsverbände und Gewerkschaften mögliche Ansprechpartner, die eine entsprechende Beratung anbieten.

Liegt die Hauptbelastung eher auf Seiten des Pflegenden – z. B. im privaten oder gesundheitlichen Bereich – können Hausärzte, Psychotherapeuten, Beratungsstellen oder auch Selbsthilfegruppen Hilfe anbieten und Anregungen zur Verbesserung der Situation geben.

Supervision

Eine Team-Supervision findet idealerweise in regelmäßigen Abständen statt. Sie dient der Aufdeckung und Klärung von Konflikten innerhalb des Teams und soll helfen, Störungen bei der Arbeit zu vermeiden bzw. optimale Arbeitsbedingungen zu erhalten oder zu schaffen. Im Gegensatz zur Teamsitzung ist ein professioneller Supervisor anwesend, der durch seine Außenperspektive und sein Fachwissen den Mitarbeitern Hilfe bei der Selbstreflexion anbieten kann.

Hier bietet sich auch die Möglichkeit, von den Erfahrungen der Kollegen zu profitieren. Gibt es Störungen, die das Arbeitsumfeld betreffen, können diese thematisiert und Schritte zur Beseitigung der Ursachen gemeinsam geplant und durchgeführt werden.

Coaching

Coaching bezeichnet die Begleitung eines Klienten durch einen professionellen Coach und richtet sich hauptsächlich auf berufliche Ziele. Hier kann der Pflegende trainieren, sich seines eigenen Handelns bewusst zu werden, um eventuell Änderungen daran vornehmen zu können. Im Gegensatz zur Psychotherapie richtet sich das Angebot an „gesunde" Personen, die nicht unter einer Depression oder anderen psychischen Störung leiden. Der Coach kann bei der Bewusstmachung nicht angemessener Bewertungen helfen oder mit dem Klienten gemeinsam Ziele entwickeln – z. B. berufliche Ziele oder Ziele hinsichtlich des Zeitmanagements.

REFLEXIONSFRAGE

Wenn Sie an Ihr eigenes Berufs- oder Privatleben denken, können sie Parallelen zu dem geschilderten Fall von Julia Braun feststellen?

VERWENDETE LITERATUR

Brinkmann, Ralf (2006), Fall Out. Das Phänomen der inneren Kündigung. PADUA, Zeitschrift für Pflegewissenschaften, Juli 2006. Georg Thieme Verlag: Stuttgart.

Brinkmann, R. & Stapf, K. (2005), Innere Kündigung. Wenn der Job zur Fassade wird. C.H. Beck Verlag: München.

Burisch, M. (1994): Das Burnout - Syndrom Springer: Berlin, Heidelberg.

Doenges et. al.(2002): Pflegediagnosen und Maßnahmen. Hans Huber Verlag: Bern.

Ellis, Albert (1982), Die rational-emotive Therapie - Das innere Selbstgespräch und seine Veränderung. Pfeiffer: München.

Hölzer, R. (2003), Burnout in der Altenpflege: vorbeugen – erkennen – überwinden. Urban & Fischer Verlag: München.

Johnson, M., et. al. (2005): Pflegeergebnisklassifikation - NOC, Huber Verlag: Bern.

Lazarus, R. S. & Folkman, S. (1984), Stress, appraisal, and coping. Springer Verlag: New York.

Rothlin, Ph. & Werder, P. R. (2007), Diagnose Boreout: Warum Unterforderung im Job krank macht, Redline Wirtschaft, Redline GmbH: Heidelberg.

VERTIEFENDE LITERATUR UND INTERNETADRESSEN

Faust, Volker (1999), Seelische Störungen heute. C. H. Beck: München.

Geißler, Cornelia (2006), Frustfaktor Job: Manager Magazin 09/2006, S. 14-16.

Hoffmann, Dr. med. B. (2002), Handbuch Autogenes Training, Deutscher Taschenbuch Verlag: München.

Methfessel, Th. (2008), Qigong für Anfänger: Reich illustrierte Einführung in Theorie und Praxis der chinesischen Gesundheitsübungen, Oesch Verlag: Zürich.

Deutsche Gesellschaft für Supervision e.V., Lütticher Straße 1-3 50674, Köln, http://www.dgsv.de

Register